Ethik denken – Maßstäbe zum Handeln in der Pflege

Marianne Arndt

Geleitwort von Verena Tschudin

1996
Georg Thieme Verlag Stuttgart · New York

Dr. Marianne Arndt
Wachtelpfad 35
34414 Warburg/Westfalen

Umschlagbild: missio-Bildkartei „Bilder helfen sehen"
– Foto: K. H. Melters, missio Aachen, 1982

Die Deutsche Bibliothek – CIP-Einheitsaufnahme

Arndt, Marianne:
Ethik denken : Maßstäbe zum Handeln in der Pflege /
Marianne Arndt. – Stuttgart ; New York : Thieme, 1996

Wichtiger Hinweis:

Wie jede Wissenschaft ist die Medizin ständigen Entwicklungen unterworfen. Forschung und klinische Erfahrung erweitern unsere Erkenntnisse, insbesondere was Behandlung und medikamentöse Therapie anbelangt. Soweit in diesem Werk eine Dosierung oder eine Applikation erwähnt wird, darf der Leser zwar darauf vertrauen, daß Autoren, Herausgeber und Verlag große Sorgfalt darauf verwandt haben, daß diese Angabe **dem Wissensstand bei Fertigstellung des Werkes** entspricht.

Für Angaben über Dosierungsanweisungen und Applikationsformen kann vom Verlag jedoch keine Gewähr übernommen werden. **Jeder Benutzer ist angehalten,** durch sorgfältige Prüfung der Beipackzettel der verwendeten Präparate und gegebenenfalls nach Konsultation eines Spezialisten festzustellen, ob die dort gegebene Empfehlung für Dosierungen oder die Beachtung von Kontraindikationen gegenüber der Angabe in diesem Buch abweicht. Eine solche Prüfung ist besonders wichtig bei selten verwendeten Präparaten oder · solchen, die neu auf den Markt gebracht worden sind. **Jede Dosierung oder Applikation erfolgt auf eigene Gefahr des Benutzers.** Autoren und Verlag appellieren an jeden Benutzer, ihm etwa auffallende Ungenauigkeiten dem Verlag mitzuteilen.

© 1996 Georg Thieme Verlag,
Rüdigerstraße 14, D-70469 Stuttgart
Printed in Germany

Satz und Druck: Druckhaus Götz GmbH, Ludwigsburg
Gesetzt auf CCS Textline (Linotronic 630)

ISBN 3-13-106661-X   1 2 3 4 5 6

Geleitwort

Manchmal scheint es, als ob die Welt die Ethik erst in den letzten Jahren entdeckt hat. Plötzlich redet alles von Ethik. Einige Leute sehen dies als einzigen Weg vorwärts für die Menschheit im allgemeinen; andere fürchten sich, wenn man von Ethik redet, und gehen in die andere Richtung fort. Noch andere wie Marianne Arndt verstehen es, beide Seiten anzuhören und dann anzusprechen.

In der Pflege – wie im ganzen beruflichen Leben – wird heute mehr und mehr nach Maßstäben verlangt, die berechenbar sind. Einerseits ist dies bedauerlich, weil es scheint, als ob alles einen Geldwert hat; andererseits ist es aber gut, daß man mit den Ressourcen – sind es Geld, Zeit oder Leute – spielen kann. Es ist deshalb wichtig, daß allen Beteiligten klar ist, was diese Maßstäbe (Standards) sind und darstellen. Es ist aber auch möglich zu sagen, daß wir keine solche Maßstäbe brauchen, wenn wir immer ethisch handeln und ethisch denken. Dies setzt voraus, daß wir dies tun und tun können.

Von verschiedenen Seiten zeigt man in der letzten Zeit, wie wichtig es ist, daß wir schon als Kinder ethisch und moralisch unterwiesen werden. In einem Alter, in dem wir noch nicht logisch denken können, werden die ethischen und moralischen Normen gelernt. Das heißt vielleicht, daß solche Normen primitiv und schwarzweiß sind, aber sie sind da. Später treffen wir viele unserer Entscheidungen auf Grundlagen, die wir nicht anders beschreiben können als „Gewissen". Wir erinnern uns, daß ein Vater, eine Mutter immer sagte: „Du mußt ehrlich sein", „Nimm nicht, was dir nicht gehört", oder „Sei zufrieden mit dem, was du hast". Wir kennen unsere eigenen Maximen, ohne sie aber präzise nennen zu können. In Krisen und Notfällen werden dann neue Maximen gelernt und alte aufgegeben oder angepaßt. Auch Leute, die scheinbar keine allgemeingültigen Maßstäbe haben, leben nach Regeln, die sie selbst kennen und einhalten. Einbrecher sagen, sie stehlen nur von reichen Leuten; und der Ausdruck „being economical with the truth" (sparsam mit der Wahrheit umgehen) wurde in einer Notlage erfunden. Beide Beispiele zeigen eine Logik, die bewundernswert ist.

Wir kennen unsere Maßstäbe instinktiv, „unbewußt" im Sinn, daß wir sie selten nennen müssen; aber im Notfall und in der Krisensituation sind sie da. Weil solche Maßstäbe oft unbekannt sind, ist es schwierig für Pflegepersonal, sich mit Ethik abzugeben. Ethik ist eine Wissenschaft, die unser Denken, Fühlen und Einfühlen beansprucht, wenn aber diese Elemente nicht deutlich unterscheidbar sind, ist ein Thema kaum auf eine wirklich hilfreiche Art anzusprechen. So jedenfalls lautet das Argument.

Andererseits treffen wir alle täglich ethische Entscheidungen, ohne uns bewußt zu sein, daß dies ethische Entscheidungen sind, oder wenn es uns bewußt wird, sind wir erstaunt, daß diese als „ethisch" beschrieben werden könnten. Wir geben Geld für ein gutes Werk: warum? Und warum für diese Einrichtung und nicht für eine andere? Wir kaufen ein Gerät: warum dieses und nicht ein anderes? Was ist die Logik hinter diesem Tun? Wir geben Geld, weil wir denken, ein gewisses gutes Werk entspricht unseren Idealen; ein gewisses Gerät ist umweltfreundlicher als ein anderes; ein Geschäft behandelt seine Angestellten besser als ein anderes, deshalb kaufen wir dort. Kaufen wir einen guten Mantel oder einen weniger guten, so hat das Auswirkungen nicht nur auf das augenblickliche Bankkonto, sondern auch auf die Familie, eine Spende, die jetzt vielleicht geringer ausfällt und so weiter. Wir denken und handeln ethisch, ohne dies bewußt wahrzunehmen.

Wenn wir lernen, daß Ethik nicht nur eine Wissenschaft ist, sondern auch etwas, das uns täglich beeinflußt und interessiert, dann wird Ethik brauchbar. Aber das Lernen einer neuen Wissenschaft bedeutet auch, daß wir ein neues Vokabular lernen. Dies kann uns ablenken. Die Leser dieses Buches werden aber finden, daß die Sprache und die Themen auf eine Weise dargestellt sind, die hilfreich, praktisch und alltäglich – im besten Sinn – anwendbar sind.

Wenn wir mit solchen Themen und Thesen arbeiten können, dann verliert ein neues Wissen seine geheimnisvolle Aura, dann können auch das Bekannte und das Unbekannte zusammenkommen. Unsere Maßstäbe, die wir kennen, können dann vereinbart werden mit der neuen

Sprache und eine wirksame Kraft werden, die persönliche und allgemeine Bedeutung hat.

Etwas zu wissen und verstehen heißt jedoch noch nicht, daß wir es schon in die Tat umsetzen können oder wollen. Dazu braucht es einen gewissen Mut. Und Mut (Courage) ist eine der Werte oder Tugenden, die in der Ethik universell anerkannt sind. Eine Verantwortungsethik setzt diesen Willen und Mut voraus, hilft aber auch gleichzeitig, diesen Mut zu stärken, indem das Antwortgeben einer Person, einer Situation gegenüber eingeübt und zur selbstverständlichen Basis für das Handeln wird. Durch Antwort und Gegenantwort sind und werden wir menschlich und helfen unserem Gegenüber auch menschlich zu sein und zu werden. Wir können jedoch diese Verantwortung verweigern oder mißbrauchen, aber wenn wir dies tun, dann sind wir als Person vermindert und reduziert. Ethisch denken bedeutet daher auch menschliche Bereicherung.

Die Verantwortungsethik sucht immer, die treffende Antwort zu geben. Das heißt, in diesen Antworten sind die unterschiedlichen Fragestellungen erwogen, unterschiedliche Prinzipien angeschaut und eine Vielzahl von möglichen Werten, Gefühlen und Erinnerungen betrachtet.

Die Krankenpflege hat eine lange Geschichte hinter sich, die die einzelnen Leute und den Beruf prägten. Interessant in dieser Geschichte ist, daß die ersten Pflegenden Männer waren. Besonders herausragend ist das Mittelalter: die Kreuzfahrer und die Angehörigen der Hospitalorden, die im Heiligen Land und im Mittelmeerraum tätig waren.

Erst im letzten Jahrhundert wurde die Krankenpflege eine Arbeit für Frauen. Dies bedeutet vielleicht, daß die Frauen nie eine echte feminine Grundlage hatten für ihren Beruf. Durch die feministische Bewegung der letzten Jahrzehnte kam ein neues Verständnis auf und eine neue Anerkennung der Werte der Frauen. Weil diese Werte von Sorge und Gemeinschaft sprachen, sah sich die Krankenpflege direkt angesprochen. Eine „sorgfältige" Pflege ist auch eine ethische Pflege. Die Ethik der Frauen, die Marianne Arndt besonders beschreibt und als Hintergrund

braucht, ist deshalb ein Maßstab geworden für die Pflege und hat sich übersetzt in eine Ethik der Fürsorge.

Pflegen, Sorgen, ethisch Handeln – dies sind nicht verschiedene Anteile der Pflege und der Pflegewissenschaft.

Sie werden alle handelnd verwirklicht von einer Person, die in sich die verschiedenen Elemente sammelt und ausdrückt: die verantwortlich handelt.

Ethik sucht immer das Ideale und das, was möglich ist. Aber das moralische Handeln ist das, was gegenwärtig und jetzt geschieht. In diesem Sinn können wir nicht nur logisch und rationell moralisch handeln; wir handeln mit Gefühl, mit Sorge und mit Liebe. Wenn wir solche Worte brauchen, dann kann das als zu sehr feministisch und verwickelt angesehen werden. Aber wir kennen auch alle die Erfahrung, nur als eine Nummer behandelt zu werden. Zwischen diesen zwei Extremen liegt der Alltag. Und Ethik geschieht im Alltag, jeden Tag, immer und immer wieder.

Wir sind im Alltag krank; wir sind gewöhnliche Menschen und gewöhnliche Krankenschwestern und -pfleger. Wenn wir wissend moralisch handeln, dann haben wir aber die andere Person angehört und antworten ihr als einer Person, die Wert hat, die wichtig ist, die nicht alltäglich ist, weil wir Mensch und kein Problem alltäglich sind. Wenn wir sehen und verstehen, hören und antworten, dann handeln wir moralisch. Dieses Buch hilft auf verschiedene und immer wieder neue Weise, dies zu zeigen und aufzudecken. Die Leser werden nicht nur angeredet, unterwiesen und informiert, sondern auch herausgefordert, ethisch zu denken, zu antworten und den Mut zu finden, mit Verantwortung zu handeln. Eine solche Ethik ist eine menschliche Ethik.

Dieser Text spricht die lokalen und nationalen Umstände und Bedingungen in der Pflege klar und einfühlsam an. Das Buch ist deshalb ein wichtiger Beitrag zum Verständnis einer Ethik der Verantwortung im allgemeinen und der Ethik in der Pflege im besonderen.

London, im Sommer 1996   Verena Tschudin

Vorwort

Ethik – ein Bereich der Philosophie, theoretisch, abstrakt und doch der Lebensmitte unseres Daseins verbunden.

Ethik in der Pflege – die theoretischen Grundlagen moralischen Handelns im Alltag, der Sorge um kranke und gesunde Mitmenschen und gleichermaßen die Grundlagen moralischen Handelns uns selbst und unseren Kolleginnen und Kollegen gegenüber.

In diesem Buch sind Theorie und Praxis angesprochen, Berufspraxis gleichwie Lebenspraxis. Vielleicht weil uns in den letzten Jahren immer deutlicher das Schwinden verbindlicher Werte bewußt wird, fragen wir jetzt nach den Ursprüngen unserer Werte. Für Menschen, die sich für einen pflegerischen Beruf entschieden haben, ist es in besonderer Weise bedeutsam, diese Wertediskussion aktiv mitzugestalten. Schwestern, Pfleger, Altenpflegerinnen, Altenpfleger und andere an professioneller Pflege Beteiligte spüren die Diskrepanzen zwischen den Forderungen einer optimalen Pflege und den gesundheitspolitischen Gegebenheiten, die eine solche oft als Utopie erscheinen lassen. Und stellen sich dennoch täglich dem Pflegealltag!

Die Auseinandersetzung mit den theoretischen Elementen der Ethik wird uns nicht zu besser Pflegenden, zu besseren Menschen machen. Aber eine solche Auseinandersetzung wird uns helfen, unser Handeln zu verstehen, es einzuordnen und vielleicht auch das gute Handeln wissend und verstehend einzuüben.

Ich möchte allen Freunden und Kolleginnen und Kollegen danken, die mich ermutigt haben, mit diesem Buch eine Hilfe für die ethische Diskussion in der Pflege vorzulegen. Besonderer Dank gilt meinen Begleiterinnen und Begleitern in Edinburgh und in St. Andrews/Schottland, die mich lehrten, Ethik zu denken.

Viele, die sich mit mir um die Entwürfe der einzelnen Kapitel mühten, die mich auf Unklarheiten und Formulierungsfehler hinwiesen, die bereit waren, Teilstücke zu lesen, zu kommentieren und zu diskutieren, haben Anteil an diesem Buch. Aber es sind mein Vater und meine Mutter, denen ich größten Dank schulde. Sie haben mir Werte gezeigt.

Berlin, im Sommer 1996   Marianne Arndt

Inhaltsverzeichnis

Ethik in der Pflege

Ausgewählte ethische Probleme der pflegerischen Praxis

Was soll ich tun? Pflegerische Fragen im Zusammenhang mit Leben und Tod

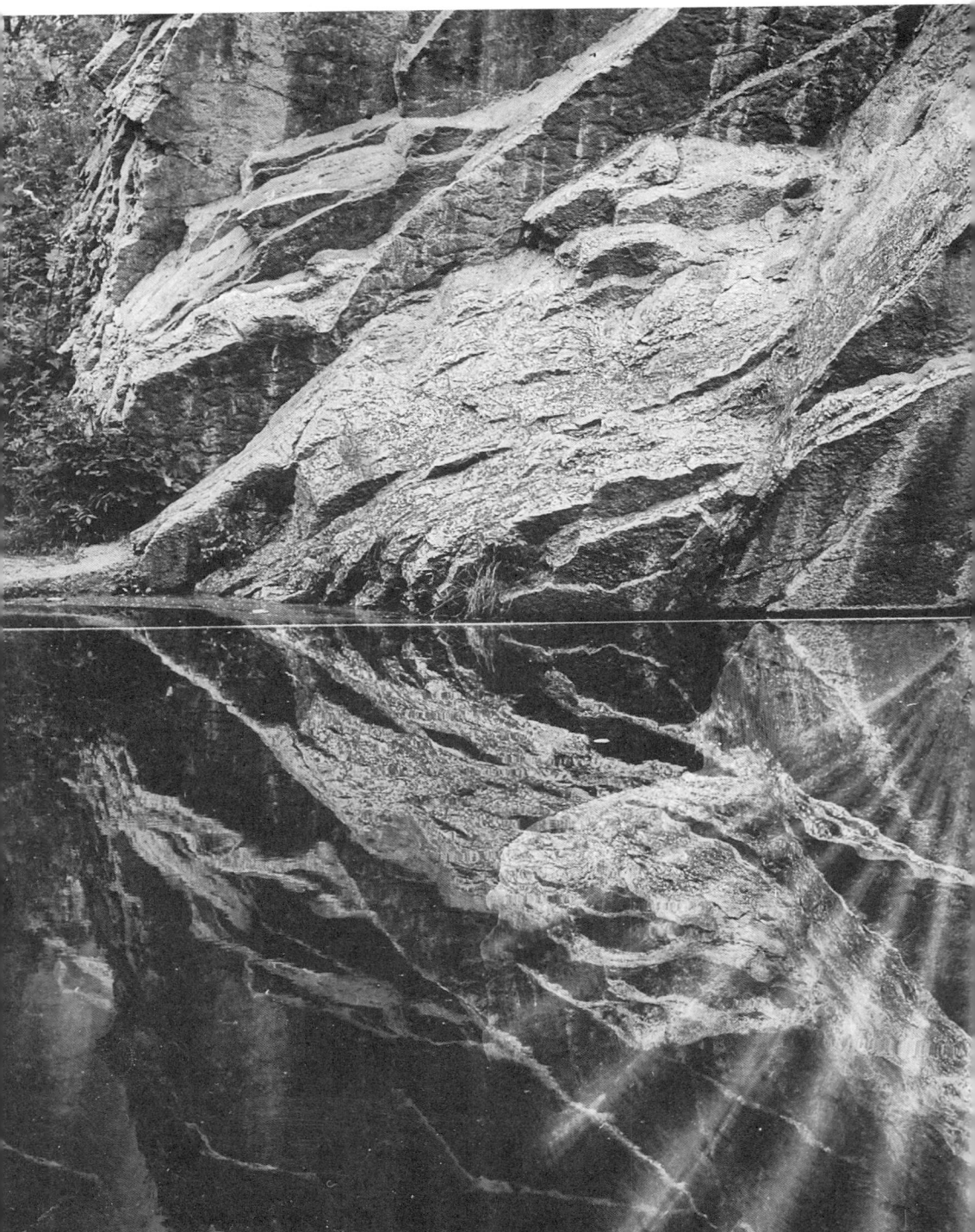

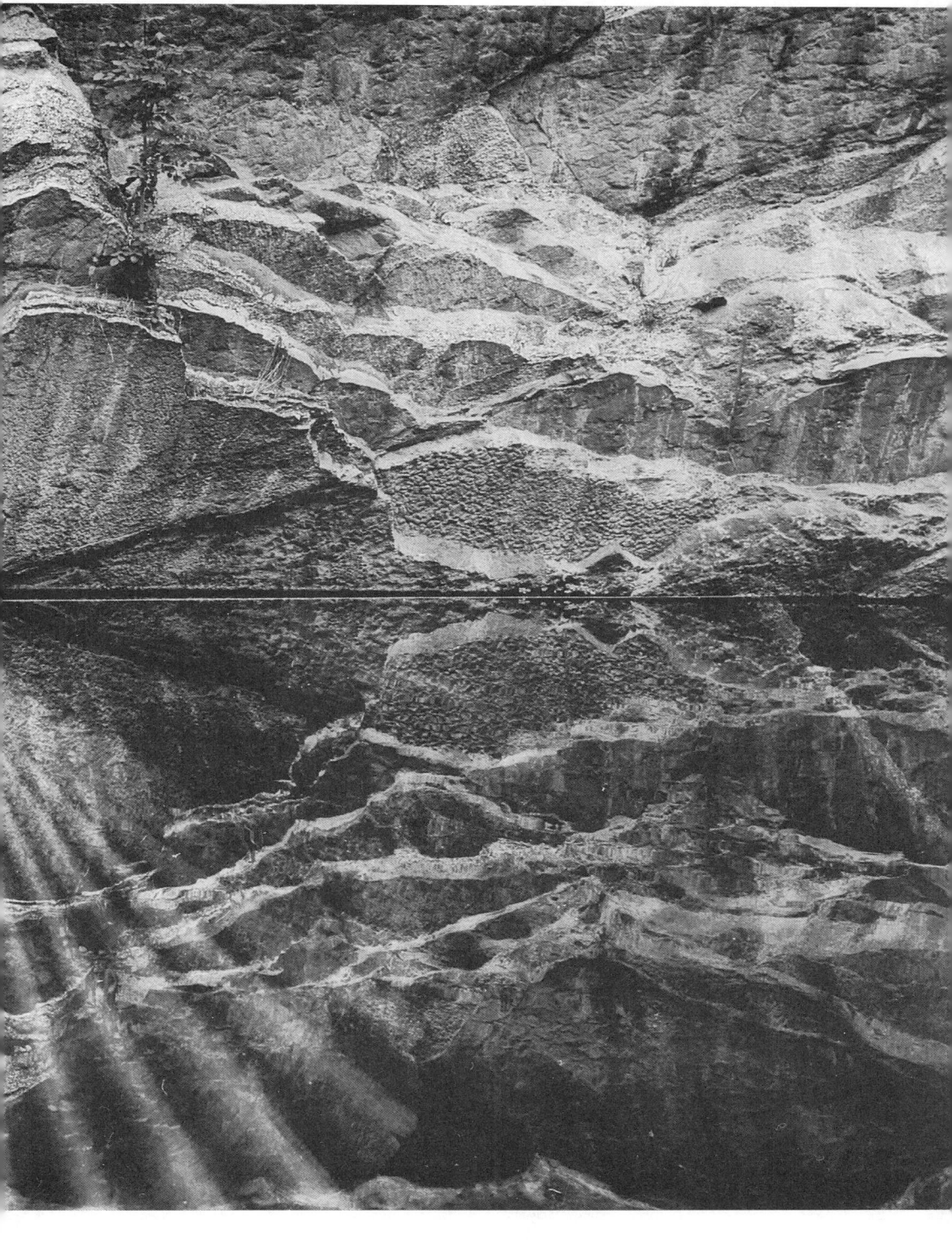

Einleitung

Die Frage: „Wie soll ich leben?" ist eine Frage, die alle Menschen immer wieder, bewußt oder unbewußt, bewegt. „Was soll ich tun?" ist eine weitere Frage, die sich Menschen immer wieder stellen im Hinblick auf konkrete Situationen. „Ein gutes Leben führen!" Diese klassische Antwort aristotelischer Ethik auf die erste Frage hilft jedoch oft bei der zweiten Frage nicht weiter. Eine moralische Grundeinstellung ist wohl notwendig, um die generelle Richtung eines Lebens zu bestimmen, doch gibt es konkrete Alltagssituationen, denen nicht ausschließlich und befriedigend mit Grundeinstellungen und generellen moralischen Antworten begegnet werden kann.

Ethik und Moral sind zwei Begriffe, die in unserer Zeit, in den letzten 20 Jahren, zunehmend an Bedeutung gewonnen haben. Moralisches Handeln ist aber schon immer Grundlage aller menschlichen Beziehungen gewesen.

Um diese Beziehungen positiv zu gestalten und als befriedigend zu erleben, brauchen wir Hilfen, die uns zeigen, wie wir mit Problemen und Konflikten umgehen können oder wie wir ein Dilemma ertragen. Hier verspricht dann das theoretische Lehrgebäude der Ethik, uns Wege zu weisen, die in der Praxis anwendbar sind. Dies gilt für alle Bereiche menschlichen Lebens.

Folgende Fragen könnten an dieser Stelle gestellt werden:

Geben denn nicht die traditionellen Werte der Philosophie und der Theologie, die unsere westliche Welt seit über 4000 Jahren geprägt haben, ausreichende Richtlinien und Anleitungen für ein „gutes Leben"? Die 10 Gebote sagen uns doch eindeutig, wie wir uns zu verhalten haben und außerdem hat jeder Staat Gesetze, die das menschliche Miteinander regeln! Eine christliche Grundordnung hat darüber hinaus Kultur und Denken stark beeinflußt.

Hierzu sind einige wesentliche Anmerkungen zu machen:

– Die 10 Gebote und unsere Gesetze sagen uns grundsätzlich, was wir tun und nicht tun sollen und dürfen.
– Moralisches Handeln aber geht über Gesetzestreue hinaus. Wenn wir etwas tun, das nicht strafbar ist, muß es noch lange nicht gut und richtig sein.
– Die 10 Gebote geben uns wohl grobe Verhaltensregeln, im einzelnen und in konkreten Situationen entbinden sie uns aber nicht von eigenen Entscheidungen. Sie begründen Entscheidungen auch nicht aus sich selbst heraus; sie geben wohl Handlungsanweisungen, setzen aber eine Vorentscheidung voraus, die der Existenz Gottes persönliche Bedeutung für ein konkretes Leben zuschreibt.
– Auch die Grundlagen christlichen Denkens müssen immer wieder neu verstanden werden, und in unserer modernen Welt spielen viele Faktoren eine Rolle, die dieses Verstehen erschweren. Außerdem gibt es viele Menschen, die sich aus den verschiedensten Gründen die christlichen Wertvorstellungen nicht als ihre Wertvorstellungen zu eigen machen können. Niemand aber ist von vornherein von moralischem Handeln ausgeschlossen, weil er oder sie bestimmte Wertvorstellungen hat oder andere nicht teilt.

Ethisches Denken sollte eine Basis schaffen, die von allen Menschen, die in einer Gemeinschaft zusammenleben, verstanden und anerkannt werden kann. Moralisches Handeln ist für Christen und Nichtchristen, für Juden, Muslime, Buddhisten und Hindus gleichermaßen wie für Atheisten bedeutungsvoll. Da Wertvorstellungen immer auch kulturell geprägt sind, wird es zunehmend schwieriger sein, Grundlagen zu benennen, die von verschiedenen Gruppen in multikulturellen Gesellschaften gleichermaßen akzeptiert werden können.

Hier wird deutlich, daß Ethik wohl mit gesellschaftlichen Werten zu tun hat, aber darüber hinaus noch grundlegendere Anliegen vertritt. Bei der Ethik geht es nicht darum, andere von der eigenen Meinung mit besseren Argumenten zu überzeugen. Es geht darum, Argumente auszutauschen und miteinander zu leben. Es geht darum, die Grundlagen für dieses Miteinander zu schaffen. Das schließt Verständnis und Toleranz ein.

Brauchen wir ein eigenes Buch zur Ethik in der Pflege?

Wenn ethisches Denken und moralisches Handeln universelle Bedeutung haben sollen, kann eine eigene Ethik in der Pflege doch wohl nichts Neues oder Besonderes zu sagen haben. Dies ist zunächst richtig, wenn wir unsere erste Frage „Wie soll ich leben?" betrachten. Hier helfen uns eher das Studium der eigenen und fremder Kulturen, das Studium der Geschichte und die Beschäftigung mit den Wertvorstellungen anderer Völker.

Für Frauen und Männer, die einen pflegerischen Beruf ergreifen wollen oder schon ausüben, gelten zunächst die gleichen Bedingungen menschlichen Zusammenlebens wie für alle anderen Menschen ihres Kulturkreises auch. Die Frage jedoch „Was soll ich tun?" verlangt im spezifischen Bereich pflegerischen Handelns nach spezifischen Antworten. Dies sind dann Antworten, die in konkretem Zusammenhang mit Krankheit und Tod, mit Leiden und Schmerzen, aber auch mit Gesundheit und Wohlergehen zu finden sind. In unterschiedlichen Kulturen mögen sie unterschiedlich ausfallen.

In diesem Buch werden einerseits allgemeingültige Aspekte der Ethik und der Moral aufgezeigt, andererseits die speziellen Probleme und Fragen behandelt, die im Bereich der Pflege zu stellen sind. Die allgemein geltenden Aspekte der Ethik werden zum Teil anhand von Beispielen aus der Pflege und der Medizin erläutert sowie durch Geschichten über Krankheit und Gesundheit ergänzt. Weiterhin wird versucht, die speziellen Probleme der Pflege auf der Grundlage von allgemeingültigen ethischen Prämissen zu bearbeiten.

Hier könnte folgendes eingewandt werden: *Ethik, das ist so abstrakt, das hat sowenig mit meinem konkretem Leben zu tun!*

Dieser Einwand hat Gültigkeit und ist wichtig. Auch hierzu einige Vorbemerkungen:

– Moral umfaßt Regeln für gutes Handeln; dabei geht es tatsächlich um konkretes Erleben und Leben.
– Die Moral braucht jedoch Ethik als die Theorie des moralischen Handelns; und das Wesen von Theorie ist es, abstrakt zu sein.

Die Teilnehmerin eines Ethikseminars sagte nach einer einführenden Unterrichtseinheit: „Zunächst dachte ich, das verstehe ich nie! Und was geht mich das konkret an? Als ich aber über die Inhalte nachdachte und sie auf mich selbst bezog, fielen mir eigene Erfahrungen, eigene Erlebnisse ein."

Ethik hat etwas mit Denken, mit Nachdenken, aber auch mit Leben und Erleben zu tun. In diesem Buch werden zwar Geschichten und Beispiele erzählt, doch selbst die werden so lange abstrakt und ohne Leben bleiben, wenn wir in ihnen nicht unsere eigenen Geschichten und Erfahrungen sehen.

„Ethik und Moral, das hat mit mir zu tun, das ist meine Geschichte!" bestätigte eine andere Teilnehmerin des erwähnten Ethikseminars. Dieses Buch also soll uns helfen, unsere eigenen Erfahrungen und Geschichten zu verstehen, und es soll dazu beitragen und ermutigen, unsere eigene Geschichte zu leben.

Unser berufliches Selbstverständnis in der Pflege wird umgesetzt in Anteilnahme, in fachliche und persönliche Zuwendung. Hierzu gehört auch die Verantwortung für uns selbst und für unseren Beruf. Menschen, die Pflege als Beruf gewählt haben, müssen sich mit den sachlich-fachlichen Inhalten der Pflegewissenschaft auseinandersetzen und auf dieser Grundlage konkretes pflegerisches Tun lernen, einüben und reflektieren. Pflege kann jedoch zum automatisierten Job werden ohne klare Ausrichtung auf jene Größen, die diesen Beruf prägen, und ohne die Berücksichtigung und das Wahrnehmen eigener und fremder Werte. In diesem Buch geht es um die gesellschaftlichen Werte, die Pflege prägen und beeinflussen. Darüber hinaus aber auch um die Bedeutung solcher Werte im persönlichen Leben einzelner Menschen.

Das Buch hat vier Teile. Im ersten Teil, *Ethik und Pflege,* werden Struktur und Ursprung von Pflege und Ethik betrachtet. Fürsorge-Ethik und rechtsgeleitete Ethik werden als ethische Grundhaltungen vorgestellt. Diese Haltungen werden im Verlauf des Buches näher untersucht und entfaltet. Die Gegenüberstellung und der Vergleich sowie die Zusammengehörigkeit dieser ethischen Grundhaltungen sind das Hauptthema des Buches.

Der zweite Teil des Buches, *Ethik in der Pflege,* befaßt sich mit Fragen der Ethik, die für die Pflege von spezifischer Bedeutung sind. Es werden noch einmal theoretische Hintergründe der Ethik zu ihrer Bedeutung für die Pflege befragt.

Der dritte Teil, *Ausgewählte ethische Probleme der pflegerischen Praxis,* wendet sich dann ausgewählten Fragen zu, wobei die Auswahl notgedrungen begrenzt ist. Die Ethik der Pflegeforschung nimmt einen wichtigen Platz ein, dann folgen Diskussionen zu ethischen Fragen zum Thema Zwangsernährung.

Der abschließende vierte Teil behandelt Fragen *des moralischen Handelns in Grenzsituationen im Zusammenhang mit Leben und Tod.* Hier geht es um pflegerische Aspekte von Suizid, Organtransplantation, Euthanasie und Abtreibung.

In einem Anhang finden sich wichtige Texte zur Ethik in der Pflege und im Gesundheitswesen.

Jedes Kapitel der vier Teile wird mit einer kurzen Einleitung seines Inhaltes vorgestellt. Am Kapitelende wird jeweils die weiterführende Literatur aufgelistet.

Teilnehmer und Teilnehmerinnen an Studiengängen in den Bereichen Pflegemanagement und Pflegepädagogik finden hier ein Lehrbuch, das die wesentlichen theoretischen Inhalte der Ethik – auf die Pflege bezogen – behandelt. Sie finden auch weiterführendes Material

zum Studium moralphilosophischer Fragestellungen. Für Berufspraktiker bietet das Buch Hilfen zur ethischen Reflexion des Alltags, und für Lehrer und Lehrerinnen wie auch für Schüler und Schülerinnen aller Pflegeberufe ist es als Grundlagentext unverzichtbar. Aber auch für Angehörige weiterer medizinischer Fachberufe wie Physiotherapeuten, Pharmazieassistenten, Logopäden oder Beschäftigungstherapeuten hat das Buch wichtige Informationen zu bieten. Weiterhin stellt es für Mitarbeiter im Bereich der sozialen Dienste und der Kirchen eine wesentliche Hilfe dar, wenn es um ethische Fragen im Zusammenhang mit Gesundheit, Krankheit und Tod geht.

Ethik und Pflege

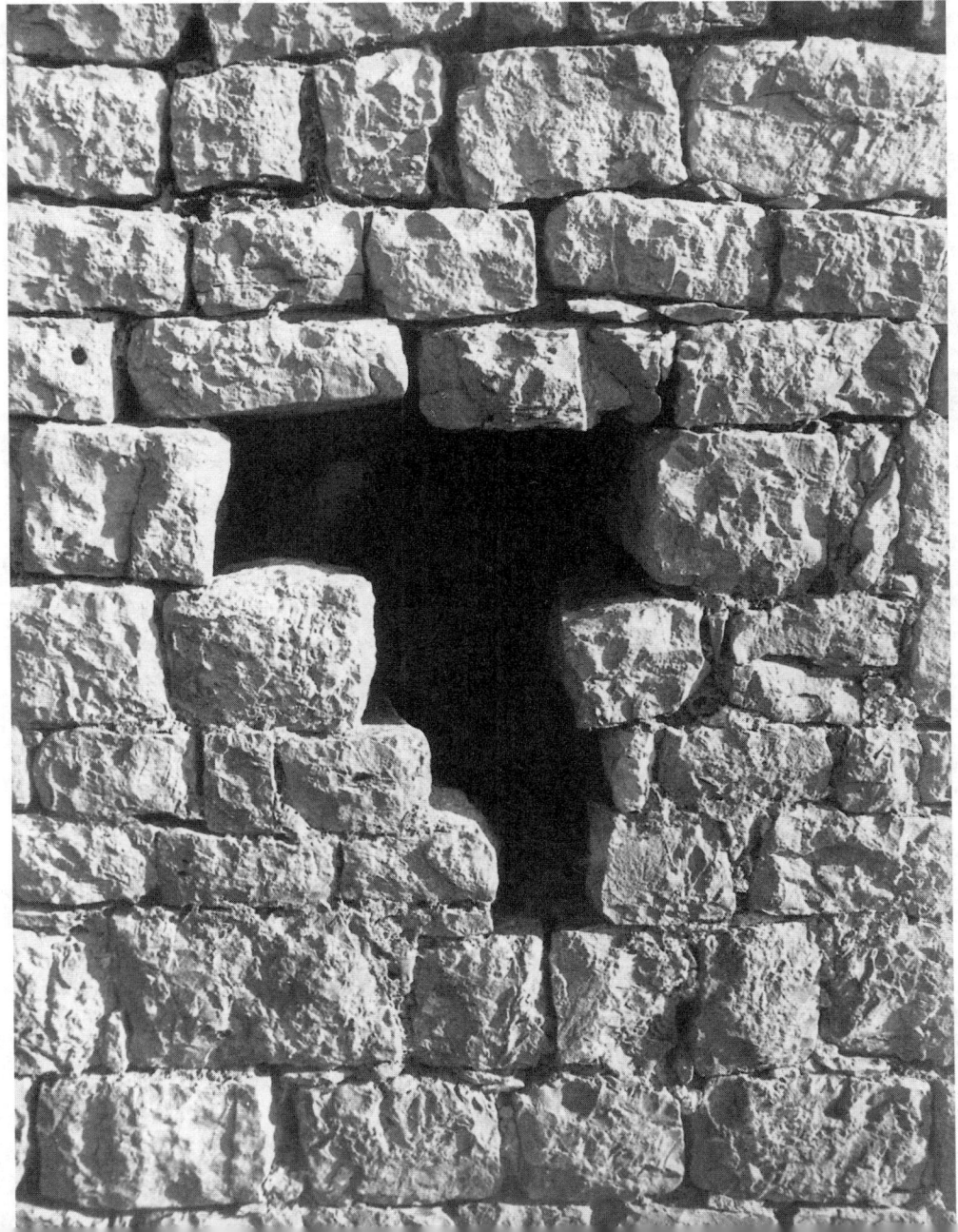

Im ersten Kapitel des ersten Teiles wird versucht, dem Ursprung moralischen Handelns näherzukommen. In einer kurzen Darstellung werden die Haltungen der Fürsorge und der Zuwendung und die Haltungen des Rechts und der Fairneß als zwei unterschiedliche, sich einander ergänzende Merkmale moralischer Beziehungen vorgestellt.

Ethik als Teilgebiet der Philosophie wurde traditionell geprägt von den verstand-geleiteten Elementen des Rechts und der Fairneß; wir beginnen aber zu sehen, daß auch eine Ethik des Füreinander-Sorge-Tragens, eine Ethik der Anteilnahme als Grundlagen ethischen Denkens und moralischen Handelns gelten können. Diese *Care-Ethik* beruht auf Erfahrungen und sieht in erster Linie konkrete Menschen anstatt abstrakte Lehrmeinungen.

Um den Hintergrund zu zeichnen, auf dem Ethik hier zu sehen ist, wird Pflege als Beruf kurz beschrieben. Dieser Abschnitt im ersten Kapitel ist notwendigerweise eine sehr verkürzte Darstellung berufspolitischer Realitäten; dennoch scheint es wichtig, eine Skizze zu liefern, die das politische Umfeld pflegerischer Berufe aufzeigt. In den Kapiteln 2 und 3 werden Grundlagen der Ethik erläutert sowie Fachbegriffe erklärt. Hier werden wesentliche Elemente klassischen ethischen Denkens besprochen, ohne allzusehr in Details zu gehen. In Kapitel 4 wird eine kurze Analyse feministischer Ethik vorgenommen, diese *Care-Ethik* – aus der modernen Frauenforschung kommend – kann der Pflege wichtige Impulse geben.

I. Berufliche Pflege und Ethik – Pflege als moralische Notwendigkeit

Menschliches Leben ist verletzlich. Wir sind im Laufe unseres Lebens den verschiedensten Unzulänglichkeiten ausgesetzt und physischer und psychischer Krankheit unterworfen. Es mögen schon vorgeburtliche Traumen oder Schäden sein, die den Eintritt von Menschen in diese Welt begleiten, frühe Verletzungen, Unfälle oder Krankheiten, die das kindliche Leben gefährden, die zu überstehen sind oder zu bleibenden Behinderungen führen oder auch akute oder chronische Krankheiten, die immer zum Alltag unseres Daseins gehören. Menschliches Leben ist verletzlich bis zum Tod.

Gefährdung menschlichen Lebens und Pflege des verletzten Lebens

Menschliche Verletzlichkeit bringt die Notwendigkeit der Fürsorge und der Pflege mit sich. Solche Fürsorge und Pflege begründen sich aus dem Wert, den wir menschlichem Leben zuschreiben. Bei Tieren beobachten wir elterliches Hege- und Pflegeverhalten und in Einzelfällen auch die Sorge erwachsener Tiere umeinander, doch im allgemeinen prägt der Wettkampf um das Überleben das Dasein der Tiere. Die Auseinandersetzung des Schwächeren mit dem Stärkeren ist verantwortlich für die Ausprägung der Instinkte, die sich zusammenfassen lassen als fressen und gefressen werden. Was unterscheidet menschliches Leben nun vom Dasein der Tiere?

Zunächst ist es unser Bewußtsein, das uns von Tieren unterscheidet. Wir nehmen uns selbst wahr und können über uns selbst nachdenken. Weil wir unser Dasein wahrnehmen, ist uns weiterhin auch unsere Endlichkeit bewußt. Weil wir den Tod als Verlust empfinden können, ist uns das Leben wertvoll. Wir können sagen, daß die Fähigkeit, den Tod bewußt zu erleben, ein weiteres Merkmal ist, das uns von Tieren unterscheidet; und dieses Merkmal stattet uns mit den Möglichkeiten des füreinander Sorgens aus.

Stellen wir uns eine Szene vor, die vor 40 000 Jahren in der Düsseldorfer Gegend gespielt haben könnte:

Eine Gruppe mit Fell bekleideter Wesen streift durch das Moorland am Fluß. Menschen der Frühzeit, Neandertaler. Die Gesichter würden uns heute vielleicht erschrecken, doch sind sie Menschen mit Wahrnehmungsfähigkeiten, mit Empfindungen. Plötzlich entdecken sie ein am Boden liegendes Bündel. Ein anderer Mensch. Er ist verletzt, kann nicht gehen, er blutet, er hat Schmerzen. Seine Haut ist heller als die der anderen Männer und Frauen. Die Züge seines Gesichtes breiter, seine Haare pechschwarz. Er ist ein Fremder. Er wendet sein Gesicht den Menschen zu, die ihn umringen. Die weitgeöffneten Augen, aus denen Angst spricht, scheinen zu sagen: „Laßt mich hier nicht allein, helft mir!"

Er wird getragen, gebettet, jemand bringt ihm zu trinken, Nahrung. Mit sorgenvollen Blicken schauen die Mitglieder der Gruppe auf den jungen Mann.

Hier wurde vielleicht das geboren, was wir moralisches Bewußtsein nennen können. Das ist die Fähigkeit des Mitgefühls, die Fähigkeit, Sorge um ein anderes menschliches Wesen in helfendes Handeln umzusetzen. Das ist die Antwort auf die Bitte „Verlaß mich nicht!", die Antwort auf die Erkenntnis, daß menschliches Leben wertvoll ist. Die Fähigkeit zu lieben. Es wird gesagt, daß diese Erkenntnis, die Fähigkeit, diese Antwort zu geben, von größerer Bedeutung ist als das Auftauchen von Technologie oder von Kunst.

Letztere allerdings sind durch geschichtliche Forschung gut zu belegen, sie zogen die Aufmerksamkeit der Nachwelt auf sich. Technologie und Kunst werden als die Fundamente menschlicher Entwicklung angesehen. Doch die ersten Zeichen eines moralischen Bewußtseins sind als die wesentlichen Elemente menschlicher Entwicklung zu verstehen. Diese Zeichen wurden auch sichtbar zum Beispiel in frühen Funden, die auf Begräbnisriten deuten. Es ist nachweisbar, daß Begräbniszeremonien auch bei anderen Frühmenschen in anderen Kontinenten und Kulturen noch vor dem Auftreten der Neandertal-Menschen bei Düsseldorf begannen.

Die Trauer um Verstorbene deutet auf ein Bewußtsein von Verlust, deutet auf die Möglichkeit der Liebe und des Mitgefühls. Wohl waren solche Riten begleitet von einer immer gegenwärtigen Angst vor dem Unbekannten, vor einer Welt des Nichtgreifbaren, sie waren jedoch hingewandt zum Leben und zur Sorge um das Lebendige, um das Menschliche. Hierin liegt das Wissen um das Gut und Böse, das im Menschen angelegt ist. Dieses Wissen ist die Grundlage aller Fürsorge, ist die Grundlage der Pflege und auch die Grundlage der professionellen Krankenpflege.

Marktplatz

Wir sollten uns aber zu Beginn unseres Nachdenkens über Ethik und Moral noch eine weitere Geschichte vor Augen halten. Auch diese mag in der gleichen Gegend gespielt und die gleichen Frühmenschen betroffen haben wie die erste Geschichte. Hier jedoch geht es um ein erlegtes Rentier. Alle Mitglieder der Gruppe haben dazu beigetragen, daß das Tier gestellt werden konnte. Alle haben sie gleichermaßen Hunger, allen kommt ein „Recht" auf angemessene Anteile zu. Einer der Männer hat den Speer geschleudert, der das Ren erlegte. Dieser Speerwerfer mag besondere Geschicklichkeit haben, hat sich eine spezielle Technik angeeignet, die ihn besonders auszeichnet. Er beansprucht mehr. Es mußte einen „Vertrag" geben, der es möglich machte, daß dennoch eine faire Aufteilung zustande kam.

Um das Überleben aller zu sichern, ist die Beziehung der Menschen untereinander an Regeln gebunden, die wohl den Konkurrenzkampf und die individuelle Leistung berücksichtigen mögen. Es sind die Regeln, die den Tausch von Leistung und Gegenleistung sicherstellen. Die Regeln des Marktplatzes strukturieren und steuern das Leben miteinander, diese Regeln schaffen Recht. Eine Ethik des Rechtes zieht klare Grenzen und schränkt die Aggressivität gegeneinander ein.

Auch hier bestimmt ein moralisches Bewußtsein das Zusammenleben der Gruppenmitglieder. Dieses Bewußtsein jedoch hat eine andere Ausgangsbasis und andere Ziele wie die Fähigkeit der Zuwendung und Fürsorge. Dem Mitgefühl, der Anteilnahme aus der ersten Geschichte stehen Recht und Fairneß in der zweiten Geschichte gegenüber. Beide sind grundlegende Inhalte moralischen Handelns, beide werden in diesem Buch dargestellt, und die Rolle, die sie für die Theoriebildung in der Ethik spielen, wird erläutert.

■ Für die berufliche Pflege sind eine Ethik der Fürsorge und eine Ethik des Rechts und der Fairneß von Bedeutung. ■

Für die berufliche Pflege sind beide von Bedeutung. Pflege kann nicht auf der Grundlage einer Ethik des Rechtes wachsen. Pflege ist zunächst keine Leistung im Tausch für Gegenleistung. Pflege kann aber auch nicht auf Recht und Fairneß verzichten. Eine Ethik der Fürsorge und eine Ethik des Rechtes sind jedoch nicht Pole auf der Meßlatte der Moral. Fürsorge und Recht ergänzen einander, sie leben voneinander und entspringen beide menschlicher Verantwortung für das Leben und Überleben.

Kampf aller gegen alle

Richard Leakey, geb.1944 in Kenia, ist ein englischer Paleoanthropologe. Paleoanthropologie ist eine Forschungsrichtung, die auf der Grundlage von Knochenfunden aus vorgeschichtlicher Zeit die Entwicklung und das Verhalten von Menschen untersucht. Richard Leakey benennt vier Qualitäten, durch die Menschsein definiert werden kann:

– Bewußtsein,
– Fürsorge,
– Moral,
– Sprache.

Diese, so sagt er, bildeten sich langsam im Laufe einer menschlichen Entwicklungsgeschichte heraus, die mit den nichtmenschlichen Affen begann, sich über den Australopithecus (Australopithecus ist die Bezeichnung von menschenähnlichen Wesen, die vor 5 – 1,5 Millionen Jahren lebten) zum Homo erectus (aufrechtgehender Mensch) und schließlich zum Homo sapiens (denkend, handelnder Mensch) entfaltete. Die vier Qualitäten waren nicht plötzlich vorhanden, entstanden nicht erst mit dem Homo sapiens, sondern sind auch in den Anfängen menschlichen Daseins vor 3 Millionen Jahren nachweisbar. Leakey benennt die evolutionären Grundlagen, die zur Entwicklung komplexer moralischer Systeme führten und als solche die Unterscheidung von Gut und Böse beinhalten, folgendermaßen:

– die physische Entwicklung entsprechend den Umweltbedingungen,
– die sozialen Fähigkeiten zur Kooperation,
– ein Sinn für gemeinsame Ziele und Werte,
– den Wunsch, das Gemeinwohl zu stützen.

Die Notwendigkeit zu kooperativem, gemeinsamem Tun lenkte den Blick des Individuums, des einzelnen, auf das Wohl der Gruppe und forderte gemeinsame, anerkannte Verhaltensregeln und Gesetze. Das Bewußtsein von Richtig und Falsch ermöglichte dann ein Bewußtsein von Fehlverhalten und von Sünde. Es ermöglichte die Entwicklung von Religion, welche ein Medium darstellte, durch das moralische Werte gefestigt und weitergegeben werden konnten. Hiermit wird deutlich, daß Moral zunächst keine externe oder religiöse Struktur haben muß. Moralisches Verhalten ist ein unabdingbarer Teil sozialen Miteinanders, ist ein Teil menschlichen Bewußtseins, ist Reflexion grundlegender sozialer Beziehungen.

Zur Erklärung und Beurteilung der menschlichen Entwicklung stehen sich allerdings zwei unvereinbare Annahmen gegenüber. Die eine Annahme besagt, wie oben angedeutet, daß die menschliche Natur grundsätzlich gut ist. Dieser Annahme folgten Rousseau (französischer Philosoph, 1712 – 1778) und auch Leakey. Die andere Annahme besagt, die menschliche Natur ist grundsätzlich böse, wofür sich z.B. Thomas Hobbes (englischer Philosoph, 1588 – 1679) aussprach. Im Laufe der Philosophiegeschichte überwog zeitweilig die eine oder die andere Annahme. Auch in der Bibel kommen beide Annahmen zum Ausdruck.

▨ Zwei sich widersprechende Annahmen über Menschen bestimmen das Verständnis von Moral:
– die menschliche Natur ist grundsätzlich gut,
– die menschliche Natur ist grundsätzlich böse. ▨

Nach Hobbes führt uns die menschliche Neigung zu Gewalt in den „Kampf aller gegen alle". Die Vernunft und der Wille zum Überleben bringen uns jedoch dazu, in einer Art sozialem Vertrag die gegenseitige Existenz zu sichern.

Andere Philosophen und Anthropologen wie Leakey zeigen, daß sich unsere Welt niemals auf der Grundlage eines tödlichen Wettbewerbes entwickeln konnte. Wettbewerb muß nicht kämpferisch und vernichtend sein. Tödlicher Wettbewerb ist in der Natur selten. Auch hier kann Leben sich nur in harmonischem Miteinander, in Symbiose und in Kooperation entwickeln. Auch Charles Darwin (englischer Naturforscher und Philosoph, 1809 – 1882) betonte, daß die Entwicklung der Ethik der sozialen Grundstimmung menschlichen Bewußtseins zuzuschreiben ist. Stärkere und schwächere Motiva-

tionen werden entsprechend vorherrschender Regeln durch die Intelligenz gegeneinander aufgewogen.

Es ist die Fähigkeit, die Zukunft auf dem Hintergrund vergangener Erfahrungen zu bedenken, die verantwortlich ist für das Auftreten von Schuldgefühlen. Diese zu vermeiden dient die goldene Regel, die in allen Kulturen bekannt ist: „Was du nicht willst, das man dir tu, das füg auch keinem andern zu."

Für Richard Leakey ist es eindeutig, daß ein moralisches Gesetz nicht auf der Grundlage menschlicher Neigung zur Gewalt entstehen konnte. Er zeigt, daß die von Konrad Lorenz (österreichischer Tierpsychologe und Naturforscher, 1903 – 1989) vertretene Aggressionstheorie unzutreffend ist. Gewaltanwendung ist nach Leakey eine unglückliche Folge von Anpassungsmechanismen an ungünstige Voraussetzungen. Knochenfunde von vorhistorischen Menschen in Ostafrika, wo Leakey vor allem arbeitete, geben keine Hinweise auf tödliche Gewaltanwendung. Mörderische Handlungen lassen sich erst nachweisen an Knochenfunden, die nicht älter sind als 10 000 Jahre. Hieraus schließt Leakey auf relativ friedliche Koexistenz früherer Menschengruppen.

Erst gegenseitige Gebietsansprüche führten wohl zur Gewaltanwendung von Menschen gegen Menschen. Als spätere Gründe für das wissentliche und vorsätzliche Töten von Menschen sieht Leakey einerseits den Strafvollzug für das Übertreten von Geboten und Regeln, die für das Überleben einer Sippe bedeutsam waren, also moralistische Gründe. Andererseits fand er auch Beweise dafür, daß sich ganze Stämme gegenseitig ausgerottet haben mußten. Als Begründung hierfür nimmt er die unkontrollierte Entwicklung von Rassismus an. Krieg, Strafe und Rassismus sind somit als Mittel sozialer Kontrolle zu verstehen, durch die eine bestimmte Wert- und Lebensordnung festgeschrieben werden konnte.

Unsere eigenen Erfahrungen bestätigen dies. Menschen werden gewalttätig und töten einander, um dort ihr „Recht" zu beanspruchen, wo vermeintliches oder wirkliches „Unrecht" geschah. Wir werden die Frage nach der menschlichen Natur nicht eindeutig beantworten können. Es sind einerseits Vermutungen, die sich auf die Befunde der Paleoanthropologie stützen, andererseits Erfahrungswerte, die, auf geschichtlichem Hintergrund philosophischer Argumentation ausgesetzt, zu den sich widersprechenden Annahmen über das Wesen von Menschen führen. Wir werden den Zwiespalt aushalten müssen zwischen unseren positiven, helfenden und heilenden Anlagen, die das Gut der Mitmenschen bedenken, und dem egoistischen gewaltanwendendem Streben nach Macht und eigenen Vorteilen. Letztlich sind beide Ausrichtungen nötig zum Überleben. Es sind dies auch Erfahrungen, die wir alle mit uns selber machen. Die Ausgewogenheit zwischen beiden macht Leben möglich. Die Anlage zum Bewahren sowie die Anlage zum Zerstören sind beide geprägt durch den Willen zum Leben, aber auch durch die Annahme des Todes. Beide waren wichtig für die Entwicklung der Menschheit. Gleichermaßen sind sie bedeutungsvoll für die Entwicklung zwischenmenschlicher Beziehungen in Familien und in Gruppen; und sie sind wesentlich für die persönliche Entwicklung einzelner Menschen.

Unsere Erfahrungen zeigen, daß Menschen bereit und fähig sind, füreinander zu sorgen und einander in notvollen Situationen zu begleiten. Sie zeigen aber auch, daß Menschen einander verletzen und sich in bedrohlichen Situationen voneinander abwenden.

Pflegen als Beruf – der Hintergrund zur Ethik in der Pflege

Mehr als Mitmenschlichkeit

Füreinander sorgen, einander pflegen ist ein wesentliches Element des Menschseins, auch wenn dies Beschränkungen erfahren kann. Dem Konzept der beruflichen Pflege liegt menschliche Fürsorge zugrunde. Pflege als Beruf konnte nur entstehen, weil Pflegen eine Form menschlichen Daseins ausmacht. Wir sorgen für andere Menschen, nicht weil der Pflegeberuf es fordert, sondern aus menschlichem Antrieb. Das Element der Fürsorge ist nicht einzigartig für den professionellen Pflegeberuf. In diesem Fall jedoch ist die Sorge für andere Menschen Ausdruck bestimmten Wissens und Könnens, und die Fürsorge hat den Hintergrund einer beruflichen Ausbildung.

Die berufliche Pflege hat diese Fürsorge zum Gegenstand. Sie bedeutet, daß Pflege einer konkreten wissenschaftlichen Ausformung bedarf. Eine solche muß aus den verschiedensten Wissenschaftsbereichen zusammengetragen werden und auf das Element der leiblichen und der seelisch-geistigen Pflege ausgerichtet sein. Eine junge Frau, ein junger Mann, die eine Entscheidung treffen für den Beruf des Pflegens, stellen

somit einen Anspruch, der zwar aus grundsätzlich mitmenschlichem Empfinden heraus kommt, aber über dieses hinaus nach konkretem Wissen und Können verlangt. Die Entscheidung für einen Pflegeberuf begegnet weiterhin einem Anspruch der Gesellschaft, die bereit ist, bestimmte Anteile des Pflegens in die Hände von Experten zu legen, und damit auch Bereitschaft zeigt, eine bestimmte Form beruflicher Bildung und Ausbildung zur Verfügung zu stellen. Beide Ansprüche konkretisieren sich in einem Vertrag. Die eine Seite verpflichtet sich, die Bildungsangebote im Hinblick auf Wissen, Können und Einstellungen anzunehmen. Der anderen Seite kommt die Aufgabe zu, Ausbildung und Studium zu gewährleisten, die den gesellschaftlichen Ansprüchen nach kompetenter Pflege und Fürsorge gerecht werden.

Aus dem bisher Gesagten ergibt sich, daß berufliche Pflege einigen spezifischen Ansprüchen unterworfen ist, die über normale Mitmenschlichkeit und Fürsorge hinausgehen. Diese Ansprüche lassen sich festmachen an den typischen Merkmalen, die die Professionalisierung eines Berufes ausmachen.

◼ Die Kriterien der Professionalisierung ergeben sich aus sechs Teilaspekten, die immer wieder im Zusammenhang mit dem Thema genannt werden:
  – gesellschaftliches Mandat,
  – Entwicklung spezifischen Fachwissens (Fachautorität),
  – eigene berufsständische Organisationsstruktur,
  – eigene Ausbildungsstruktur,
  – Autonomie in der Ausübung,
  – Kodifizierung berufsethischer Normen. ◼

Die aufgezählten Punkte sind nicht Inhalt dieses Buches, doch einige berufspolitische Anmerkungen an dieser Stelle sind sinnvoll, da sie den Rahmen umreißen, in dem die Auseinandersetzung mit ethischen Fragen stattfindet. Es wird der Hintergrund beschrieben, auf dem ethische Fragen im beruflichen Umfeld der Pflege erwachsen. Durch diese Darstellung lassen sich ethische Positionen auf den Kontext der Pflege beziehen.

Kriterien der Professionalisierung

Gesellschaftliches Mandat

Im vorhergehenden Abschnitt wurde deutlich, daß aus dem mitmenschlichen Miteinander Pflege als Auftrag erwächst. Unsere Gesellschaften nehmen diesen Auftrag insofern ernst, als daß die pflegerische Sorge im Krankheitsfall institutionalisiert wurde, und weiterhin, daß berufliche Pflege erlernt werden kann. Hierzu bestehen gesetzliche Regelungen, die indirekt auf ein gesellschaftliches Mandat verweisen.

Dieses Mandat aber ist in engem Zusammenhang zu sehen mit den weiteren Kriterien der Professionalisierung. Einem Auftrag zur Pflege müssen die Möglichkeiten entsprechen, diesen Auftrag wahrzunehmen.

Entwicklung spezifischen Fachwissens

Die Autorität für ein Fach ist immer gebunden an konkrete Menschen, die Träger und Trägerinnen dieser Fachautorität sind. Solche zu fördern und auszubilden ist Voraussetzung zur Erfüllung eines gegebenen Mandates. Um die Entwicklung spezifischen Fachwissens zu gewährleisten, besteht aber auch eine Forderung an die Berufsangehörigen. Die Forderung ist, Interesse an der Entwicklung des eigenen Fachbereiches zu zeigen und Talente und Gaben einzusetzen im fachlichen Austausch, im Lehren und im Lernen.

Spezifisches Fachwissen ist gesammelt, festgehalten und wächst in entsprechender Fachliteratur. Im Hinblick auf spezifisches Pflegewissen und konkrete Handlungsmodalitäten und Techniken hilft uns ein weites Angebot. Es umfaßt auch Bereiche, die nicht auf den ersten Blick als spezifisch pflegerische gelten wie z. B. Anatomie und Physiologie, Biochemie, Physik und andere naturwissenschaftliche Inhalte. Ebenso die sozialwissenschaftlichen Bereiche wie Psychologie, Soziologie und Pädagogik wie auch die gesetzlichen Grundlagen des Gesundheitswesens, aber auch medizinisches Wissen, bei dem es um erkrankte Körpersysteme und entsprechende therapeutische Maßnahmen geht. Entscheidend ist an dieser Stelle, daß in allen diesen Wissensbereichen die spezifischen pflegerischen Bezüge zum Ausdruck kommen, daß es nicht darum geht, Kurzformen und verwässerte Inhalte anderer Bezugswissenschaften darzustellen, sondern deren spezifische Relation zum Pflegewissen und -können.

Weiterhin können wir aus einem wachsenden Angebot von spezieller Pflegeliteratur schöpfen, die sich den unterschiedlichsten konkreten Problemen der Pflege gestellt hat. Daß es Lehrbücher zu pflegerischen Themen gibt, setzt voraus, daß kompetente Autorinnen, aus der Pflege selbst kommend, die spezifischen Themen aufarbeiten können. Dies wiederum stellt einen Anspruch an eine Gesellschaft, die Pflege als berufliche Pflege fördern will. Ein solcher Anspruch beinhaltet die Forderung nach der Entwicklung einer klar darstellbaren und begründeten Pflegewissenschaft. Hierzu gehört dann auch die Forderung nach der Weiterentwicklung wissenschaftlichen Forschungsinstrumentariums, das der Pflegewissenschaft dienlich ist. Hieraus ergeben sich weitere gesellschaftliche Konsequenzen. Nämlich, daß die Pflegewissenschaft im allgemeinen Bildungssystem und damit auch im Hochschulbereich angesiedelt sein muß und die gleiche Förderung erfährt wie andere humanwissenschaftliche Fachbereiche. Weiterhin ergibt sich die Forderung nach intensiver staatlicher wie auch privater und freigemeinnütziger Förderung der Pflegeforschung.

Eigene berufsständische Organisationsstruktur

Eine eigene berufsständische Organisationsstruktur ist nicht abgedeckt durch private oder semiprivate Berufsverbände. Obwohl die Arbeit der konfessionellen oder der freien Berufsverbände und auch die der gewerkschaftlichen Pflegeorganisationen im deutschen Sprachraum unschätzbar ist für den Prozeß der Professionalisierung, stellen die Verbände nicht die Fachautorität der Berufsgruppe dar. Zwischen der Vertretung spezifischer und individueller Interessen einzelner Berufsangehöriger oder Gruppen und offizieller Präsenz der Fachautorität im staatlichen System muß unterschieden werden.

Die offizielle Präsenz der pflegerischen Fachautorität wäre zum Beispiel möglich mit einer beruflichen Kammer, durch die der Zugang zum Beruf sowie die Ausübung des Berufes eindeutiger Kontrolle unterworfen ist durch Angehörige des Berufes selbst. Diese Aufgabe könnte auch eine administrative Körperschaft im Rahmen der Gesundheitsdienste übernehmen, die, ebenfalls aus Berufsangehörigen bestehend, die Geschicke des Pflegeberufes und der Pflegenden im einzelnen lenkte. Dies wäre zu organisieren auf lokaler, regionaler und nationaler Ebene. Ansätze dazu finden wir bereits in einigen Bundesländern und Stadtstaaten, bei denen in den Landesregierungen Pflegereferate geschaffen wurden. Die Institutionalisierung der Pflege im gesundheitspolitischen Raum wäre die Grundlage zur Übernahme eines öffentlichen und staatlichen Mandates zur beruflichen Pflege.

Eigene Ausbildungsstruktur

Eine eigene Ausbildungsstruktur heißt nicht die Abkoppelung vom allgemeinen Bildungssystem, sondern im Gegenteil, als integrativer, doch eigenständiger Bereich würden Ausbildungsgänge von Angehörigen der Berufsgruppe selbst gestaltet und kontrolliert. Dies setzt voraus, daß berufsbildende Ausbildungs- oder Studiengänge integrativer Bestandteil eines Gesamtbildungskonzeptes werden. Erst damit wäre dem Pflegemandat Genüge getan. Pflege und Fürsorge sind Teil der sozialen Wirklichkeit und brauchen als solche einen eigenen Platz im gesellschaftlichen System, der der Selbstverständlichkeit des füreinander Sorgens entspricht und gleichzeitig berufliche Pflege ernst nimmt.

Die Ausbildung zu pflegerischen Berufen braucht eine Koordination, die aus den gesellschaftlichen Bedürfnissen erwächst, die jedoch unabhängig ist von den Interessen anderer Berufsgruppen. Obwohl Medizinwissenschaft, Psychologie und Soziologie Grundlagen bieten, auf denen die Pflege aufbaut, muß Pflegewissenschaft von der Pflege bestimmt werden.

Eine eigene Ausbildungsstruktur heißt jedoch zunächst, daß die Bildung der Lehrenden aus den Bedürfnissen der Pflege erwächst und auf diese ausgerichtet ist. Pflegelehrerinnen und Pflegelehrer sind qualifizierte Pflegende, die ebenso eine qualifizierte pädagogische Ausbildung nachweisen. Dies ist eine Forderung, die für die theoretischen wie auch für die praktischen Anteile der Pflege gilt.

Einzelne Experten, die aus der Pflege selbst kommen, müssen Verantwortung tragen für die Gestaltung der Lehrpläne, deren Anwendung und für ein Prüfungs- und Qualifizierungssystem. Eine eigene Ausbildungsstruktur bedeutete, daß die Ausbildungsinhalte und -formen von pädagogisch gebildeten Pflegeexperten bestimmt und gelenkt würden. Dies setzt die Zusammenarbeit mit einer beruflichen Institution voraus, sei es nun eine Kammer oder eine andere Körperschaft im Rahmen der Gesundheitsdienste, durch die Pflege sich selbst kontrolliert. Nur so werden die Belange der Pflege vertreten und koordiniert.

Autonomie in der Ausübung

Der Begriff der Autonomie gibt immer wieder zu Mißverständnissen Anlaß. Kann Pflege autonom geschehen? Sind Pflegende nicht eingebunden in den therapeutischen Rahmen des Gesundheitswesens?

Wenn wir die Rollenkonzeption für Pflegende betrachten, die von der WHO in den letzten Jahren in den Vordergrund gerückt wurde, dann ergibt sich eine Spannung zwischen pflegerisch-fürsorglichem und vorsorgendem Tun. Das WHO-Konzept sieht eine neue Rolle der Pflegenden vor und bezieht diese Rolle in erster Linie auf präventives Handeln. Von daher ist der Trend zu verstehen, nur noch von „Pflege" zu sprechen. Die Sorge um Kranke, Leidende tritt hier in den Hintergrund. Die Aufgaben von Pflege sind aber gegeben aus den Realitäten menschlicher Verletzbarkeit, aus der Tatsache, daß unsere körperliche und psychische Integrität durch Krankheiten und Unfälle gefährdet ist. Eine einseitige Verlegung pflegerischer Autonomie auf Möglichkeiten der Verhütung und Vorbeugung von Krankheiten greift zu kurz. Letztlich liegen auch hier sozialmedizinische, naturwissenschaftliche Betätigungsfelder; und eine Isolierung der Pflege innerhalb therapeutischen Handelns ist unmöglich.

Wir hätten auf dem Hintergrund einer ausschließlich gesundheitsorientierten Pflege keine großen Schwierigkeiten, Autonomie zu beanspruchen und zu definieren. Allerdings ginge dies dann auf Kosten der Krankenpflege. Für sie, so können wir sagen, gibt es keinen arztfreien Raum, kein medizinfreies Handlungsfeld. Mit etwas Mühe könnten wir selbständige Krankenpflege auf die sogenannte Grundpflege reduzieren und erreichen so, durch entsprechende Verkürzungen, eine gewisse Autonomie.

Aber auch hier können wir uns letztlich nicht von der derzeitig gültigen Rechtslage befreien, nach der Ärzten eindeutige Verantwortung für Therapie und Pflege zugeschrieben ist. Letztlich definiert Pflege sich aus dem ärztlichen Therapieplan und ist ein spezifischer Aspekt ärztlicher Heilbehandlung. Es geht in diesem Fall um das grundsätzliche Verhältnis der Pflege von kranken Menschen zum ärztlichen Handeln. Im juristischen Sinn gibt es keinen arztfreien Raum im Bereich des deutschen Gesundheitswesens. Das trifft auf die stationäre wie ambulante Situation zu, auf das Krankenhaus sowie auf das Alten- und Pflegeheim. Letztlich liegt die amtliche Aufsichtspflicht für alle Bereiche des Gesundheitswesens bei den Gesundheitsämtern, die durch die Person von Ärzten vertreten sind.

Praktisch gesehen wird jedoch deutlich, daß die Situation in den akuten Bereichen der Gesundheitssorge sehr viel eindeutiger ärztlichem Tun zugeordnet ist, während bei den ambulanten Diensten mehr Spielraum für die Pflegenden zur Verfügung steht.

An dieser Stelle läßt sich als Resümee folgendes sagen:

❖ Die Fremdbestimmung der Pflege wird am deutlichsten in den gesundheitspolitischen Strukturen, die festgemacht werden können am Handlungsauftrag der Ärzte und an der Kontrollfunktion der Gesundheitsämter. Auch eine Pflegekammer würde hier keine Veränderung bewirken. Allerdings könnten die Zuständigkeiten der Gesundheitsämter im Bereich der Pflege von kompetenten, entsprechend ausgebildeten, zu verbeamtenden Pflegenden wahrgenommen werden. Im vorhergehenden Abschnitt wurde angedeutet, wie innerhalb der Gesundheitsämter eine Struktur für den pflegerischen Bereich geschaffen werden könnte, die für die Geschikke der Pflege zuständig ist und mit den anderen Bereichen der Gesundheitsdienste eng zu vernetzen wäre.

❖ Einerseits ist Pflege bestimmt von den gesetzlichen Gegebenheiten, andererseits von den gesellschaftlichen Konventionen. Beide greifen ineinander und repräsentieren eine Binnensicht sowie eine Außensicht des Pflegeberufes, die sich gegenseitig bedingen. Gesetzliche Neuordnungen könnten die Situation der Pflege verändern, sind aber nur erreichbar auf dem Hintergrund gesellschaftlichen Wertewandels. Solcher ist sicherlich beeinflußbar durch das berufliche Selbstverständnis der Pflegenden und die Selbstdarstellung der Pflegenden nach außen.

Es erscheint jedoch wenig sinnvoll, unrealistische emanzipatorische Bemühungen der Pflege zu verstärken. Woraus kann Pflege aber eine Legitimation für professionelle Autonomie ableiten?

Eine solche kann nicht durch Ausgrenzung erreicht werden. Wir haben eine Position in der Mitte inne. Eine Position zwischen Patienten, Medizin und Bürokratie. Diese Position ist angewiesen auf den gesellschaftlichen Kontext, der ein Gesundheitssystem formt. Sie nährt sich ebenso aus den medizinwissenschaftlichen Gegebenheiten, die Gesundheit und Krankheit bestimmen; sie hat jedoch darüber hinaus die Möglichkeit, die konkrete Frau, den Mann, das Kind in ihren jeweiligen Bemühungen um eine bessere Lebensqualität zu unterstützen. Das mag einerseits heißen, in der akuten Krankheitssituation auf einer Intensivstation quasi-ärztliche Tätigkeiten zu verrichten und gleichermaßen verantwortlich zu sein für die pflegerischen Besonderheiten, die in derartigen lebensbedrohlichen Situationen gefordert sind. Das mag andererseits die Begleitung und Hilfestellung in der ambulanten Pflege oder im Pflegeheim sein, wo medizintechnische Aktivitäten im Hintergrund stehen, und es ist weiterhin bewußte Teilnahme an krankheitsverhindernden Maßnahmen und schließlich die Aufgabe, ein gutes Sterben zu ermöglichen.

Die Bedeutung von Pflege läßt sich weder aus medizinisch-therapeutischem Handeln allein noch aus kommunikativem Auftrag heraus bestimmen. Pflege ist letztlich nur aus der Fürsorge von Menschen für Menschen zu begründen. Solche Fürsorge hat je andere Schwerpunkte und lebt aus einer Position der Pflege in der Mitte zwischen dem bürokratischen System des Gesundheitswesens und den Anforderungen einer Medizinwissenschaft, die durch die Ärzte repräsentiert wird.

Kodifizierung berufsethischer Normen

Im Laufe der vergangenen hundert Jahre, die unsere Pflegegeschichte geprägt haben, wurden immer wieder Fragen nach dem Stellenwert und nach der Ausformung ethischer Werte gestellt. Es scheint, als ob die Ethik in der Pflege drei wesentliche Wandlungen durchgemacht hat, die hier kurz beschrieben werden sollen.

Um die Jahrhundertwende war vor allem vom moralischen Charakter der Pflegenden die Rede. Dies bezog sich auf Eigenschaften wie Freundlichkeit, Zurückhaltung, Aufrichtigkeit und Gehorsam. Florence Nightingale legte 1882 einen Bedeutungsschwerpunkt auf „moralische Qualitäten, Sitten und Verhaltensweisen, ohne die keine Frau Krankenschwester sein kann". Es wurde Wert gelegt auf Disziplin als wesentlicher Inhalt ethischer Bildung für das Pflegepersonal.

Ethik erschöpfte sich „im moralischen Charakter". Dieser war Grundlage und Ziel des Ethikunterrichtes in der Krankenpflegeausbildung. Mit der Erreichung dieses Ziels sollten auch die Voraussetzungen zur Fähigkeit zu guter Pflege geschaffen werden.

Was mit „moralischem Charakter" gemeint sein kann, macht der sog. Nightingale-Pledge deutlich (amerikanischer Text von 1886):

Das Florence-Nightingale-Gelübde

Ich gelobe feierlich vor Gott und in Gegenwart dieser Versammlung, daß ich ein reines Leben führen und meinen Beruf in Treue ausüben will.

Ich will mich alles Verderblichen und Bösen enthalten und will wissentlich keine schädlichen Arzneien nehmen und verabreichen.

Ich will alles tun, was in meiner Macht steht, um den Stand meines Berufes hochzuhalten und zu fördern, und will über alle persönlichen Dinge, die mir anvertraut werden, Schweigen bewahren; ebenso über alle Familienangelegenheiten, von denen ich in der Ausübung meines Berufes Kenntnis erhalte. In Treue will ich darnach streben, dem Arzt in seiner Arbeit zu helfen, und mich ganz einsetzen für das Wohl derer, die meiner Pflege anvertraut sind.   Florence Nightingale
(Möller, U. u. U. Hesselbarth 1994)

Ein neuer Schwerpunkt bildete sich heraus mit der Formulierung ethischer Standesregeln oder Berufskodizes. In den 50er Jahren unseres Jahrhunderts wurde viel Energie verwandt auf die Formulierung von Ethikregeln, die auf eine Standesethik hinausführten und Richtlinien für das Verhalten von Pflegenden darstellten (z. B. International Code of Nursing [ICN], Internationale Ethikregeln für die Krankenpflege, 1954 in der ersten Formulierung vom Internationalen Pflegerat angenommen; s. Anhang).

Der Schwerpunkt verlagerte sich jetzt von dem Gedanken der Schwester als Person auf die Vorstellung der Person als Schwester. Diese Verlagerung kann als Beginn von Versuchen zur Professionalisierung angesehen werden. Hier wurde die soziale Rolle der Pflegenden definiert, und Ethikunterricht war ausgerichtet auf die Sozialisation der Lernenden in die Rolle als Pflegende.

Ein Ziel war es, die soziale Bedeutung der Pflege durch die Verpflichtung der Pflegepersonen auf abstrakte Normen zu bestimmen, zu fördern und zu beeinflussen.

In beiden Phasen erkennen wir eine Standesethik oder ein Berufsethos als wesentliches Merkmal. In der ersten Phase als allgemein weibliche Eigenschaften, von pflegenden Frauen gefordert, in der zweiten Phase festgehalten in verbindlichen Formulierungen und spezifischen auf die Pflege bezogenen Kodizes. Im allgemeinen wurde die Formulierungsarbeit auch von Pflegenden selbst geleistet.

Seit den 70er Jahren zeigt sich besonders in der angloamerikanischen Literatur eine neue Qualität ethischen Denkens. Über Sittenlehre und Standesethik hinaus begannen Pflegewissenschaftlerinnen, sich mit den Theorien ethischen Denkens und moralischen Handelns auseinanderzusetzen. Forschungsarbeiten und Pro-

jekte in diesen Bereichen wurden durchgeführt. Fachartikel und Lehrbücher über Pflegeethik, Berufsethik und auch über Ethik in den Gesundheitssystemen wurden produziert. Ethische Theorien und Prinzipien wurden diskutiert und analysiert und damit den Pflegenden zugänglich gemacht.

■ Ethik in der Pflege hat im Laufe der letzten hundert Jahre drei wesentliche Wandlungen durchgemacht:
– zunächst ging es um den moralischen Charakter der Pflegenden,
– dann wurden Standesregeln formuliert, die die berufliche Sozialisation der Pflegenden bestimmen sollten,
– weiterhin wurde Ethik in der Krankenpflege geprägt durch die eigenständige Auseinandersetzung von Pflegenden mit den Grundlagen ethischer Theorieausbildung.   ▪

Pflegende übernehmen ihre Position nicht mehr einfach anhand von vorgegebenen Charakterbildern oder anhand von Ethikregeln. Ethikunterricht wendet sich vertieft der Vermittlung von moralphilosophischen Inhalten zu. Pflegende lernen, eigene Entscheidungsfreiräume zu sehen und zu nutzen. Kurz: Eine allgemeine, diffuse Pflegeethik entwickelt sich zu einem eigenen Wissens- und Handlungsbereich, der mit Recht als *Ethik in der Pflege* bezeichnet werden kann. Pflegende setzen sich mit den Grundlagen ethischer Theoriebildung auseinander; sie formulieren ethische Prinzipien, die auf die Pflege ausgerichtet sind (von lat. *principium*: Anfang, Ursprung, Grundlage); sie schaffen eigene, spezifische Strukturen für moralisches Handeln in konkreten Situationen pflegerischer Praxis:

■ Pflegenden geht mehr und mehr die Bedeutung auf, die dem Hinterfragen von traditionellen Verhaltenskodizes auf den Grundlagen moralphilosophischer Erkenntnis zukommt. Moralisches Handeln kann sich nicht allein speisen aus der unreflektierten Übernahme von festgeschriebenen Ethikregeln. Es ist heute notwendig, die Prozesse moralischer Entscheidungsfindung nachzuvollziehen. Dies ist nur möglich, wenn grundlegende ethische Prinzipien verstanden sind.   ▪

Literatur

Einzelziele für „Gesundheit 2000". Einzelziele zur Unterstützung der europäischen Regionalstrategie für „Gesundheit 2000", WHO 1985

Kellnhauser, E.: (1994) Krankenpflegekammern und Professionalisierung der Pflege. Ein internationaler Vergleich. Bibliomed, Melsungen 1994

Lamb, M.: Nursing Ethics and Nursing Education. Past Perspectives and recent Developments. In: Nursing Education Recent Advances in Nursing. Churchill Livingstone, Edinburgh 1982 (3–19)

Leakey, R.: Die ersten Spuren. Über den Ursprung des Menschen. Bertelsmann, Gütersloh 1994

Leakey, R.: Der Ursprung des Meschen. Auf der Suche nach den Spuren des Humanen. S. Fischer, Frankfurt/M. 1993

Möller, U., U. Hesselbarth: Die geschichtliche Entwicklung der Krankenpflege. Hintergründe, Analysen, Perspektiven. Kunz, Hagen 1994 (S. 6)

Roach, S.S.M.: The Aim of Philosophical Inquiry in Nursing: Unity or Diversity of Thought? In: Philosophic Inquiry in Nursing. Sage Publications, London 1992 (S. 8–44)

2. Grundlagen der Ethik

Die ersten beiden Abschnitte beschreiben einige grundlegende Begriffe der Ethik. Die Erläuterung des Unterschiedes zwischen Pflegeethik und Ethik in der Krankenpflege erlaubt eine Einordnung von Ethik in der Krankenpflege (oder allgemeiner Ethik in der Pflege) in den größeren Bereich von Ethik im Gesundheitswesen.

Im dritten Abschnitt wird zunächst deutlich, wo moralisches Handeln im menschlichen Leben vorkommt. Hierauf werden die Bereiche moralischen Handelns umrissen und abgegrenzt gegen den theoretischen Aspekt des ethischen Denkens.

Abschließend steht der Begriff des moralischen Vorverständnisses im Mittelpunkt. Dieses fand seinen Ausdruck in der goldenen Regel, deren Inhalt und Herkunft hier kurz erläutert werden.

Ethik und Moral

Ethik als Teilgebiet der Philosophie ist die theoretische Studie moralischer Werte und Gegebenheiten. Die Philosophie hilft uns auf vielfache Weise, die Welt zu verstehen und die Bedeutung von menschlichem Leben auf dieser Erde zu hinterfragen. Ein Hauptzweig der Philosophie beschäftigt sich mit den Möglichkeiten menschlichen Wissens überhaupt; ein weiterer Zweig betrachtet menschliches Empfinden und die Wahrnehmung, die wir von uns und unserer Umgebung haben, und mit der Ethik haben wir die Möglichkeit, unser Verhalten zur Welt, zueinander und zu uns selbst zu hinterfragen (s. S. 25).

Ethisches Wissen läßt jedoch Raum für die je eigene spirituell-religiöse Bindung einzelner Menschen. Das heißt, ethisches Wissen ist unabhängig von religiösen oder ideologischen Überzeugungen und Prägungen. Ethisches Wissen ist vorreligiös, es kann durch religiöse Begründung gefestigt werden, ist aber nicht hiervon abhängig. Natürlich haben die Kirchen eigene ethische Positionen, die sich aus jeweils fundamentaltheologischer Sicht begründen. Die katholische Kirche spricht hier von Moraltheologie, während im protestantischen Raum der Begriff theologische Ethik vorgezogen wird.

Wichtig scheint die Tatsache, daß die Moralphilosophie einen neutralen Rahmen bietet, in dem die verschiedenen Positionen fair und unabhängig diskutiert werden können.

Ethik ist zunächst also einfach die wissenschaftliche Betrachtung moralischer Probleme, die im Zusammenleben von Menschen auftreten und die sich aus unterschiedlicher Beurteilung von Werten ergeben. Im Unterschied zu Moral oder moralisch bedeutet Ethik *die Gesamtheit moralischer Lebensgrundsätze, bezeichnet somit die theoretischen Aspekte moralischen Handelns. Das Wort Ethik/Ethos findet sich im Griechischen und im Lateinischen und bedeutet Gewohnheit, Gesittung, Brauch, Charakter.*

Das Wort Moral ist abgeleitet von dem Lateinischen mos/mores und ist zu übersetzen mit Sitte, Brauch, Gewohnheit; es weist aber auch auf die Bedeutung Wille. Moral bezeichnet *den zur Regel gewordenen Willen* und bezieht sich auf den aktiven, den Handlungsaspekt der Sittlichkeit.

■ *Ethik* ist die wissenschaftliche Betrachtung moralischer oder sittlicher Fragen. *Moral* bezieht sich auf den Handlungsaspekt der Sittlichkeit. ■

In diesem Buch werden beide Begriffe verwendet, und im allgemeinen wird hier Moral, moralisch oder unmoralisch auf spezifische Aspekte unseres beruflichen Handelns bezogen. Wenn hier von Ethik die Rede ist, bezieht dies sich auf theoretische, abstrakte Anteile des moralischen. Im landläufigen Sinn sind die Worte Ethik/ethisch und Moral/moralisch austauschbar. Jedoch klingt beim Wort moralisch oder unmoralisch häufig schon ein Urteil an, das sich im Alltagsverständnis auf den Bereich der Sexualität bezieht. Wir benutzen den Begriff Ethik, ethisch oder unethisch, um diese Einengung aufzuheben Wie oben gezeigt, trifft eine solche Unterscheidung jedoch nicht zu. Allerdings hat sich in den letzten Jahren die Tendenz herausgebildet, Ethik auf die moralischen Aspekte spezifischer Lebensbereiche zu beziehen. So sprechen wir von Wirtschaftsethik, von Sozialethik, Medizinethik oder eben auch von Pflegeethik. Hiermit wird dann meist eine bestimmte Haltung bezeichnet, die für eine Berufsgruppe als typisch oder zumindest als wünschenswert angesehen wird. Dies können wir auch mit Berufsethos oder mit Standesethik bezeichnen (s. S. 14).

Ethik in der Pflege

Die Worte Krankenpflegeethik oder Pflegeethik weisen eigentlich nur auf ein Teilgebiet der gesamten Probleme und Fragen, die sich aus der Pflege und für Pflegende ergeben. Diese Einengung wird nicht überwunden, indem wir alle weiteren Fragen, die im Bereich von Gesundheit und Krankheit auftreten, der Medizinethik zuordnen. Auch dies wäre eine Verkürzung.

Die Zuordnung von Ethik in der Pflege

Es ist sinnvoll, hier von *Ethik in der Pflege* zu sprechen wie auch von *Ethik in der Medizin*; diese haben das konkrete moralische Handeln im medizinischen oder im pflegerischen Alltag zum Gegenstand, während Medizinethik wie auch Pflegeethik die berufs- und standespolitischen Anteile von Ethik in der Medizin beziehungsweise Ethik in der Pflege umfassen. Allen genannten Bereichen ist ein gemeinsames Dach zu eigen, das wohl am besten mit *Ethik im Gesundheitswesen* (Abb. 1) zu bezeichnen ist.

Teilweise wird im medizinischen Raum auch der Begriff *Bioethik* oder *Biomedizinische Ethik* gebraucht. *Bio* bezieht sich strenggenommen auf alles, was mit Leben zu tun hat. So wird das Wort Bioethik auch von Ethikern benutzt, die sich den verschiedenen Umweltproblemen widmen, z.B. über Ressourcenverteilung nachdenken oder auch die Notwendigkeit von Tierexperimenten überprüfen.

Der Ethik im Gesundheitswesen sind alle moralischen Fragen zuzuordnen, die im Zusammenhang mit Gesundheit und Krankheit, zwischen Empfängnis, Leben und Tod auftreten. Hierzu gehören Fragen zur Gentechnologie, zur Forschung mit Embryonen gleichermaßen wie Fragen der pränatalen Diagnostik. Hierzu gehören weiterhin Fragen, die sich mit der Abtreibung befassen, mit Problemen, die im Zusammenhang stehen mit der Transplantation von Organen. Es geht darüber hinaus um spezifische Fragen der Intensivmedizin und der Medizintechnologie sowie um Euthanasie. Beim Nachdenken über Ethik in der Medizin geht es um die großen Themen von Leben und Tod. Diese Fragen haben selbstverständlich auch für die Pflege Bedeutung und dürfen nicht ausgeklammert werden. Aus pflegerischer Perspektive haben wir in diesen Bereichen unsere Beiträge zu liefern, haben wir mitzureden und auch unsere eigene Meinung zu bilden.

In erster Linie geht es aber bei der Ethik in der Pflege um Ethik im Pflegealltag. Es gilt, die ethische Bedeutung unseres Handelns im Alltag zu verstehen und hier eine Position zu beziehen. Moralisches Handeln in der Pflege konkretisiert sich somit zunächst im pflegerischen Alltag, im täglichen Umgang miteinander, mit Patienten, ihren Familien und ihren Freunden und mit den Angehörigen anderer Berufe im Gesundheitswesen.

Wir können folgende Gebiete identifizieren, die zu untersuchen sind, wenn wir uns mit Ethik in der Pflege auseinandersetzen wollen:

Pflegeethos, Berufs- oder Standesethik

Dazu gehören neben Kodizes oder Ethikregeln auch Fragen der Professionalisierung, des beruflichen Selbstverständnisses, des Berufsbildes;

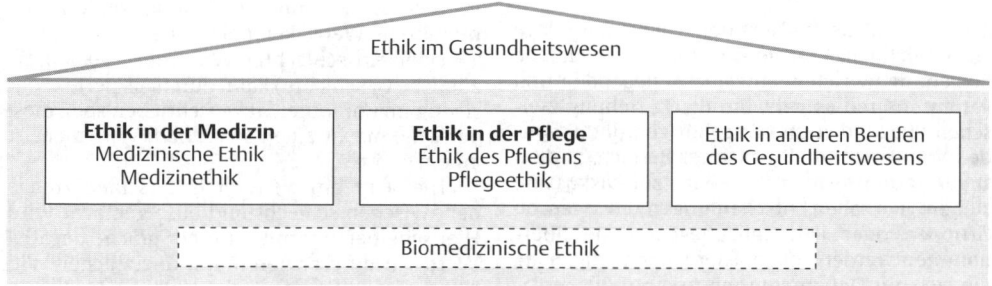

Abb. 1 Zuordnungen von Ethik im Gesundheitswesen.

hierher gehören Fragen des Umgehens miteinander und der kollegialen Beziehungen zwischen den Angehörigen verschiedener Berufe im Gesundheitswesen. Es geht um die konkrete Rolle, die beruflich qualifizierte Pflegende einnehmen, sowie auch um die Position nichtqualifizierter Kräfte, die in Einrichtungen des Gesundheitswesens arbeiten. Hier können wir Aspekte von Verantwortung und Verantwortlichkeit klären, ebenso wird deutlich, wo und inwieweit wir Rechenschaft schuldig sind. Hier sind aber auch Einzelheiten im Hinblick auf Pflegeleitbilder oder Pflegephilosophien eines bestimmten Pflegebereiches oder einer konkreten Einrichtung zu diskutieren.

Ethik im Gesundheitswesen, politische/soziale Aspekte

In diesem Bereich sind sowohl Strukturfragen der gesundheitlichen Versorgung anzusiedeln wie auch Fragen der Gesundheitsvorsorge und der Gesundheitserziehung. Die Rolle, die Pflegende hier zu spielen haben, ist weiterhin zu definieren. Ebenso gehören in diesen Bereich Fragen zur Forschung und Fragen der Ressourcenverteilung. Hier finden weiterhin Auseinandersetzungen mit der gesellschaftlichen Rolle und Funktion der Pflege ihren Platz wie auch ethische Aspekte gesetzlicher Bestimmungen.

Ethik in der Medizin

Auch für Pflegende ist es notwendig, wie schon oben angedeutet, vertraut zu sein mit den ethischen Fragen, die sich der Medizin in Diagnostik und Therapie stellen. Es ist auch bedeutsam, daß Pflegende lernen, zwischen den Aspekten zu differenzieren, die die Ethik in der Medizin betreffen, und jenen, die sich innerhalb dieses Bereiches auf die Pflege beziehen.

Ethik des Pflegens

Dies ist wohl als das Herz der Ethik in der Pflege zu bezeichnen. Hier geht es um die berufliche Beziehung zwischen einzelnen Pflegenden und Patienten, und es geht um die Beziehung zwischen Pflegenden und Angehörigen und Freunden von Patienten. Dies ist der Bereich, in dem Organisationsformen der Pflege zur Diskussion stehen. Hier fallen Entscheidungen zu Fragen, ob Gruppen oder Funktionspflegesysteme übernommen werden sollen. Hier stehen Fragen an, die sich auf Dokumentation und auf Pflegeplanung, auf Evaluation und Qualitätssicherung

beziehen; und hier kommen die ethischen Aspekte konkreten pflegerischen Handelns zum Tragen.

Wie soll ich leben, was soll ich tun?

In gewisser Weise hat alles menschliche Denken und Tun einen Bezug zu Ethik und zu Moral, doch können wir auch genauere Unterscheidungen treffen. Der Begriff *nichtmoralisch* deutet an, daß es hier um Aspekte unseres Tuns geht, die noch keiner moralischen Bewertung unterliegen. Dies trifft zu, wenn es um Alltagsentscheidungen geht, die eher praktische Bedeutung haben und nicht im Rahmen eines Wertesystems und im Hinblick auf Gut oder Böse zu bedenken sind. So ist *nichtmoralisch* zu unterscheiden von – unmoralisch oder unethisch.

Dies wird deutlich, wenn wir Worte betrachten wie gut und richtig und böse und falsch. Ich kann eine Handlung technisch richtig durchführen, damit ist noch nichts über ihren moralischen Wert als gut oder böse gesagt. Ein DLRG-Lebensretter zum Beispiel kann im Verlauf einer Rettungsaktion Fehler machen bei der Führung eines Motorbootes, kann zum Beispiel technische Regeln im Umgang mit dem Bootsmotor mißachten, um schneller zur Unglücksstelle zu kommen. Solches falsche Fahrverhalten sagt nichts über den als gut zu beurteilenden Akt der Lebensrettung. Das Fahrverhalten des Lebensretters ist zunächst weder gut noch böse. Sollte der Lebensretter jedoch andere Menschen in Gefahr bringen im Eifer seiner Rettungsaktion, dann kann ihm zu Recht Verantwortungslosigkeit vorgeworfen werden. Im Hinblick auf die möglichen Konsequenzen kann die Mißachtung von Regeln (hier z. B. Hochtreiben der Drehzahl in niedrigem Gang, um die Beschleunigung zu erhöhen) auch im Zusammenhang mit einer moralisch guten Tat, nicht nur schlechtes Fahren im technischen Sinne, bedeuten, sondern eine moralische Wertigkeit bekommen.

Oder ein schlechter Witz (eine sexuell anzügliche Geschichte) kann durchaus perfekt und richtig im Computersatz geschrieben sein, diese Tatsache macht einen schlechten Witz nicht zu einem guten.

Hier tritt ein weiterer Unterschied zutage, der zwischen schlecht und böse gemacht wird. Hier scheinen wir mit unserer Sprache negative Werte zu differenzieren. Ein anzüglicher Witz kann im allgemeinen als geschmacklos, aber wohl kaum als böse bezeichnet werden, während eine schlechte Tat, zum Beispiel die sexuelle Belästigung von Kindern, sehr wohl unter das Urteil böse fällt.

Wir unterscheiden zwischen Alltagshandlungen auf der einen Seite, denen zunächst kein moralischer Wert zukommt, die trotzdem als vernünftig und sinnvoll oder als unvernünftig und sinnlos, auch als richtig oder falsch bewertet werden können, und ethischen Akten auf der anderen Seite, die als moralisch oder unmoralisch, als sittlich oder unsittlich, als gut oder böse bezeichnet werden können.

Am Beispiel des Essens wird dies noch deutlicher:

Die Nahrungsaufnahme ist gut zur Erhaltung des Lebens. Das Essen als solches hat keine moralische Bedeutung. „Iß doch vernünftig!" mag ein Vater zu einem fünfjährigen Sohn sagen, der mit Kartoffelbrei einen Soße-Staudamm im Teller baut. Hier mag wohl die gute Tischsitte verletzt sein. Das Kind handelt aber nicht unsittlich im moralischen Sinn.

Allerdings haben wir eine moralische Verantwortung, unseren Körper gesund zu halten. So kann der Hinweis „Du solltest vernünftig essen!" moralische Bedeutung gewinnen, wenn er von einer Mutter an ihre 16jährige Tochter geht.

Auch wenn eine Gruppe von Menschen in den Hungerstreik tritt, um ein bestimmtes Ziel zu erreichen, wird eine alltägliche Handlung als moralisches Druckmittel benutzt.

Die Unterscheidung zwischen nichtmoralisch und moralisch/unmoralisch hilft uns, den Dingen des täglichen Lebens nicht von vornherein moralische Bedeutung zuzuschreiben. Wenn wir alles Tun *moralisieren,* würde letztlich die Moral insgesamt ihrer Bedeutung beraubt. Allerdings hilft uns eine moralische Wachsamkeit, manche Probleme oder potentielle Konflikte des Zusammenlebens zu lösen oder zu vermeiden. Zum Beispiel ist es zunächst eine praktische Frage oder auch eine Frage der Ästhetik, welchen Pullover ich zu einem bestimmten Anlaß trage. Wenn ich jedoch weiß, daß eine bestimmte Farbe oder ein bestimmtes Material für Kollegen oder andere Mitmenschen ein Ärgernis darstellt, kann auch einer scheinbar einfachen, praktischen Entscheidung im Bereich des täglichen Lebens moralische Bedeutung zukommen.

■ **Nichtmoralisch** und **unmoralisch** sind zu unterscheiden:
– Vernunftbezogene, praktische und ästhetische Handlungen des täglichen Lebens haben nichtmoralische Bedeutung.

– Im Umgang miteinader und mit unserem Körper und im Umgang mit der Erde können Handlungen gut und böse sein. Wo das Wohlbefinden oder das Leben selbst betroffen ist, sprechen wir von moralischen oder unmoralischen Handlungen, von sittlich gut oder schlecht/böse. ■

An dieser Stelle liefert die Frage des Schmucktragens in klinischen Bereichen ein gutes Beispiel. Es gibt durchaus gute, praktische Begründungen, warum Krankenschwestern oder Krankenpfleger an den Händen keine Ringe, Armbänder usw. während des Dienstes tragen sollten. Diese Begründungen jedoch lassen sich kaum heranziehen, wenn es um Ohr- oder Nasenschmuck geht. Hier sind zwei Dinge gefragt: Toleranz und Verständnis für sich veränderndes Brauchtum einerseits und Feingefühl für die Toleranzgrenze andererseits.

Wir sollten uns jedoch hüten, alle Probleme, die im zwischenmenschlichen Bereich auftauchen, auf die ethische Schiene zu bringen und zu betrachten. Dies setzt die Ethik einem psychologischem Mißbrauch aus. Viele Probleme sind im kommunikativ-zwischenmenschlichen Bereich angesiedelt und müssen auch hier gelöst werden. Wenn beispielsweise Kollegen/Kolleginnen an einem Arbeitsplatz nicht miteinander auskommen, wird häufig das Rauchen problematisiert (meist stört uns das Rauchen von Menschen, die wir mögen, recht wenig). Hier kommt es dann zu Diskussionen, die nicht mehr auf der sachlichen Ebene geführt werden, sondern hier werden auf beiden Seiten ethische Argumente angeführt, die der jeweils anderen Seite moralische Minderwertigkeit nachweisen sollen. So heißt es zum Beispiel: Rauchen ist schädlich, wir haben für unsere Gesundheit Verantwortung zu tragen, wer raucht, handelt verantwortungslos. Oder: Jeder Mensch ist für sich selbst verantwortlich, niemand hat das Recht, Entscheidungen für andere zu treffen. In dieser Situation würden sicherlich klare Richtlinien helfen, die auf sachlicher Grundlage gemeinsam zu entwickeln sind und die allgemeine Geltung haben. Zum Beispiel ist das Nichtrauchen in Einrichtungen des Gesundheitswesens oder in öffentlichen Gebäuden inzwischen vielerorts selbstverständlich.

Die Auseinandersetzung mit Werten, die unser Dasein in dieser Welt bestimmen, ist jedenfalls die Grundlage eines moralischen Lebens. Die beiden grundlegenden ethischen Fragen, die moralisches Handeln sicherstellen, sind die Fragen „Wie soll ich leben?" und „Was soll ich tun?".

Die Auseinandersetzung, die diesen Fragen folgt, hilft uns, uns selbst, unsere Mitmenschen und die Welt, in der wir leben, besser zu verstehen und unsere Beziehungen zu ordnen.

■ **Die Grundfragen der Ethik:**
„Was soll ich tun?". Diese Frage hat praktische Bedeutung für den Alltag.
„Wie soll ich leben?". Hier geht es um die Grundeinstellungen zum Dasein und um die grundsätzliche, handlungsleitende Auseinandersetzung mit Werten.
Beide Fragen sind miteinander verbunden und aufeinander verwiesen. Die erste Frage hängt von der zweiten ab, die Antwort auf die zweite Frage wird durch die Antwort auf die erste Frage verwirklicht. ■

Das Umfeld moralischen Handelns und ethischen Denkens

Es ist ein Unterschied, ob ich darüber nachdenke, ob ich etwas bestimmtes tun soll oder tun darf oder ob mich die Frage bewegt, was Menschen überhaupt in die Lage versetzt zu beurteilen, welche allgemeinen Werte bedeutungsvoll für unser Leben sind.

Die eine Frage hat direkte, praktische Bedeutung, die andere wird zunächst warten müssen, wenn es zum Beispiel darum geht, einen tracheotomierten Patienten abzusaugen, der an einem Schleimpfropf zu ersticken droht. Allerdings mag sich die Frage stellen, ob eine Schülerin das Absaugen allein durchführen darf, auch wenn sie die theoretischen Hintergründe gelernt hat. Diese letzte Frage unterscheidet sich von der ersten, der Handlungsfrage, dadurch, daß es nicht nur mehr um die Handlung einer einzelnen Person geht, sondern es spielen institutionelle Fragen der Ausbildung, der Verantwortung und der Organisationsstruktur eines Krankenhauses sowie des Berufes eine Rolle. Und an dieser Stelle bekommen rechtliche Aspekte eine Bedeutung.

■ Bei der Ethik geht es in drei verschiedenen Bereichen und auf drei verschiedenen Ebenen um die Ordnung menschlichen Zusammenlebens. Die **drei verschiedenen Bereiche** des moralischen Handelns sind der **politische,** der **institutionelle** und der **persönliche Bereich.** Auf jedem dieser Gebiete kommt einzelnen Menschen in unterschiedlicher Ausformung Handlungsverantwortung zu.

Die **drei verschiedenen Ebenen** der Ethik dagegen lassen sich einteilen in **die Ebene der praktischen oder angewandten Ethik, die Ebene der Moraltheorien** und die **Ebene der Metaethik.** Diese Einteilung bezeichnet unterschiedliche Abstraktionsebenen. Hier bewegen wir uns von konkreten moralischen Problemen über Theorien des moralischen Handelns zur abstrakten Ebene der moralphilosophischen Reflexion. ■

Drei Bereiche des moralischen Handelns

In der ethischen Diskussion müssen wir drei Bereiche unterscheiden, obwohl diese ineinandergreifen und voneinander abhängen. Es ist hilfreich, diese Bereiche klar zu unterscheiden, um eine Zuordnung von Verantwortung zu verstehen, wenn wir uns nicht in einer vermeintlichen Ohnmachtslage verfangen wollen.

Politischer Bereich

Der erste ist der allgemein gesellschaftliche, der politische Bereich, in den unser konkretes Dasein eingebettet ist. Die weltpolitische Lage spielt eine wesentliche Rolle für unsere äußere Befindlichkeit; und weiterhin sind wir den jeweiligen Gegebenheiten unserer nationalen Politik unterworfen. Ob viel oder wenig Geld im Bundeshaushalt für das Gesundheitswesen zur Verfügung steht, hat Konsequenzen für die personelle Ausstattung und für den äußeren Rahmen unserer Arbeit in der Pflege. Ob wir in einer Kriegssituation leben oder mit einer Naturkatastrophe konfrontiert sind, hat Auswirkungen auf unsere Lebens- und Erfahrungswelt. In Deutschland treffen wir letztlich auf ein Gesamtbild, das durch Gesetze, Verordnungen, Regeln und Handlungsanweisungen relativ gesichert ist.

In diesen Bereich gehört die Gesetzgebung und auch die entsprechende Diskussion zur Gesetzgebung. Hier haben wir recht wenig moralischen Handlungsspielraum und dementsprechend auch nicht mehr oder weniger moralische Verantwortung wie alle anderen Bürger. Politische Wachheit und politisches Interesse sind jedoch gefragt. Die aktive Ausübung aller demokratischen Rechte ist das moralische Gebot in diesem Bereich.

Institutioneller Bereich

Der nächste Bereich ist zwar mit dem politischen verbunden, ist jedoch eingeschränkter und umfaßt unseren Lebens- und Arbeitsraum. Es ist eindeutig, daß die Gestaltung von den politischen und gesellschaftlichen Gegebenheiten abhängt. Moralische Fragen beziehen sich meist auf die institutionalisierten, sozialen Gegebenheiten unseres Lebens. Zum Beispiel taucht die Frage auf, wo wir uns mit unseren Talenten und persönlichen Möglichkeiten einbringen wollen, wo wir unseren konkreten Platz in der Gesellschaft sehen und finden können. Hierzu gehören auch eine Berufswahl oder Entscheidungen im Hinblick auf Gruppen, denen wir zugehören wollen.

Dieser zweite Bereich ist jedoch oft weniger direkt durch unsere privaten Entscheidungen beeinflußbar. Die Organisationsstrukturen von Institutionen sind oft wenig flexibel, doch hat unser Handeln jeweils Einfluß auf mögliche Veränderungen unserer Institutionen. Die Mittel des Arbeitskampfes wären als Faktoren moralischen Handelns zu bedenken. In diesem Zusammenhang könnten wir uns zum Beispiel die Frage stellen, ob Krankenschwestern und Ärzte streiken dürfen.

In diesem Bereich ist berufspolitisches Engagement gefragt, wenn es zum Beispiel um die Verbesserung der Zeitstrukturen oder anderer organisatorischer Bedingungen pflegerischen Handelns geht. Die Mitgliedschaft in einer Berufsorganisation wäre hier anzusiedeln oder die engagierte Mitarbeit bei Überlegungen zu einem Pflegeleitbild, das die Arbeit einer Abteilung bestimmen soll.

Auf dieser Ebene haben wir für unseren Beruf in den vergangenen Jahren viele Veränderungen erfahren, die auch wiederum politische Auswirkungen hatten. Wir haben wohl die Möglichkeit, an der Gestaltung unserer nächsten Umgebung mitzuwirken. Und doch kann auch auf dieser Ebene moralisches Handeln im pflegerischen und im persönlichen Alltag oft nicht angemessen zum Tragen kommen. Dies wird deutlich, wenn wir an die hierarchische Struktur in unseren Einrichtungen denken. Die rechtlichen Vorgaben der Verantwortung sind weitgehend ausschlaggebend für unsere Handlungsmöglichkeiten. Zum Beispiel kommt nur dem Arzt das Recht zur Aufklärung zu.

Persönlicher Bereich

Im persönlichen Bereich suchen wir für uns selbst Klarheit über das, was wir tun sollen und tun wollen, über die Art, wie wir unser Leben insgesamt, aber auch in Einzelheiten gestalten wollen. Es geht um die Auseinandersetzung mit Werten, die unser Leben bestimmen sollen, und auch um die konkreten, persönlichen Handlungen auf der Grundlage dieser Werte.

Erst die Eingrenzung auf die persönliche Ebene erlaubt die konkrete Zuweisung von moralischer Verantwortung für unseren Pflegealltag.

Von dieser persönlichen Ebene können wir sagen, daß Pflegenden Autorität und Macht erwächst, die aus der täglich geleisteten Arbeit an und mit Patienten fließt. Unsere moralische Autorität wächst aus dem pflegerischen Handeln selbst. Und dieses Handeln weckt und bestimmt doch letztlich unsere Bedürfnisse nach Veränderung und Reform. Mögen auch äußere Zwänge unsere moralische Verantwortung einschränken. Moralischer Sinn liegt in der Art, wie wir unsere berufliche Arbeit tun.

Bedeutung der drei Bereiche

Für Änderungen im politischen und im institutionellen Bereich sind wir immer nur indirekt mitverantwortlich. Doch sind beide Bereiche miteinander und mit dem persönlichen Bereich verbunden. Die politischen und strukturellen Gegebenheiten beeinflussen Entscheidungen im persönlichen Bereich. Hier bleibt jeder und jedem einzelnen die Verantwortung für ihr und sein Tun.

Insgesamt tragen wir unterschiedliche Grade von Verantwortung auf den einzelnen Gebieten. Der institutionelle und der politische Bereich werden beide von unserem jeweiligen Reden und Handeln im persönlichen Bereich mit beeinflußt. Im persönlichen Bereich kommen neue Werte und Werthaltungen zuallererst zum Ausdruck. Wenn auch im politischen Bereich Bewegungen weniger deutlich im Alltag spürbar sind, können wir doch moralische Werteverschiebungen im gesamtgesellschaftlichen Kontext wahrnehmen. Meinungsumfragen, deren Resultate statistisch dargestellt sind, können die jeweils vorherrschenden Wertvorstellungen aufzeigen.

Eine deutliche Werteverschiebung hat sich zum Beispiel in den Jahren seit dem zweiten Weltkrieg ergeben im Hinblick auf die Bedeutung des moralischen Einflusses der Kirchen. Heute sprechen wir von einer pluralistischen Gesellschaft. Wir gehen nicht mehr davon aus, daß unsere moralischen Vorstellungen und Werte ausschließlich auf der Grundlage von religiösen Vorgaben geprägt werden. Wenn vor 50 Jahren bestimmte moralische Grundhaltungen selbstverständlich und ohne weiteres Hinterfragen Geltung hatten, sehen wir heute viel mehr die Notwendigkeit zu je eigenen, persönlichen Entscheidungen. Wir nehmen dies zum Beispiel wahr im Zusammenleben der Generationen. Wo es vor 50 Jahren noch undenkbar war, daß eine 17–18jährige junge Frau aus der elterlichen Wohnung auszog, um im Zusammenhang mit ihrem Studium oder ihrer Berufsausbildung einen eigenen Haushalt zu führen, ist dies heute eine Selbstverständlichkeit.

Weil nun Religion und religiöse Überzeugungen nicht mehr die einzigen Maßstäbe für moralische Entscheidungen sind, ist es nicht verwunderlich, daß im Zusammenhang mit dieser Emanzipationsbewegung neues Interesse entstanden ist an der Aufarbeitung ethischer Grundsätze, die uns helfen können, unser Leben in den drei dargestellten Bereichen zu ordnen und damit unserem menschlichen Miteinander Hilfe zu geben.

Für die Pflege bedeutet moralisch zu handeln pflegerische Exzellenz. Wir mögen uns manchen Situationen entziehen können, indem wir auf die begrenzte Verantwortung im persönlichen Bereich verweisen. Doch können wir grundsätzlich nicht *nicht* handeln. Und alles Handeln wie auch alles Nichthandeln setzt eine Entscheidung voraus. Solche Entscheidungen haben oft moralische Bedeutung und gehen mit moralischer Verantwortung einher, die wir nicht in den politischen oder institutionellen Bereich abschieben können.

Drei Ebenen ethischen Denkens

Praktische Ethik

Die erste Ebene betrifft das konkrete Handeln. Dies ist die Ebene der Moral und des Moralischen. Es geht um bestimmte Forderungen, Gebote, Verbote, die nicht in besonderer Weise strukturiert sein müssen. Diese Ebene wird auch als die Ebene der angewandten Ethik oder der praktischen Ethik bezeichnet. Fragen wie „Ist die Todesstrafe in einem politischen System vertretbar?" oder „Sind alle Menschen wirklich gleich?" tauchen auf. Oder es geht um klare Weisungen wie „Du sollst nicht lügen."

Dies ist die Ebene, auf der wir uns meistens mit unseren konkreten ethischen Fragen auseinandersetzen. Hier findet die ethische Alltagsdiskussion statt. Auf dieser Ebene können alle Menschen ihre persönlichen Erfahrungen diskutieren. Dies ist die Ebene, auf der auch die Beispiele angesiedelt sind, die uns theoretische Konzepte deutlich machen. Der dritte Teil dieses Buches ist dieser Ebene vorbehalten.

Moraltheorie

Die zweite Ebene ist die Ebene der Moraltheorie. Sie beinhaltet strukturierte Begründungen des moralischen Denkens und Handelns. Es werden Antworten auf die Frage nach der Todesstrafe eingeordnet in Denksysteme und logische Begründungszusammenhänge. Ein Beispiel für solche Denksysteme ist der Utilitarismus – hier wird Verständnis gesucht für moralische Handlungsweisen auf der Grundlage der Frage nach dem größten Lustgewinn. In diesem System werden die Konsequenzen einer Handlung als richtungweisend gesehen. Als Beispiel für ein anderes Denksystem kann das göttliche Gesetz herangezogen werden. Gottes Gebote werden als letzte Begründung für moralisches Handeln verstanden. Eine weitere Richtung wäre die Deontologie oder Pflichtenlehre, wie sie zum Beispiel von Kant formuliert wurde. Kant sah menschliche Vernunft und verstandesmäßige Einsicht als den Maßstab des Handelns. Einfacher gesagt, auf dieser Ebene fragen wir: „Warum soll ich nicht lügen?"

Für die Ethik in der Pflege wird die Ebene der Moraltheorie dann von Bedeutung sein, wenn wir versuchen, Entscheidungen zu begründen oder besser zu verstehen. Es ist notwendig, daß wir uns hier grundsätzlich zurechtfinden, daß wir in großen Zügen die wesentlichen theoretischen Ansätze kennenlernen und lernen, sie in der Praxis zu sehen. Dieser Ebene entsprechen in dem vorliegenden Buch die ersten beiden Teile.

Metaethik

Die dritte Ebene ist die Ebene der Metaethik. Sie schließt den Stellenwert einer Moraltheorie und ihre Begründung im logisch-metaphysischen Sinne oder auch im psychologisch/physiologischen Sinne ein. Es werden grundsätzliche Fragen gestellt wie „Gibt es überhaupt moralische Werte?", „Was ist ein solcher Wert im Hinblick auf menschliche Entwicklung?" oder „Gibt es Objektivität in der Beurteilung von moralischen Kriterien – ist nicht alles menschliche Urteilen geprägt von kulturellen Werten und beeinflußt von geschichtlichen und persönlichen Gegebenheiten?" Wir fragen, „Wie begründe ich meine Antwort auf die Frage, warum ich nicht lügen soll?" Mit anderen Worten, auf der Metaebene begründen wir die theoretischen Positionen der zweiten Ebene, die zur Analyse praktischer Handlungen auf der ersten Ebene dienten. Die Metaebene ist in vieler Hinsicht die Voraussetzung für denkerische Arbeit auf der Theorieebene. Denkerische Arbeit stellt die Grundlagen von moralischen Theorien zur Verfügung und beurteilt sie im Hinblick auf ihre philosophische Bedeutung. Insofern ist diese Ebene mit den beiden anderen verknüpft. Hier wird die Beurteilung moralischen Handelns begründet.

Für die praktische Krankenpflege hat die Ebene der Metaethik zunächst keine allzu große Bedeutung. Allerdings reicht es nicht aus, daß wir theoretische Bestimmungen, die aus Theologie und Philosophie stammen, einfach für die Pflege übernehmen. Für die Entwicklung einer eigenständigen Pflegewissenschaft ist es auch notwendig, daß Pflegende sich Gedanken machen über die philosophischen und die moralischen Hintergründe des Pflegens. Wie im ersten Kapitel gezeigt wurde, reicht es nicht aus, ethische Verhaltensregeln zu formulieren. Zur Professionalisierung der Pflege gehört eindeutig die philosophische Denkarbeit, die Pflege in ihrem jeweiligen sozialen Kontext zu verstehen sucht und untermauert.

Moralisches Vorverständnis

Die erste beschriebene Ebene, die der angewandten Ethik, hat eine entscheidende Bedeutung im täglichen Leben. Wir alle sind letztlich unsere eigenen Spezialisten im Hinblick auf unsere persönlichen moralischen Entscheidungen. Wir leben aus einem moralischen Vorverständnis, das in seinen Grundzügen uns allen gemeinsam ist. Dies ist festzumachen an dem gemeinsamen Gebrauch moralischer Wörter.

Wir sind bereit und fähig, soziale Gegebenheiten moralisch zu beurteilen. Wir sprechen zum Beispiel von *gerecht/ungerecht*.

Wir setzen weiterhin im Umgang miteinander voraus, daß wir grundlegend ähnliche Begriffe von **Gut und Böse** haben. Wir setzen ebenso voraus, daß es ein **moralisches Gewissen** gibt. Und wir gestehen jedem Menschen die **Freiheit** moralischen Handelns auf der Grundlage einer Gewissensentscheidung zu.

Wir schreiben uns auch gegenseitig *Verantwortung* für unser freies Handeln zu und sind bereit, Verantwortung für eigenes Handeln zu übernehmen und gehen davon aus, daß wir unser Handeln *vernünftig begründen* können. Unser moralisches Vorverständnis besteht somit aus den Elementen der Sprache, der Vorstellungen von Gut und Böse und von einem Gewissen sowie aus der Möglichkeit zu freier Entscheidung aus verantwortetem und vernünftig begründetem Handeln.

■ Alle Menschen haben ein moralisches Vorverständnis. Dieses ist vergleichbar bei den Menschen eines Kulturkreises. Es hilft auf der Grundlage gegenseitiger Achtung, unsere sozialen Beziehungen zu regeln. ■

Die Menschen eines bestimmten Kulturkreises teilen meist dieses Vorverständnis. Es wird geprägt durch die primäre und sekundäre Sozialisation. Es gibt allerdings unterschiedliche Bewertungen moralischen Handelns in einzelnen Kulturen. Was in einem Lebensraum hoch achtbar ist, mag in einer anderen Kultur verpönt sein. Das heißt aber nicht, daß uns fremd erscheinende Sitten oder ein anderes Verständnis von Sittlichkeit, auf eine unmoralische Haltung deuten müssen. Das heißt nur, daß hier ein anderer sozialer Bildungshintergrund andere Werte als Gut oder Böse bestimmt.

In diesem Zusammenhang sprechen wir von Gewissen. Wir haben gelernt und wir wissen, was gut oder böse ist, und wir wissen, was wir zu tun und zu lassen haben. Wenn wir gegen unser besseres Wissen gehandelt haben, meldet sich dieses Gewissen. Wir können allerdings unser Gewissen auch ausschalten und abstumpfen. Wir bezeichnen Menschen, die rücksichtslos, zum Beispiel im Geschäftsleben nur ihren eigenen Vorteil suchen, als *gewissenlos*.

Moralisches Handeln läßt sich im allgemeinen auf die einfache Formel der *goldenen Regel* zurückführen. Wir finden einen Text, der die einfachste Form ethischer Theorie darstellt, schon in einem frühen Teil des Alten Testamentes. Im Buch Tobias, Kapitel 4, Vers 15, heißt es: „Was dir selbst verhaßt ist, das mute auch einem anderen nicht zu! Gib dem Hungrigen von deinem Brot und dem Nackten von deinen Kleidern."

Die goldene Regel findet sich auch im Neuen Testament im Matthäus- und im Lukasevangelium. Dort sagt Jesus: „Alles nun, was ihr wollt, daß euch die Leute tun, das sollt auch ihr ihnen tun." (Mt 7,12 oder Lk 6,31)

Wir erkennen hier die Würde des Menschseins als Wertgrundlage moralischen Handelns. Dies gilt für uns selbst als Person und für unsere sozialen Beziehungen.

Die genannten Elemente moralischen Vorverständnisses sind zunächst als Grundlagen unseres moralischen Handelns zu sehen. Allerdings fehlt ihnen in der Gesamtschau menschlichen Daseins Eindeutigkeit und Konsistenz.

Es wird deutlich, daß nicht jede Pflegeperson Moralphilosophie studiert haben muß, um moralisch handeln zu können. Genauso wie es nicht nötig ist, Nahrungmittelchemikerin zu sein, um sich gesund zu ernähren. Das analytische Wissen um ethisch-moralische Zusammenhänge ist nicht die Voraussetzung zu moralischem Handeln; und Ethikerinnen oder Moralphilosophen sind nicht unbedingt kompetenter, wenn es um die moralischen Entscheidungen des Alltags geht. Wir werden gewiß keine besseren Menschen, weil wir Ethikbücher lesen. Jedoch kann uns das Wissen um Zusammenhänge helfen, daran zu arbeiten, daß unsere Entscheidungen, unsere Verhaltensweisen und unser Zusammenleben an Konsistenz und damit an moralischer Überzeugungskraft gewinnen.

Es ist ein Beitrag zum Verständnis beruflicher Ethik, wenn Alltagssituationen der Pflege auf ihren ethischen Gehalt hin analysiert und interpretiert werden. Im Alltag müssen Entscheidungen getroffen werden, die Folgen haben können für Patienten, für die betroffenen Pflegenden und für ein Stationsteam. Aber weitergreifend können Entscheidungen im Alltag auch Bedeutungsträger sein für die gesamte Berufsgruppe.

Wo solche Entscheidungen das Wohlbefinden der Berufsangehörigen mit einbeziehen, wo die Frage nach Offenheit und Aufrichtigkeit in der Dimension unseres beruflichen Images gesehen werden, beginnen wir, Antworten zu leben auf die Frage „Was ist Pflege?". Dies sind dann gelebte Antworten, gelebte Werte, die unsere Pflegewirklichkeit schaffen. Es ist von moralisch-praktischer Bedeutung, unsere Erfahrungen zu diskutieren und hierbei jene Hintergründe zu reflektieren, die zu spezifischen Entscheidungsfindungen führen.

Wir brauchen Hilfen, die uns zu Antworten verhelfen auf die Frage: *„Was soll ich tun?"*

Wir brauchen aber gleichermaßen Leitlinien, die unser Verständnis von Moral prägen. Auch diese müssen reflektiert sein, um grundlegende Entscheidungen im Hinblick auf unsere persönliche Lebensführung zu beeinflussen. Antworten auf die Frage: *„Wie soll ich leben?"* geben uns solche Leitlinien. An diesen können wir uns dann wiederum im Einzelfall, im Hinblick auf konkrete Situationen ausrichten.

Ethisches Denken ist die Voraussetzung für moralisches Handeln.

Literatur

Anzenbacher, A.: Einführung in die Ethik. Patmos, Düsseldorf 1992
Duden „Das Herkunftswörterbuch": Etymologie der deutschen Sprache, Bd. 7. Dudenverlag, Mannheim 1989
Hügli, A., P. Lübcke (Hrsg): Philosophie Lexikon. Reinbek 1991
Thompson, I.E.; K. M. Melia, K.M. Boyd: Nursing Ethics. 3. Aufl. Churchill Livingstone, Edinburgh 1994

3. Ethik als philosophische Disziplin

In diesem Kapitel wird zunächst ein kurzer Überblick über die Entwicklung westlicher Ethik im Rahmen der Philosophie gegeben. Danach stehen konkrete Ansätze ethischer Theoriebildung im Vordergrund. Deontologie und Teleologie werden erläutert, in ihren Ausformungen kurz beschrieben und miteinander verglichen. Im letzten Abschnitt wird Kohlbergs Modell der moralischen Entwicklung vorgestellt und einer kurzen Kritik unterzogen.

Philosophie und Ethik

Der Philosophie als der wissenschaftlichen Suche nach Wahrheit sind vier wesentliche Gebiete zuzuordnen. Dies ist einmal die **Ontologie** – sie betrachtet die Frage nach dem Wesen der Dinge. Ihr zugeordnet sind Logik und Metaphysik, wobei die Logik als Werkzeug in allen Bereichen der Philosophie eine gewisse Rolle spielt. Ein zweites Gebiet ist die **Epistemologie** oder die Lehre vom Wissen. Dazu gehören zum Beispiel Wissenschaftsphilosophie und Erkenntnistheorie, aber auch psychologische Philosophie und in gewisser Weise auch Fachgebiete der Medizin (wie zum Beispiel die Hirnforschung). Die **Ästhetik** ist ein weiterer Bereich der Philosophie, und Aspekte wie z. B. Kunstphilosophie oder Philosophie des Films sind hier anzusiedeln. Auch hier gibt es einen fließenden Übergang zur Psychologie. Goethes Farbenlehre beispielsweise ist zunächst als philosophische Betrachtung zu verstehen, hat aber außerordentliche Bedeutung für die Psychologie erlangt. **Ethik,** als viertes großes Gebiet der Philosophie, auch Moralphilosophie genannt, fragt nach den moralischen Bedingungen menschlichen Lebens. In diesen Bereich gehören die **Metaethik,** die **Moraltheorien** und die **Spezialgebiete praktischer Ethik,** zum Beispiel die Sozialethik, die Wirtschaftsethik und die Ethik im Gesundheitswesen, ebenso die **Religionsphilosophie** und die **politische Philosophie**.

■ Insgesamt hilft uns die Philosophie, die Welt zu verstehen und die Bedeutung des Menschen und des menschlichen Lebens auf dieser Erde zu hinterfragen. ■

Griechische Philosophie

Die westliche Philosophie hat ihren Ursprung im alten Griechenland und begründet sich in den philosophischen Schulen in vorklassischer Zeit. Sie beruht dann weitgehend auf der denkerischen Arbeit, die in den klassischen Philosophieschulen Athens ihren Höhepunkt erreichte. Plato (ca. 428 – 348 v. Chr.), ein vornehmer Athener, gründete eine Akademie, in der vor allem Mathematik, Astronomie und Philosophie gelehrt wurden. Die Bezeichnung Akademie kommt ursprünglich vom Namen eines Wäldchens bei Athen, das als Gedächtnisstätte für den Helden Akademos galt, hier unterrichtete Plato zunächst seine Schüler. Diese Akademie wird als erste Universität Europas bezeichnet.

Von Plato sind uns Dialoge in schriftlicher Form überliefert, die Kernstücke der Gespräche wiedergeben, die Sokrates (ca. 470 – 399 v. Chr.) öffentlich mit interessierten Athenern geführt hat. Sokrates war ein Bürger Athens, der eine kritische, wenn auch offene Position gegenüber dem Stadtstaat einnahm. Den Gesprächen lagen oft Fragen des täglichen Lebens und des Umgangs miteinander zugrunde wie auch Fragen von allgemeiner Bedeutung für die politischen Lebensstrukturen oder Fragen, die sich mit dem Woher und dem Wohin menschlichen Daseins in dieser Welt befaßten. Auch wenn abstrakte Begriffe wie Wahrheit, Gerechtigkeit und Treue Gegenstand der Dialoge waren, ging es doch um die Lebensführung in konkreten Situationen; es ging um die Geschicke der Stadt, um das Leben der Menschen und der Götter. Wir finden also auch hier die drei Bereiche, die das Umfeld praxisorientierten Denkens und moralischen Handelns ausmachen: den persönlichen, den institutionellen und den politischen Bereich.

Die Grundfragen der ethischen Diskussion waren auch hier „Warum glaubst du, daß deine Handlung richtig oder falsch ist?" und „Warum sind deine Begründungen zutreffend?" Auf diese

Weise wurde, ausgehend von praktischen Fragen, im vorchristlichen Griechenland Ethik als theoretische Disziplin der Philosophie ausgeformt. Wieder tauchen die drei Ebenen der Ethik auf: die praktische Ethik, die Moraltheorie und die Metaethik (s. Kapitel 2).

Aus der Akademie Platos ging Aristoteles (384–322 v. Chr.) hervor. Er war der Sohn eines makedonischen Arztes und lernte und lehrte 20 Jahre lang an Platos Akademie Philosophie und Naturwissenschaften, bevor er eine eigene Schule begründete. Für die Ethik ist die aristotelische Tugendlehre von besonderer Bedeutung.

■ Die westliche Philosophie entwickelte sich auf den Grundlagen der griechischen Philosophie, die durch Plato (428–348 v. Chr.) und Aristoteles (384–322 v. Chr.) systematisiert wurde. ■

Tugend bedeutete ursprünglich soviel wie Tauglichkeit, Vortrefflichkeit; im christlichen Mittelalter bekam der Begriff durch die Gegenüberstellung Tugend – Laster moralisierende Bedeutung.

Das tugendhafte Leben ist bei Aristoteles das gute Leben. Es ist eingebunden in das Leben der Gemeinschaft. Wir streben nicht nach Vollkommenheit für uns allein und um unserer selbst willen. Die Bemühungen um das gute Leben sind ausgerichtet auf den Frieden der Stadtstaaten untereinander und auf die Möglichkeit friedlicher Existenz einzelner Menschen innerhalb dieser Staaten. Das heißt im aristotelischen Verständnis, im Kontext seiner Zeit und Kultur: menschliches Wohlbefinden und der gut funktionierende Stadtstaat bedingen einander.

Aristoteles unterscheidet – grob gesagt – zwischen theoretischen und praktischen Tugenden. Neben *Wissen* und *Weisheit* stehen die Tugenden *Klugheit* und *Besonnenheit*, die uns zu perfektem, zu gutem und richtigem Handeln führen.

Die praktischen Tugenden umfassen nach Aristoteles allgemeine Aspekte des Verhaltens wie *Tapferkeit* und *Mäßigung* sowie Aspekte, die den Umgang mit materiellem Besitz, das öffentliche Auftreten und Verhalten im menschlichen Zusammenleben betreffen; hierzu gehören *Freigebigkeit* und *Ehrgeiz*, aber auch *Sanftmut, Wahrhaftigkeit, Humor* und *Gerechtigkeit*.

Tugendhaft leben heißt für Aristoteles, den Mittelweg zwischen Extremen zu finden. Dies trifft vor allem auf die praktischen Tugenden zu. Beispielsweise liegt die Tugend der Tapferkeit zwischen unbedachter Tollkühnheit und ängstlicher Feigheit; die Tugend des Humors liegt

zwischen der Freude an unpassenden Zoten und unnahbarer, trockener Steifheit.

Der goldene Mittelweg, der Weg der Tugend, läßt sich jedoch nicht in Durchschnittswerten, in Regeln oder Gesetzen festlegen, die schematisch auf alle auftretenden Situationen anzuwenden wären. Tugend ist eine Frage situativ geprägter, gewollter und bewußter Entscheidungen. Solche Entscheidungen prägen mit der Zeit unseren Charakter und bilden Persönlichkeitsmerkmale aus. Auf diese Weise formt unser konkretes Handeln uns als Menschen.

Und das ist bedeutungsvoll für die Krankenpflege und für die Ausbildung in pflegerischen Berufen. Das Zusammenspiel von Wissen und praktischem Tun muß die Kunst des Pflegens prägen. Das Reflektieren von Einstellungen und Werten ist wichtige Voraussetzung für die Fähigkeit, moralische Entscheidungen zu treffen, doch reicht das Wissen über Inhalte der Ethik nicht aus, uns zu gutem und richtigem Handeln zu führen.

Hieraus ergeben sich Fragen zur Stellung des Ethikunterrichts im Rahmen von Ausbildungs- und Studiengängen, und es ergeben sich Fragen zu der Möglichkeit, moralisches Handeln einzuüben. Diesen Fragen wird in Kapitel 7 ausführlicher nachgegangen.

Es bleibt anzumerken, daß die Ethik des Aristoteles für die Ausformung der christlichen Dogmatik von entscheidender Bedeutung war. Wenn auch andere Schwerpunkte die Tugendlehre zeitweise verdrängt haben, greifen moderne Moralphilosophen doch immer wieder auf Aristoteles zurück.

■ Als die vier klassischen Tugenden wurden Gerechtigkeit, Tapferkeit, Bescheidenheit und Weisheit bezeichnet. Hinzu kommen die christlichen Tugenden Glaube, Liebe (caritas), Hoffnung. Die aristotelische Tugendlehre (der Mittelweg zwischen zwei Extremen) prägt die abendländische Moralphilosophie. ■

Weitere Entwicklungen der Moralphilosophie

Allgemeine Punkte

Natürlich wurde auch in anderen Gesellschaften über Fragen ethischer Theorie und über Belange der Moral philosophiert, beispielsweise im jüdisch-arabischen Kulturkreis. Hiervon zeugen die Bibel, deren erste Bücher im zweiten vorchristlichen Jahrtausend entstanden, und das

Gesetzbuch des Hammurabi, eines babylonischen Königs und Feldherrn, der um 1700 vor Christus lebte. Bei allem Denken, Diskutieren und Schreiben wird immer wieder deutlich: Es gibt keine fertigen, letzten Antworten, keine Regeln, keine Theorien, die mit unumstößlicher Ausschließlichkeit menschliches Handeln leiten. Alle Antworten werden immer wieder zu weiteren Fragen führen. Wir leben grundsätzlich in der Spannung zwischen Suchen und Finden, zwischen Fragen und Antworten. Dies ist ein Grundzustand menschlichen Lebens. Allerdings ein wichtiger Zustand. Denn ohne das Suchen nach Antwort, ohne die anrührende Frage würden alle Antworten bedeutungslos.

Allerdings haben sich im Laufe der Zeit einige Bausteine definieren lassen, die dem Gebäude der Moralphilosophie als Fundament dienen. Auch wenn dieses Gebäude durch die Jahrhunderte Veränderungen und Entwicklungen erfahren hat, auch wenn es immer wieder umgebaut wird, können wir dennoch eine Reihe von Grundpositionen festhalten.

Eine solche Grundposition ist die allen Menschen gemeinsame Frage: „Was soll ich tun, und wie soll ich leben?" Die Frage also, die voraussetzt, daß es gut und böse, richtig und falsch gibt. In Kapitel 2 wurde die Auffassung, daß es gut und böse gibt und daß wir intuitiv um richtig und falsch wissen, als moralisches Vorverständnis bezeichnet. In der griechischen Philosophie beschrieben Plato und Aristoteles solches Vorverständnis aus der Zielperspektive des guten Lebens. Für Thomas Hobbes (s. Kapitel 1) lag der Schwerpunkt einer moralischen Grundposition weniger auf dem individuellen Wohlergehen als auf dem friedlichen Miteinander aller Menschen. Dies war für ihn die Voraussetzung zum Überleben und damit letztlich auch zum gemeinsamen, vernünftigen und zum guten Leben.

Eine weitere grundlegende Position ist im Zusammenspiel zwischen Pflichten und Rechten zu sehen. Ethik ist dann zu verstehen als eine Frage von vertraglichen Abmachungen, nach denen sich Menschen gegenseitig die Achtung vor den Rechten anderer garantieren.

Die beiden genannten Grundpositionen, einmal die Frage nach dem, was gut und richtig ist, zum andern die Pflicht, das Gut anderer Menschen zu respektieren, setzten die Anerkennung des Wertes, den menschliches Leben an sich hat, voraus (s. Kapitel 4). Der Wert menschlichen Lebens und die Erkenntnis dieses Wertes stellen somit eine zusätzliche Grundposition dar, die ethische Reflexion überhaupt erst erlaubt.

Weiterhin können wir sagen, daß die Vorstellung von dem, was ethisch ist, bis zu einem gewissen Grad universelle Anerkennung findet. Menschen, zumindest in einem gemeinsamen Kulturkreis, haben gewisse übereinstimmende Vorstellungen von dem, was ethisch oder unethisch ist. Eine moralisch gute Entscheidung ist immer eine Entscheidung, die über persönliche Interessen, über bloße Vorlieben hinausgeht (s. auch Kapitel 2).

■ Grundpositionen der Ethik:
– die Frage nach dem guten Leben,
– Rechte und Pflichten als Basis für eine gesellschaftsstabilisierende Vertragsethik,
– menschlicher Verstand als richtungweisend für ethische Entscheidungen,
– der Respekt vor dem Wert menschlichen Lebens. ■

Moralisches Handeln auf der Grundlage von Rechten

Die Kehrseite von Rechten sind Pflichten. Wenn jemand ein Recht hat, dann erwachsen für andere und für die betroffene Person selbst in der Regel daraus Pflichten. Aus dem demokratischen Mitspracherecht von Schülern und Studenten bei Entscheidungen, die Ausbildung oder Studium betreffen, erwuchs zum Beispiel die Pflicht, die Studenten- oder Schülermitverwaltung organisatorisch zu ermöglichen. Hieraus erwächst jedoch neben dem Recht der Mitsprache auch die Pflicht für Schüler und Studenten, sich aktiv an diesen Körperschaften zu beteiligen.

Eine Reihe von Ethiktheorien stellt moralische Rechte als den Angelpunkt moralischer Entscheidungen vor. So wurde in der katholischen Moraltheologie die Grundlage des Naturrechtes ausgebaut, welches in einer Variante besagt, daß Gott die natürliche Ordnung der Welt und allen Lebens in der Welt geschaffen hat; in dem Schöpfungsakt wurden Menschen mit Vernunft ausgestattet, die Einsichten in Gut und Böse durch Erkenntnis der Natur vermittelt.

Hierzu gehört die Einsicht, daß die göttlichen Gesetze, u. a. die zehn Gebote oder das Doppelgebot der Gottes- und der Nächstenliebe (Matthäus 22: 37,38), Pflichtcharakter und damit allgemeinverbindliche Gültigkeit haben. Diese naturrechtliche Begründung für moralisches Handeln steht und fällt mit einem theistischen Weltverständnis.

Es gibt auch Naturrechtsbegründungen moralischen Handelns, die sich herleiten von der Tatsache, daß wir Menschen zunächst alle den gleichen Lebensbedingungen unterworfen sind, somit gleich sind und alle gleiche Rechte und gleiche Pflichten uns selbst und anderen gegenüber haben. Allerdings beinhalten die Menschenrechte, die auf dem Hintergrund des Gegenseitigkeit-Denkens entstanden sind, nicht alle gleichermaßen auch Naturrechte. Es gibt zunächst kein natürliches Recht auf schulische Bildung oder auf gesundheitliche Versorgung in einem organisierten System. Solche Rechte sind indirekter Art und lassen sich nur aus spezifischen sozialen und gesellschaftlichen Gegebenheiten ableiten.

Folgende Geschichte mag die Diskussion zum Thema Rechte anregen:

> In Großbritannien bietet das nationale Gesundheitssystem jedem Bürger und jeder Bürgerin freie Behandlung im Krankheitsfall. Frau Z. aus Bulgarien reist regelmäßig einmal im Jahr zu ihrer Tochter, die in London verheiratet ist. Frau Z. leidet schon seit einigen Jahren an multipler Sklerose. In London besucht sie dann eines der großen Krankenhäuser, in dem sie sich untersuchen läßt und aufbauende Mittel verschrieben bekommt. So nutzt sie die Möglichkeiten teurer Diagnosetechniken und bekommt pharmazeutische Präparate, die in Bulgarien nicht oder nur zu extremen Preisen zu bekommen sind.

Kann Frau Z. aus der allgemeinen Pflicht, für die Gesundheit zu sorgen, ein Recht ableiten, mit allen ihr persönlich zur Verfügung stehenden Mitteln und Möglichkeiten in den Genuß einer relativ besseren Gesundheitssorge zu kommen, als sie sonst in ihrer Heimat erhielte?

■ Naturrechtsbegründungen menschlich verantworteten Handelns leiten sich her von der Tatsache, daß wir als Menschen in großen Zügen alle die gleichen Bedürfnisse haben und in dieser Welt alle unter den gleichen Voraussetzungen unser Leben gestalten müssen.   ■

Allerdings bleiben unter der Berufung auf die natürlichen Lebensbedingungen noch viele Einzelfragen über Recht und Unrecht offen. Auf das konkrete Verständnis von Recht und Unrecht wirken die unterschiedlichsten Einsichten über den Sinn menschlichen Daseins in der Welt ein. Was als *natürlich menschlich* bezeichnet wurde, war immer unterschiedlicher Bewertung unterworfen und oft abhängig von kulturellen und politischen Gegebenheiten.

Im Laufe der Geschichte rückte entweder die menschliche Vernunft in den Vordergrund, wenn es um Regeln menschlichen Zusammenlebens ging (z. B. Thomas Hobbes), oder der Glaube an eine stufenweise, prozeßhafte Weiterentwicklung menschlicher sozialer Fähigkeiten (z. B. David Hume, schottischer Philosoph, 1711 – 1776). Die Garantie gelungenen Zusammenlebens wird letztlich durch selbst auferlegte Pflichten gegeben, die gegenseitige Rechte begrenzen bzw. eröffnen.

Die Menschenrechte

Zusammenfassende Vorbemerkungen

Dem Gedanken an Rechte als Grundlage sittlichen Handelns liegt das Konzept der Gegenseitigkeit zugrunde. Dieses Konzept setzt voraus, daß wir auch anderen Menschen die Freiheit ihrer Rechte lassen müssen. Menschliche Freiheit ist somit die Grundlage jeder sittlichen Verantwortung. Es ist diese sittliche Verantwortung, die als **Gewissen** die Autonomie unseres Lebens und Entscheidens ausmacht. Weil wir autonom sind und damit Entscheidungen zwecks unseres Handelns treffen können, die uns nützen und anderen schaden können, muß es Sicherheiten geben, die die Autonomie im positiven Sinn für alle Menschen garantiert.

Aus dieser Forderung ergeben sich Rechte, die die Freiheit, das Eigentum und die Sicherheit betreffen, sowie das Recht zum Widerstand gegen Unterdrückung. Zusammengefaßt können die Rechte in Freiheitsrechte einerseits und soziale Rechte andererseits unterteilt werden. Diese Rechte können als Rahmen verstanden werden, der das Bild menschlich freien Handelns und Lebens umgibt, ein Rahmen, der dem Menschsein eine Perspektive gibt. Menschenrechte oder Grundrechte gelten heute als die unveräußerlichen Rechte, die zum Menschsein gehören. Sie belegen Menschsein in dieser Welt mit naturgegebener, moralischer Verantwortung.

■ Die Menschenrechte beruhen auf dem Grundgedanken, daß alle Menschen den gleichen Lebensbedingungen unterworfen sind und somit alle die gleichen Rechte und Pflichten sich selbst und anderen gegenüber haben.   ■

Ursprung und Entwicklung der Menschenrechtsbewegung

Im vorstehenden Abschnitt wurden in großen Zügen einige theoretische Grundlagen aufgezeigt, die sich im Laufe der vergangenen Jahrhunderte und konkret seit 1948 mit der Festschreibung der allgemeinen Erklärung der Menschenrechte darstellen lassen.

1215 verpflichteten englische Adelige in der **Magna Charta,** der großen Urkunde der Freiheit, die Könige ihres Landes auf die rechtlichen Grundlagen jeder Herrschaft. Die Magna Charta sicherte die Freiheit der Kirche und die Privilegien der Städte. Sie stellte den ersten systematischen Versuch dar, jegliche Willkür eines Königs gegen die freien Bürger eines Landes zu unterbinden.

Mit dem Hintergrund, daß allen Menschen von Geburt an gewisse Grundrechte zukommen, wurde auf dem nordamerikanischen Kontinent im Staat Virginia 1776 ein parlamentarisches Gesetz erlassen, das die unverletzlichen und unveräußerlichen Rechte einzelner Menschen gegenüber dem Staat sicherstellte (**Virginia Bill of Rights**).

1789 nahm die französische Nationalversammlung die **Allgemeine Erklärung der Menschen- und Bürgerrechte** an.

Mit dem Gesetz der Bürgerrechte (Bill of Rights) wurden 1791 in der amerikanischen Verfassung die Freiheitsrechte aller amerikanischen Bürger im Verhältnis zum Staat geregelt. Dieses Gesetz sicherte die Versammlungs- und Redefreiheit, die Religionsfreiheit und das Recht auf Gerichtsbarkeit.

Die hier genannten Erklärungen und Gesetze waren die Grundsteine, auf denen 1945 das Haus der Vereinten Nationen errichtet werden konnte. In der Charta der Vereinten Nationen vom 26. 6. 1945 heißt es unter anderem:

Wir, die Völker der Vereinten Nationen – fest entschlossen, künftige Geschlechter vor der Geisel des Krieges zu bewahren, die zweimal zu unseren Lebzeiten unsagbares Leid über die Menschheit gebracht hat,

unseren Glauben an die Grundrechte des Menschen, an Würde und Wert der menschlichen Persönlichkeit, an die Gleichberechtigung von Mann und Frau sowie von allen Nationen, ob groß oder klein, erneut zu bekräftigen,

Bedingungen zu schaffen, unter denen Gerechtigkeit und die Achtung vor den Verpflichtungen aus Verträgen und anderen Quellen des Völkerrechtes gewahrt werden können,

den sozialen Fortschritt und einen besseren Lebensstandard in größerer Freiheit zu fördern

und für diese Zwecke

Duldsamkeit zu üben und als gute Nachbarn in Frieden miteinander zu leben,

unsere Kräfte zu vereinen, um den Weltfrieden und die internationale Sicherheit zu wahren,

Grundsätze anzunehmen und Verfahren einzuführen, die gewährleisten, daß Waffengewalt nur noch im gemeinsamen Interesse angewendet wird, und

internationale Einrichtungen in Anspruch zu nehmen, um den wirtschaftlichen und sozialen Fortschritt aller Völker zu fördern -

haben beschlossen, in unserem Bemühen um die Erreichung dieser Ziele zusammen zu wirken.

Dementsprechend haben unsere Regierungen durch ihre in der Stadt San Francisco versammelten Vertreter, deren Vollmachten vorgelegt und in guter und gehöriger Form befunden wurden, diese Charta der Vereinten Nationen angenommen und errichten hiermit eine internationale Organisation, die den Namen „Vereinte Nationen" führen soll.

Am 10. 12. 1948 wurde dann in der Generalversammlung der Vereinten Nationen in New York die *Allgemeine Erklärung der Menschenrechte* verkündet.

Inhalt: Der erste Artikel der Allgemeinen Erklärung der Menschenrechte der Vereinten Nationen von 1948 lautet:

Alle Menschen sind frei und gleich an Würde und Rechten geboren. Sie sind mit Vernunft und Gewissen begabt und sollen einander im Geiste der Brüderlichkeit begegnen.

(Der vollständige Text der Menschenrechtserklärung findet sich im Anhang)

In insgesamt 30 Artikeln werden zwei Arten von Rechten genannt und beschrieben.

1.) Die bürgerlichen Rechte, sie beziehen sich auf:
das Recht auf Leben, Freiheit und Sicherheit der Person,
Verbot der Sklaverei,
Verbot der Folter,
Gleichheit vor dem Gesetz,
Schutz vor willkürlicher Verhaftung und Anspruch auf ein faires, öffentliches Gerichtsverfahren vor einem unabhängigen Gericht,
Asylrecht,
Recht auf Eheschließung,
Gedanken-, Gewissens- und Glaubensfreiheit,
Recht auf Meinungsbildung und Meinungsäußerung.

2.) Die wirtschaftlichen, sozialen und kulturellen Rechte haben zum Inhalt:
Recht auf soziale Sicherheit, auf Schutz der Familie,
Recht auf Arbeit, auf befriedigende Arbeitsbedingungen sowie auf Bildung von Gewerkschaften,
Anspruch auf Erholung und Freizeit,
Recht auf Bildung,
Recht auf einen Lebensstandard, der Gesundheit und Wohlbefinden garantiert (der volle Text der 30 Artikel findet sich im Anhang).

Diese Rechte haben jedoch für die Gerichtsbarkeit der Staaten keine formelle Rechtsverbindlichkeit. Sie stellen ein zu erreichendes Ideal dar, das einen moralischen Anspruch erhebt. Sie bilden eine Richtschnur, nach der die Mitgliedstaaten der Vereinten Nationen im Hinblick auf die Achtung ihrer Grundsatzverpflichtung gemessen werden.

Die bürgerlichen Rechte, die die traditionellen Freiheitsrechte beinhalten, lassen sich von den Staaten durch entsprechende Unterlassungen verwirklichen, während die wirtschaftlichen, sozialen und kulturellen Rechte positive Maßnahmen fordern. Beide Kategorien sind aufeinander verwiesen und voneinander abhängig.

Der Erklärung der Allgemeinen Menschenrechte folgten im Laufe der inzwischen vergangenen Jahrzehnte weitere Konventionen und Verträge. Hierzu gehören u. a. die europäische Menschenrechtskonvention von 1950 (sie ist seit 1953 in Kraft) und die europäische Sozialcharter von 1961 sowie die Konventionen gegen die Folter, das Übereinkommen über die politischen Rechte der Frau und das Übereinkommen gegen rassische Diskrimination.

Der Internationale Pflegerat (ICN) verabschiedete 1975 die folgende Resolution zur Wahrung der Menschenrechte:

Krankenschwestern und -pfleger, die über physische oder psychische Mißhandlungen an Häftlingen oder Gefangenen Kenntnis erlangen, werden angemessene Maßnahmen einleiten, um den Vorfall einer zuständigen nationalen und/oder internationalen Instanz zu melden;

Krankenschwestern und -pfleger nehmen nur an klinischer Forschung an Gefangenen teil, wenn nach umfassender Erklärung die frei gegebene Zustimmung der Patienten sichergestellt ist und wenn die Patienten die Bedeutung und Risiken der Forschung verstanden haben;

Krankenschwestern und -pfleger sind in erster Linie ihren Patienten verantwortlich, ohne auf nationale Interessen und Sicherheiten Rücksicht zu nehmen. (Tschudin 1992, S. 74, Übersetzung der Autorin)

Bedeutung: Über die Erklärung der Menschenrechte hinaus ist es das Ziel der Vereinten Nationen, letztlich einen unmittelbaren überstaatlichen Rechtsschutz durch internationale Organe zu schaffen. Gegenwärtig allerdings sehen die Menschenrechtspakte nur ein Berichtssystem vor, das vom Menschenrechtsausschuß oder der Menschenrechtskommission der Vereinten Nationen sichergestellt wird. Im Rahmen dieses Systems können weiterhin Expertengruppen berufen und gebildet werden, die Klagen und Beschwerden von Einzelpersonen, Institutionen oder von Staaten nachgehen.

Der internationale Gerichtshof in Den Haag als weiteres Instrument der Vereinten Nationen besteht aus hauptamtlichen Richtern, die für jeweils neun Jahre von der Generalversammlung der Vereinten Nationen und dem Weltsicherheitsrat gewählt werden. Obwohl auch hier Menschenrechtsverletzungen zur Sprache kommen, ist der internationale Gerichtshof nur zuständig, wo beteiligte Staaten sich generell dieser Gerichtsbarkeit unterwerfen oder es in einem konkreten Fall tun.

Eine wesentliche Funktion der Menschenrechtspakte ist darin zu sehen, daß Staaten, die einzelne Verträge mit unterschrieben haben, sich verpflichten, die Inhalte dieser Verträge in innerstaatliches Recht umzusetzen. Somit hatten die Menschenrechtserklärungen in den vergangenen Jahrzehnten Einfluß auf die Gestaltung rechtlicher Normen, die die Einhaltung einzelner Aspekte der Menschenrechtserklärungen innerhalb eines Staates sicherstellen.

Im europäischen Raum entstand mittlerweile eine Struktur, die sicherstellen soll, daß die Europäische Menschenrechtskonvention (die genaue Bezeichnung lautet: Europäische Konvention zum Schutze der Menschenrechte und Grundfreiheiten) angemessene und einheitliche Rechtsgrundlagen in den Mitgliedstaaten erhält. Hiermit beschäftigen sich im Rahmen des Europarates das Ministerkomitee des Europarates, die Europäische Kommission für Menschenrechte und der Europäische Gerichtshof in Luxemburg. Beispielsweise erarbeitete das Ministerkomitee des Europarates einen Entwurf zur sog. Bioethik-Konvention, die in den Bereichen Humanbiologie und Humanmedizin rechtliche Grundlagen schaffen soll zu wichtigen ethischen Fragen wie der Forschung an und mit Menschen, der Euthanasieproblematik, der Abtreibungsfrage und dem komplexen Bereich der Organtransplantation. Der Entwurf kam 1994 zur Vorlage und wird zur Zeit im politischen und öffentlichen Raum noch sehr kontrovers diskutiert.

1961 wurde in London auf dem Hintergrund kirchlicher und politischer Bemühungen die parteipolitisch neutrale Menschenrechtsorganisation **Amnesty International** gegründet (Adresse s. Anhang). Zunächst war das Ziel von Amnesty, Gefangene zu betreuen und deren Freilassung zu erwirken, die ohne Gewaltanwendung und mit erklärter Absage an den Gebrauch von Gewalt oder Terror ihr Eintreten für politische Ziele mit Haft bezahlen mußten. Amnesty International ist inzwischen in den meisten industrialisierten Ländern vertreten und stellt als unabhängige Vereinigung autorisierte Berichte zusammen, in denen Menschenrechtsverletzungen publik gemacht und angeprangert werden.

Es ist wichtig anzumerken, daß die verschiedenen Menschenrechte in unterschiedlichen Gesellschaftsformen und Kulturbereichen unterschiedlich gewertet werden. Dennoch ist hier die Grundlage vorhanden für ein allgemeingültiges Weltethos, das Normen und Richtlinien verspricht, die helfen, ein Weltgewissen zu formen. Auch hier gilt, daß rechtliche Normen nicht mit moralischen Forderungen identisch sind. Die Menschenrechtskommission der Vereinten Nationen stellt letztlich ein internationales Forum dar, vor dem einzelne Staaten sich verantworten müssen und zur Rechenschaft gezogen werden können, auch wenn dieser Kommission keine eigentliche Gerichtsbarkeit zukommt. Es ist zunächst die moralische Verantwortung auf politischer und sozialer Ebene, die hier ins Spiel kommt.

Wo diese Verantwortung mißachtet wird, haben einzelne Staaten zumindest mit Prestigeverlust und dadurch mit wirtschaftlichen Nachteilen zu rechnen.

Moralisches Handeln auf der Grundlage von Pflichten (Die Ethik Kants)

Der deutsche Philosoph Immanuel Kant (1724–1804) meinte, daß gutes Leben nur verwirklicht werden kann, wenn ein moralisches Prinzip gefunden wird, das für alle Menschen bindend ist. So bietet auch Moral keine Verhaltensstandards, die aus sich selbst heraus und über alle Grenzen hinweg gelten.

Das Prinzip, das Kant als kategorischen Imperativ beschrieben hat (lat. categoricus, unbedingt gültig, widerspruchslos, und lat. imperare, befehlen), also jene Grundlage, die unbedingt und widerspruchslos moralisches Handeln begründen kann, baut auf der Personenwürde auf. Es richtet sich an unsere verstandesmäßig gelenkte, freie Entscheidungsfähigkeit, die uns in die Lage versetzt, so zu handeln, daß unser Tun von allen anderen Menschen als verbindlich nachahmenswert angesehen werden kann. Dieses Prinzip ist nach Kant auf der Grundlage des menschlichen Verstandes für alle Menschen bindend. Kants Theorie läßt sich auf die goldene Regel (s. u. Kapitel 1) zurückführen, ist jedoch komplizierter ausformuliert als diese.

Kant stellte folgende Sätze auf:

Handle so, daß die Maxime deines Willens jederzeit zugleich als Prinzip einer allgemeinen Gesetzgebung gelten könne.

Handle so, als ob die Maxime deiner Handlung durch deinen Willen zum allgemeinen Naturgesetze werden sollte (Kant 1991, S. 68)

Mit anderen Worten: Wir sollen nur dann etwas wollen, wenn es anderen Menschen gleichermaßen so wichtig ist, daß hieraus Regeln und Gesetze abgeleitet werden könnten. Weiterhin sollen wir so handeln, daß alles, was wir tun, grundsätzlich und immer auch von allen Menschen getan werden könnte.

Als praktisches Prinzip, das die individuellen Rechte von Menschen berücksichtigt, fügte Kant eine Formulierung hinzu, die uns auf den intrinsischen Wert des Menschseins verweist und die unverzweckbare Bedeutung jeder Person hervorhebt:

Handle so, daß du die Menschheit sowohl in deiner Person als in der Person eines jeden anderen jederzeit zugleich als Zweck, niemals bloß als Mittel brauchest (Kant 1991, S. 79).

Dies bedeutet, daß niemand weder sich selbst noch andere Menschen benutzen darf, um ein bestimmtes Ziel zu erreichen. Alle Menschen müssen in der Lage sein, ihre Ziele selber zu bestimmen. Als negatives Beispiel für alle drei Formulierungen des kategorischen Imperativs könnte das Spitzelsystem eines totalitären Staates dienen:

Es kann nicht gut sein, daß eine gegenseitige Gesinnungsüberwachung gesetzlich festgelegt wird. Wenn jemand persönliche Informationen über andere Menschen an einen Sicherheitsdienst weitergibt, müßte die Person nach Kant bereit sein zu akzeptieren, daß dies die verbindliche Art ist, miteinander umzugehen. Weiterhin dürfte die wirtschaftliche oder persönliche Situation zum Beispiel eines Familienvaters nicht ausgenutzt werden, um ihn unter Druck zu setzen und ihn zur Spitzeltätigkeit zu zwingen. Er würde Mittel zur Zweckerfüllung eines Systems werden. Der Zweck eines Staates würde dem Zweck eines menschlichen Lebens übergeordnet.

Ein weiterer Gesichtspunkt ist für Kants moralisches Gebäude von Bedeutung. Für ihn sind kategorische moralische Imperative (oder zwingende Handlungsvorgaben, Pflichten) immer bindend und verpflichten mehr als praktische, psychologische, ökonomische, politische oder kulturell-religiöse Motive. Kant grenzt also ab zwischen psychologischen, ökonomischen, politischen oder kulturell-religiösen Entscheidungen einerseits und moralischen Entscheidungen andererseits. Dies entspricht der Differenzierung in nichtmoralisch und unmoralisch (s. auch Kapitel 2). Folgende Geschichte verdeutlicht diese Situation:

Eine junge Krankenschwester ist erst seit drei Wochen auf einer Station der Inneren Medizin, auf der auch onkologische Patienten betreut werden. Der zuständige Facharzt ist als Belegarzt meist sehr schwer zu erreichen, Die Krankenschwester ist bemüht, alle Aufgaben richtig zu erfüllen, zumal sie noch in der Probezeit ist. Der Arzt hatte an diesem Morgen viel Zeit darauf verwandt, der Krankenschwester Einzelheiten der verschiedenen Chemotherapieformen zu erläutern, er hatte auch mit einigen Patienten ausführliche Gespräche geführt. Ein Patient schien die Zeit und Energie des Arztes zu sehr beansprucht zu haben, so daß dieser sich im Stationszimmer ungehalten über zu hohe Ansprüche einzelner Patienten äußerte. Er sagte: „Ich bin die viele Fragerei leid, nur die wenigsten Patienten verstehen, worum es hier geht".

Beim Betten kurze Zeit später wurde der Krankenschwester im Gespräch mit einem anderen terminal erkrankten Krebspatienten klar, daß dieser die „Aufklärung" des Arztes mißverstanden hatte und daher seinen Zustand falsch beurteilte. Ihr wurde deutlich, daß ein vertieftes Gespräch mit diesem Patienten unumgehbar sein würde. Sollte sie den Arzt benachrichtigen und dafür sorgen, daß entweder der Arzt oder sie selbst im Auftrag des Arztes mit dem Patienten spricht?

Zunächst wäre dies eine moralische Überlegung, denn hier geht es um die Frage der Wahrheit und die Frage des Respektes vor der Würde eines schwerkranken Menschen. Unter Umständen würde die Krankenschwester den Unmut des Arztes auf sich ziehen und ihre Beurteilung für die Probezeit gefährden. Hierbei kämen dann praktische Überlegungen zum Tragen.

Wenn moralische Entscheidungsgründe den Vorrang vor praktischen Überlegungen haben, müßte hier auf jeden Fall die Furcht, den Unmut des Arztes zu erregen und unter Umständen schlecht beurteilt zu werden, zurückstehen. Vorrang hätte das Recht des Patienten, infor-

miert zu werden. Allerdings verdient auch die Frage Beachtung, inwieweit die Beziehung zwischen Arzt und Schwester moralische Bedeutung haben könnte im Hinblick auf ihren gemeinsamen therapeutisch-pflegerischen Auftrag.

Kants Denken ist nicht unumstritten, und seine Arbeiten blieben nicht unwidersprochen. Insbesondere die Betonung der Rolle, die der Verstand bei moralischen Entscheidungen spielt, rief Kritik hervor. Weiterhin erscheint seine Moralphilosophie viel zu formalistisch, als daß sie im Alltag brauchbar erschienen wäre.

Pflichtgeleitetes Handeln oder auch das pflichtgeleitete Unterlassen von Handlungen stehen hier im Vordergrund des unbedingten, kategorischen Sollens oder Nichtsollens. Das wesentliche Beurteilungskriterium ist hier die Pflicht, die Regel, das Gesetz.

Ethiktheorien, die ausgerichtet sind an Pflichten und Gesetzmäßigkeiten, werden als deontologische Theorien bezeichnet (gr. *deon*, Pflicht, oder *dei*, man soll, man muß). Die wesentliche Kritik ist hier, daß das richtige oder das falsche Handeln völlig abgekoppelt ist von den guten oder den schlechten Konsequenzen, die als Folge einer Handlung zu erwarten sind.

Moralisches Handeln im Hinblick auf Konsequenzen

Der deontologischen Ausrichtung von Ethiktheorien wie zum Beispiel der Kantschen Ethik steht die teleologische Ausrichtung gegenüber (gr. *telos*, das Ziel). Letzterer geht es in erster Linie um die Resultate des Handelns.

Grundsätzlich war dies die Position, von der aus Aristoteles argumentierte. Hier wird das Richtige oder das Falsche ausschließlich bestimmt von den guten oder schlechten Konsequenzen, die eine Handlung hat.

Die englischen Philosophen Jeremy Bentham (1748–1832) und John Stuart Mill (1806–1873) formulierten teleologische Grundlagen für moralisches Handeln, die sich ausrichten an der Nützlichkeit bestimmter Handlungen. Beim Utilitarismus (lat. *utile*, nützlich) geht es um *das größtmögliche Glück der größtmöglichen Zahl* (J. Bentham, zitiert nach Anzenbacher, 1992, S. 33). Hier steht also ein sozialer Gesichtspunkt im Vordergrund. Es geht um die Zunahme allgemeinen Wohlbefindens, um die Maximierung des Glückes in dieser Welt. Da in diesem Ansatz alle empfindenden Wesen Berücksichtigung finden, sind auch Tiere eingeschlossen. Da es zahlenmäßig mehr Tiere als Menschen gibt, müßte nach diesem Ansatz das Interesse der Tiere dem der Menschen übergeordnet sein. Im Sinne der Ökologie wäre dies sicherlich gut!

Für Mill war das Nützlichkeitsprinzip der Grund aller moralischen Verpflichtungen. Nur dieses Prinzip erlaubt, so Mill, eine gute Wahl zwischen rivalisierenden Möglichkeiten. Utilitarismus sollte als universales Prinzip – unabhängig von jedem religiösen oder politischen Dogma – eine Grundlage für das moralische Leben sein.

Gegen den Utilitarismus sind unter anderem folgende Einwände zu machen:

- Es ist schwierig, genau und richtig die Konsequenzen von Handlungen vorherzusehen,
- Glück und Wohlbefinden sind relativ und objektiv kaum zu messen,
- das Wohl einzelner Menschen wird den Interessen von vielen geopfert.

Es gibt verschiedene Formen des Utilitarismus. In jeder dieser Formen klingt die goldene Regel an. Heute wird von jenen Moralphilosophen und Moralphilosophinnen, die sich nach teleologischen Positionen ausrichten, meist der sogenannte Präferenzutilitarismus als realistische Möglichkeit zur moralischen Entscheidungsfindung gesehen. Präferenzutilitarismus unterscheidet sich von der klassischen Form des Nützlichkeitsdenkens dadurch, daß nicht mehr ausschließlich die Vermehrung von Wohlbefinden und die Verringerung von Leiden als Entscheidungsgrundlagen gelten. Es geht zusätzlich darum, die Interessen anderer Menschen gegen die eigenen Wünsche und Bedürfnisse abzuwägen, um bei der Lösung moralischer Probleme zu einer tolerierbaren, von möglichst vielen annehmbaren Entscheidung zu kommen.

Peter Singer, 1946 geborener, australischer Moralphilosoph, beschreibt die praktischen Stufen der moralischen Entscheidungsfindung nach den Vorgaben des Präferenzutilitarismus folgendermaßen (Übertragung aus dem Englischen M. Arndt):

Zunächst sind im allgemeinen jene Punkte zu bedenken, die das persönliche Interesse betreffen, die eigenen Wünsche und Werte. Im nächsten Schritt wäre zu überlegen, welche Personen von der Entscheidung betroffen wären und welche Interessen, Wünsche und Werte hier vorliegen könnten. Im dritten Schritt sind die Interessen aller Betroffenen gegeneinander abzuwägen. Hierbei zählen die eigenen Interessen nicht mehr als die Interessen anderer. Letztlich ist eine Wahl zu treffen, und hierbei ist es sinnvoll, jene Entscheidung vorzuziehen, die die besten Konsequenzen für alle Betroffenen haben würde (s. Singer, 1993, S. 13).

Überdenken Sie folgende Geschichte nach den Vorgaben präferenzutilitaristischer Entscheidungsfindung (fügen Sie Details aus Ihrer eigenen Erfahrung hinzu):

> Silke kommt zu spät. Der Übergabebericht ist fast fertig. Die Nachtschwestern haben sich schon verabschiedet. Die drei anderen Krankenschwestern der Inneren Abteilung besprechen gerade die Aufgabenverteilung. Alle sind froh, daß Silke nun da ist. Es gibt wie immer sehr viel zu tun, aber heute werden alle Kräfte in besonderer Weise gebraucht. Im Laufe der Nacht wurden gleich zwei Patientinnen nach einem apoplektischen Insult neu aufgenommen. Cornelia, die Schichtführerin, muß um halb elf zu einer wichtigen Bereichsleiterinnen-Besprechung, und eine neue Schülerin ist heute morgen zum ersten Mal auf der Station. Petra bemerkt, daß Silke rote Augen hat. Auf dem Flur spricht sie sie an, und Silke bricht in Tränen aus: „Hast du ein paar Minuten Zeit?"
>
> Anneliese und Cornelia beginnen mit dem Betten der neuen Patientinnen. Sie bemerken eine Viertelstunde später, daß Petra und Silke im Arztzimmer sitzen und die Schülerin hilflos auf dem Flur steht ...

Welche Konsequenzen hatte diese Viertelstunde? ...

Unser Handeln ist nie ohne Konsequenzen. Jedoch lassen sich positive wie auch negative Resultate ein und derselben Handlung nicht auf den Grundlagen von Vorschriften, Regeln oder Gesetzen festhalten. Immer werden beide Aspekte, deontologische sowie teleologische Sichtweisen, eine Entscheidung leiten müssen. Auch die Beurteilung einer Entscheidung kann weder ausschließlich auf dem Hintergrund von Konsequenzen noch auf der Grundlage von Gesetzen und Pflichten erfolgen.

Teleologie und Deontologie

Die wesentlichen Unterschiede zwischen teleologischen und deontologischen Begründungsversuchen ethischer Normen liegen darin, daß Vertreter deontologischer Positionen Handlungen an sich Werte zuschreiben, während in teleologischen Positionen der Wert von Handlungen ausschließlich von den positiven oder negativen Konsequenzen her bestimmt wird.

■ Zwei Richtungen ethischen Denkens stehen einander gegenüber:
Deontologie: Ethik auf der Grundlage von Pflichten und Gesetzen,
Teleologie: Ethik auf der Grundlage von Konsequenzen.   ■

Teleologische und deontologische Theorien stellen genaue Gegenpositionen dar. Beide Positionen sind mit Problemen behaftet. Keine Position kann universell für alle Menschen, in allen Kulturen, zu jeder Zeit moralische Entscheidungen leiten. Wir werden immer wieder bereit sein müssen, die Einzelheiten einer Situation, einer Geschichte wahrzunehmen. Wir werden immer wieder unterschiedliche Werte gegeneinander abzuwägen haben und die Gültigkeit von Vorschriften und Regeln überprüfen müssen.

Dies ist ein Teil unseres menschlichen Auftrages, ist Aufgabe. Die Fähigkeit und die Bereitschaft, Werte zu erkennen und zu unterscheiden, ist mit die kostbarste Gabe, die wir überhaupt aufzuweisen haben. Wenn wir uns moralische Entscheidungen nicht leichtmachen, wenn wir Verantwortung für unsere Entscheidungen übernehmen, sind wir autonome Menschen, also Menschen, die das Gesetz des eigenen Handelns selbst überprüfen (Autonomie von gr. *autós*, selbst, und *nómos*, Gesetz). Diese Autonomie macht die freiheitliche Würde unseres Menschseins aus.

Theorie der moralischen Entwicklung

Kohlbergs Modell moralischer Entwicklung

Die menschliche Fähigkeit, moralische Entscheidungen zu treffen, wurde von verschiedenen Wissenschaftlern unserer Zeit untersucht. Die bekanntesten Arbeiten zur Entwicklung moralischen Urteilsvermögens stammen von dem amerikanischen Psychologen und Philosophen Lawrence Kohlberg. Schon 1958 stellte er ein Modell vor, das sich nach dem Entwicklungsmodell kindlichen Lernens von Jean Piaget (Schweizer Psychologe, 1896–1980) ausrichtete (Abb. **2**).

Für Kohlberg war der Begriff **Gerechtigkeit** zentral für moralische Entscheidungen. Der Gerechtigkeitssinn, so Kohlberg, entwickelt sich in sechs Stufen, die drei Ebenen zuzuordnen sind. Kohlberg arbeitete ein standardisiertes Testprogramm aus auf der Grundlage von empirischen Befragungen, die er mit denselben Schulkindern

über mehrere Jahrzehnte durchführte. Hierzu benutzte er unter anderem eine Geschichte, die als das **Heinz-Dilemma** bekannt wurde:

> Heinz hat eine kranke Ehefrau, die durch ein bestimmtes, neues Medikament geheilt werden könnte. Heinz ist zu arm, dieses Medikament zu kaufen, und der Apotheker ist nicht bereit, den überhöhten Preis zu reduzieren. Ist es richtig, daß Heinz das Medikament stiehlt?

Die Antworten und die Begründungen zu den Antworten, die Kohlbergs Probanden gaben, wurden sorgfältig ausgewertet und ergaben ein Schema, nach dem sich moralische Entwicklung festhalten und einordnen läßt.

Die Stufe 0 bezeichnet nach diesem Schema eine *vormoralische* Stufe, auf der Gut und Böse noch nicht differenziert werden. Sie bewertet alles Lustvolle als gut und alles, was mit Angst oder Schmerzen verbunden ist, böse: Nicht Sollen oder Müssen leitet das Handeln, sondern Wollen und Können (auf diese Stufe verzichten die meisten Darstellungen des Kohlbergschen Schemas).

Ebene I – vorkonventionelle Ebene: Instrumentelle Moral
Auf der präkonventionellen Ebene werden die Konventionen (die Bräuche) einer Gemeinschaft noch nicht als handlungssteuernd erkannt. Gutsein hat nur persönliche, auf das eigene Wohlbefinden ausgerichtete Bedeutung.

Kohlberg bezeichnet es als die **erste Stufe** moralischer Entwicklung, wenn moralische Entscheidungen bestimmt werden durch den Respekt vor der Autorität (der Eltern). Kinder (aber auch Erwachsene) sind hier an Gehorsam und Strafe orientiert. Das Kind hat die Bedeutung von Schmerz wahrgenommen, empfindet solchen als Strafe und versucht darum, Strafe (Schmerz) zu vermeiden.

Auf der **zweiten Stufe** spielt die Befriedigung eigener Bedürfnisse eine Rolle, aber auch die Befriedigung der Bedürfnisse anderer, wenn dadurch eigene Ziele erreicht werden können. Das Kind hat die Möglichkeit des Tauschhandels entdeckt.

Ebene II – konventionelle Ebene: Anpassungsmoral
Diese Ebene ist geprägt durch Anpassung an die konventionellen Normen und Erwartungen, die in der Umgebung deutlich werden. Das Verhalten wird an der Zustimmung der anderen orientiert.

Ebenen moralischer Entwicklung	Stufen moralischer Entwicklung
Vorkonventionelle Ebene	◆ Bestimmung moralischer Entscheidungen entsprechend dem eigenen Wohlbefinden
	◆ Gehorsam ist orientiert an Lustgewinn und an der Vermeidung von Strafe
Konventionelle Ebene	◆ Anpassung an konventionelle Normen
	◆ Bemühen um Zustimmung anderer, wenn es um das eigene moralische Verhalten geht
Nachkonventionelle oder autonome Ebene	◆ Treffen moralischer Entscheidungen auf den Grundlagen von abstrakten Werten (hier Recht, Gesetz und Fairneß)
	◆ Entwicklung allgemeingültiger und moralischer Prinzipien

Abb. **2** Kohlbergs Modell moralischer Entwicklung
Das Modell ist heute umstritten in seiner Bedeutung und universellen Richtigkeit. Drei Ebenen mit je zwei Stufen markieren die moralische Entwicklung

Die **dritte Stufe** ist die Stufe der Konformität, der Anpassung. Moralisches Verhalten ist geprägt durch das Bemühen, gut und nett zu sein, niemanden zu kränken und den Erwartungen innerhalb der Familie oder im Kollegenteam zu entsprechen.

Auf der **vierten Stufe** werden Regeln und Gesetze als orientierungs- und als handlungsleitende Autoritäten anerkannt. Hier spielt das Gewissen eine Rolle, das sich an gesellschaftliche Normen angepaßt hat. Menschen sind hier bestrebt, als brave Bürger die soziale Ordnung aufrechtzuerhalten. Diese Stufe, so Kohlberg, ist die Stufe der durchschnittlichen Erwachsenenmoral.

Ebene III – nachkonventionelle Ebene: autonome Moral
Die autonome Ebene ist geprägt durch das Einbeziehen von abstrakten Werten in die moralische Entscheidungsfindung. Kohlberg meint von dieser Ebene, daß nur wenige Menschen sie je erreichen. Auf dieser Stufe spielen die ethischen Hintergründe moralischer Normen eine Rolle.

Auf der **fünften Stufe** sind überzeitliche Werte und abstrakte soziale Forderungen von entscheidender Wichtigkeit. Diese werden in ihrer jeweiligen Bedeutung gegeneinander abgewogen, und es kann hier zu unkonventionellen Entscheidungen kommen. Hier geht es eher um das Wohl der Gemeinschaft als um das strikte Beharren auf gesetzlichen Forderungen.

Auf der **sechsten Stufe** schießlich, auf der Stufe der Prinzipien, werden universelle, das heißt allgemeingültige moralische Ansprüche entwickelt. Dies ist die Stufe, auf der das Prinzip der Gerechtigkeit verstandesmäßig begriffen wird und Bedeutung beansprucht.

Nach Kohlbergs Untersuchungen und Interpretationen erreichen die meisten Menschen höchstens die Stufe vier; Stufe sechs wäre wahrscheinlich die Stufe der Moralphilosophen und Religionsgründer. Allerdings, so Kohlberg, werden die einzelnen Stufen schrittweise durchmessen, wobei weder Überspringen noch Zurückgehen möglich sind. Kohlberg behauptet weiter, daß moralisches Urteilen in allen Kulturen der gleichen schrittweisen Entwicklung unterworfen ist.

Kritik am Modell Kohlbergs

Philosophen und Psychologen unserer Zeit beurteilen das Kohlbergsche Modell unterschiedlich. Die einen sehen es als falsch und überholt an, andere messen ihm noch Bedeutung bei.

Eine wesentliche Kritik an diesem Modell ist zunächst, daß es zu einseitig kognitive Aspekte der moralischen Entscheidung betrachtet. Kann die verbal/kognitive Begründung möglichen Handelns wirklich Hinweise auf konkrete moralische Entscheidungen geben und damit Hinweise auf eine angenommene moralische Reife liefern?

Weiterhin können wir nicht davon ausgehen, daß Gerechtigkeit und Fairneß wirklich als die einzigen Meßwerte für moralische Entscheidungen gelten. Entwicklung muß nicht in den von Kohlberg vorgestellten Stufen ablaufen, muß auch nicht irreversibel und universal gültig sein. Unsere eigenen Erfahrungen belehren uns eines anderen.

Wohl die wichtigste Kritik ist festzumachen an der Tatsache, daß Kohlberg seine Untersuchungen und sein Modell auf die Vorstellungen von Ethiktheorien stützt und aufbaut, die in sich selbst widersprüchlich sind und die nicht die allgemeine Anerkennung der Fachwelt haben. Diese Widersprüche greift er jedoch nicht auf, sondern für ihn ist nur eine Ethik der Fairneß der einzige, wesentliche, generell und universell gültige Hintergrund moralischen Handelns. Wenn aber die Grundlagen des Kohlbergschen Modells nicht universell gültig vertreten sind, kann auch das Modell keine allgemeine Gültigkeit beanspruchen.

Für die Pflegewissenschaft kann ein Entwicklungsmodell moralischer Reife, das sich ausschließlich auf den Bereich des Wissens bezieht und die verstandesmäßige Wertschätzung von Recht, Gesetz und Fairneß zur Grundlage hat, nicht ausreichend sein. In Kapitel 5 sehen wir, daß eine Reihe von unterschiedlichen Ansätzen und Modellen moralischer Entscheidungsfindung für die Pflege wesentlich sind.

In der Pflege müssen auch Grundlagen zum Tragen kommen , die sich in erster Linie auf eine Ethik des Füreinander-Sorgens beziehen. Solche Grundlagen gewinnen zunehmende Bedeutung in der feministischen Ethik. Gerade hier wurden in den letzten 12 Jahren kritische Stimmen an Kohlbergs Modell laut. Carol Gilligans Untersuchungen zur weiblichen Moral wurden zuerst in den USA 1982 in dem Buch „Die andere Stimme" veröffentlicht. Hinter diese Kritik können wir heute nicht mehr zurück (s. auch Kapitel 4). Kohlberg selbst hat an seinem Modell Veränderungen vorgenommen, die einigen Kritikpunkten Rechnung tragen, doch besteht nach wie vor die Kontroverse zwischen einer Ethik der Fürsorge und einer Ethik des Rechts.

Literatur

Anzenbacher, A.: Einführung in die Ethik. Patmos, Düsseldorf 1992

Auswärtiges Amt, Bundesrepublik Deutschland (Hrsg.): Menschenrechte in der Welt. Konventionen, Erklärungen, Perspektiven. Auswärtiges Amt Referat Öffentlichkeitsarbeit, Bonn 1988

Benabib, S.: Selbst im Kontext. Kommunikative Ethik im Spannungsfeld von Feminismus, Kommunitarismus und Postmoderne. Suhrkamp, Frankfurt/Main 1995

Brucker, C. M.: Moralstrukturen. Grundlagen der Care-Ethik. Deutscher Studien Verlag, Weinheim 1990

Duden „Das Herkunftswörterbuch": Etymologie der deutschen Sprache, Bd. 7. Dudenverlag, Mannheim 1989

Gilligan, C.: Die andere Stimme. Lebenskonflikte und Moral der Frau. Piper, München, 1984/88

Kant, I.: Grundlegung zur Metaphysik der Sitten. Reclam, Stuttgart 1991

Kohlberg, L.: The Cognitive Developmental Approach to Moral Education. In: Readings in Moral Education. Winston Press Inc. Minneapolis 1978

Pieper, Annemarie: Einführung in die Ethik. 3. Aufl. UTB, Tübingen 1994

Singer, P. (Ed.): Practical Ethics. 2nd ed. University Press, Cambridge 1993

4. Ethik der Frauen

In den drei Abschnitten dieses Kapitels wird ein Überblick über die Entwicklung feministischer Ethik gegeben. Eine kurze Darstellung der Bedeutung, die Frauen in der klassischen Philosophie hatten beziehungsweise nicht hatten, beleuchtet den Hintergrund, auf dem eine Ethik der Frauen verstanden sein will. Die im zweiten Abschnitt des Kapitels skizzierten Ansätze verweisen auf verschiedene Ausrichtungen feministischer Ethik. Der Beschreibung einer Ethik der Fürsorglichkeit ist hier mehr Raum gegeben, wobei der Schwerpunkt darauf liegt zu zeigen, daß eine Ethik des Füreinandersorgens die traditionellen ethischen Ausrichtungen auf Recht, Gesetze, Fairneß und Autonomie ergänzen kann. Es wird deutlich, daß vertragliche Regelungen menschliches Miteinander zu bestimmen scheinen, aber nicht den alleinigen Bezugsrahmen unserer Erfahrungen darstellen. Die Sorge um Kinder und alte Menschen beruht zunächst nicht auf vertraglichen Abmachungen. Sie ist freiwillig und ursprünglich. Sie lebt von der Herausforderung des Vertrauens, das Kinder ihren Vätern und Müttern und ältere, gebrechliche Menschen wiederum ihren Kindern entgegenbringen. Es ist zu fragen, warum die Erfahrung solchen Vertrauens nicht auch als moralische Größe politische und kommerzielle Institutionen beeinflussen kann.

Im dritten Abschnitt werden die wesentlichen Merkmale einer postfeministischen Ethik zusammengefaßt, und es wird ausgeführt, daß eine adäquate Ethiktheorie weder auf Recht und Autonomie noch auf Zuwendung und Beziehungen verzichten darf.

Frauen im Hintergrund

Einführung: Verstand und Moral

Im Laufe von 2500 Jahren wurden die unterschiedlichsten ethischen Theorien und Konzepte entwickelt und vorgestellt. Wesentliche Merkmale dieser Theorien sind, wie im vorhergehenden Kapitel beschrieben, das Naturrecht, die Vernunft, Rechte und Pflichten und die Nützlichkeit von Handlungen.

Erst in den letzten 20 Jahren treten auch Frauen auf der Bühne der Moralphilosophie auf, die über Ethik schreiben. Frauen beginnen aus ihrer eigenen Lebensperspektive heraus, ihre Sicht von Ethik zu diskutieren und das historische Bild der Moralphilosophie mit eigenen moralischen Vorstellungen herauszufordern. Was bisher als Norm gilt, bekommt durch die spezifische Lebenserfahrung von Frauen neue und andere Schwerpunkte. So unterschiedlich wie bei den traditionellen Ansätzen sind nun auch hier die vertretenen Richtungen.

Für Pflegende in einem traditionellen Frauenberuf ist es angemessen, mit den wesentlichen Ansätzen feministischer Ethik vertraut zu sein und die feministische Kritik an den traditionellen Theorien zu verstehen. Wenn berufsspezifische, eigene ethische Grundsätze als Professionalisierungsmerkmal gelten und wenn die Pflege sich in einem Prozeß der Professionalisierung befindet, dann ist es nötig, daß Pflegende Ethik in der Pflege neu denken und formulieren. Pflegende werden sich mehr und mehr der Zusammenhänge im gesellschaftspolitischen Kräftespiel bewußt, die den Beruf bestimmen. In diesem Kräftespiel beginnen Frauen, über den ersten zornigen und noch unartikulierten Aufschrei radikaler Feministinnen hinaus, ihre Stimmen hörbar zu machen.

Um Mißverständnissen vorzubeugen, wird zunächst deutlich formuliert, was hier unter Feminismus zu verstehen ist und in welcher Beziehung dieses Verständnis zur Ethik steht.

Es geht nicht darum, an dieser Stelle liberale, sozialistische, radikale, lesbische, postmoderne oder andere feministische Ideale zu vertreten. Es geht ausschließlich darum, Ethik als Form der menschlichen Verständigung zu begreifen. Menschlich heißt, daß Männer wie auch Frauen als die vorkommenden Formen des Menschseins mit ihren jeweiligen spezifischen, eigenen Bedürfnissen und Erfahrungen angemessen berücksichtigt werden sollten.

Es braucht keine Begründung und Beweise mehr – zumindest nicht an dieser Stelle, andere Autoren und Autorinnen haben solche reichlich geliefert – daß wir in einer androzentrischen Welt leben (von gr. *andropos*, der Mensch, der

Mann), in einer Welt, die auf das männliche Wesen ausgerichtet und von Männern bestimmt ist. Wir können weiterhin sagen, daß die sozialen, kommerziellen und politischen Institutionen unserer Gesellschaften und die Praxis des täglichen Lebens zu einer Diskriminierung von Frauen neigen und dazu, die moralischen Werte von Frauen als weniger bedeutsam anzusehen. In der Regel werden solche Werte als nicht existent erachtet. In den gängigen Ethiktheorien kommen sie nicht vor und haben als Eckwerte keine Bedeutung.

■ Es steht jedoch außer Zweifel, daß Frauen und ihre Werte wesentliche spezifische und grundlegende Bedeutung in und für sich haben. Feministische Ethik heißt dann nichts anderes als das Wahrnehmen dieser Tatsache. Auf diesem Hintergrund werden nun einige charakteristische Sichtweisen von Frauen im Hinblick auf ihre moralische Bedeutung betrachtet. ■

Frauen beginnen, in der Öffentlichkeit präsent zu sein, beginnen mitzureden, wenn es um die Belange der Menschen geht. Natürlich ist grundsätzlich zu fragen, ob es eine spezifisch weibliche Ethik geben kann oder ob die bisher vorgestellte Ethik gleichermaßen für Frauen und für Männer Bedeutung hat. Die Beantwortung dieser Frage ist eines der wesentlichen philosophischen Projekte, das auch auf die Bereiche des Wissens, des Empfindens und des Handelns von Frauen auszudehnen ist.

Männliche Dominanz in der Sprache

Die Frauenforschung der letzten 50 Jahre hat uns gezeigt, wie einseitig männliches Denken die menschliche Begriffswelt **„vermännlicht"** hat. So ist zwar im Sprachgebrauch *Mensch* für Männer wie für Frauen zutreffend, der Artikel *der* Mensch zeigt jedoch, daß die Grundvorstellung vom Menschen männlich geprägt ist. Lange haben Frauen sich damit begnügen müssen, *mitgemeint* zu sein, wenn von Menschen die Rede war. Dies wird offensichtlich, wenn wir Worte wie *Mannschaft, Herrschaft, man, herrlich* betrachten.

Eine Grundlage für menschliche Lebensordnungen stellt der Dekalog dar, der als die 10 Gebote aus dem ersten Testament bekannt ist. Die jüdisch-christliche Überlieferung hat unser moralisches Verständnis und unsere westlichen Gerichtsbarkeiten tief geprägt. Mit den Formulierungen der Gebote wurden jedoch auch Grundlagen frühisraelitischer Gesellschaftsordnungen

in unsere Tage hinein transportiert. So heißt es im neunten Gebot:

Du sollst nicht nach dem Haus deines Nächsten verlangen. Du sollst nicht nach der Frau deines Nächsten verlangen, nach seinem Sklaven oder seiner Sklavin, seinem Rind oder seinem Esel oder nach irgend etwas, das deinem Nächsten gehört (Exodus 20:17).

Mit dieser Aufzählung wird der Platz einer Frau in der mosaischen Gesellschaft (1400 v. Chr.) indirekt, aber eindeutig festgelegt. Sie ist Teil des Eigentums, das ein Mann besitzen kann. Sie wird im gleichen Satz genannt wie Sklaven und Vieh. Und da sich dieses Gebot wie auch die anderen des Dekalogs an die Männer der frühisraelitischen Gesellschaft richtet, wird deutlich, daß Frauen im Grunde keine moralische Kompetenz hatten, die sich nach Geboten ausrichten konnte.

Das Dasein von Männern in ihrer Lebenswelt ist zur Norm alles Menschlichen geworden. Frauen gehören zum anderen, zum „zweiten Geschlecht" (diesen Ausdruck hat Simone de Beauvoir geprägt mit ihrem 1949 erschienen Buch, Le deuxième sexe, Das zweite Geschlecht). Das Weibliche wird gegen den positiven Hintergrund des Männlichen definiert. Frauen sind immer, was Männer nicht sind.

Im Personalausweis einer Frau steht Unterschrift *des Inhabers*. Stünde im Personalausweis unserer Brüder, Freunde, Partner, Ehemänner und Kollegen Unterschrift *der Inhaberin*, würden sicherlich die meisten Brüder, Freunde, Partner, Ehemänner und Kollegen das Dokument als fehlerhaft beanstanden mit der Bemerkung Ich bin doch keine Frau! (s. L. Pusch, 1984). Beim Führerschein wird dies noch deutlicher. Welcher Bruder würde einen Führerinnenschein machen wollen oder die Inhaberin der Fahrerlaubnis der Klasse drei sein? Und wenn diese Fahrerlaubnis im Auftrag des Stadt-, Oberstadt-, oder Landkreisdirektors erteilt wird, nimmt der Amtsschimmel bisher keine Rücksicht darauf, daß hier zum Beispiel eine Oberstadtdirektorin den Auftrag gegeben haben könnte.

Frauen haben sich daran gewöhnt, „männlich" zu denken. Schon als Kinder teilten wir brüderlich (obwohl in meiner Familie die Schokolade dann schon „schwesterlich" aufgegessen wurde). Wir gehen zum Bäcker, auch wenn eine Bäckerin die Geschäftsführung innehat. Wir haben uns an den Kaufmann, den Postboten und den Beamten gewöhnt.

Wir leben in einer androzentrisch geprägten Welt, in der den sogenannten männlichen Eigenschaften der erste Platz eingeräumt wird. Es muß allerdings darauf hingewiesen werden, daß in unserer Gesellschaft inzwischen das Bewußtsein für versteckte diskriminierende Ausdrucks- und Verhaltensweisen gewachsen ist. In Behörden und in größeren Betrieben gibt es mittlerweile eine Frauenbeauftragte; in Gesetzesformulierungen wird versucht, trotz manchmal schwerfälliger Wiederholungen, Frauen eindeutig zu nennen und sich nicht mehr mit dem Mitmeinen zu begnügen. Allenthalben bemühen wir Frauen uns um eine nichtsexistische Sprache. Daß wir dies tun müssen, ist in sich Beweis genug, daß eine männlich geprägte Welt wirklich existiert. Abschließend hierzu ein Zitat aus Luise F. Pusch „Das Deutsche als Männersprache":

Weibliche Bezeichnungen sind für Männer genauso untragbar wie weibliche Kleidungsstücke. Und doppelter Papierkrieg ist für Behörden zu aufwendig, also werden uns Frauen die männlichen Bezeichnungen zugemutet. Es ist die einfachste Lösung. Frauen sind erstens geduldig, und zweitens sind männliche Bezeichnungen sowieso viel schöner und kürzer und praktischer und irgendwie edler und überhaupt allgemeiner (Pusch, 1998, S. 7).

Zum Schweigen verurteilte Frauen

Die griechische Philosophie wurde von Männern gedacht, die die Frauen als unfertige oder minderwertige Ausgaben des Menschen ansahen. Diese Grundeinstellung durchzieht die Moralphilosophie, die Theologie und andere Wissenschaften. Frauen wurde die Fähigkeit zu logischem Denken abgesprochen. Da Moral von den meisten Philosophen als Domäne des Verstandes angesehen wurde, war sie folglich für Frauen von vornherein unzugänglich. So meinte Schopenhauer, daß Gerechtigkeit mehr die männliche und Menschenliebe die weibliche Natur prägten.

David Hume machte hier mit seinen Arbeiten, in denen er den rational orientierten Ansatz Kants zu widerlegen suchte, eine wichtige Ausnahme. Hume sprach von einem empfindlichen Feingefühl, einer Neigung, das Gute, das Richtige zu tun, das eher Emotionen entspringt als der Vernunft. Er verstand somit Moral als moralisches Empfinden, weniger als verstandesmäßige Analyse.

Für Aristoteles war es widernatürlich, daß Frauen politische Verantwortung übernehmen könnten. Für ihn war der Mann die Quelle der Tugenden der Frau. Deren beste Tugend sei es zu schweigen, auch wenn sie die intellektuelle Bedeutung dieses Schweigens nicht verstehen könne.

Diese Einstellung übernahm der mittelalterliche Theologe und Philosoph Thomas von Aquin (1225 – 1274), dessen philosophisches Werk entscheidenden Einfluß auf die Entwicklung der Theologie und damit auf die Geschichte der Frau in der Kirche hatte. Er sagte, Frauen hätten keinen eigentlichen Verstand und könnten daher nicht zu moralischer Reife gelangen; auch jene Frauen, die verantwortungsvolle Positionen in Kirche oder Gesellschaft innehätten, könnten allerhöchstens mittelmäßige Moralität entwickeln.

Auch Kant sprach Frauen die Fähigkeit zu theoretischem Denken ab und meinte, die Moral von Frauen sei bestimmt durch irrationale Gefühle der Zuneigung oder der Abneigung. Unsere Neigungen ohne das Licht des Verstandes seien blind und sinnlos, meinte Kant. Daß der Verstand allein, ohne emotionales Gegengewicht, dem Leben keinen Sinn geben kann, sah er nicht.

Auch in der Aufklärung, die geprägt war durch die Autorität griechischer und christlicher Theologie und Philosophie, bezogen sich die moralischen Pflichten von Frauen auf die Bewältigung des Alltags, damit der Mann frei war für die Verwirklichung seines Menschseins. Die Mittel zur Gestaltung des täglichen Lebens stellte wiederum der Mann zur Verfügung. Frauen wurde die Helferposition zugewiesen, die keine eigenständige moralische Bedeutung hatte.

Philosophinnen

In den meisten Übersichtswerken der Philosophie wird der Begriff *feministische Ethik* gar nicht erwähnt. Ebenso finden jene Frauen, die schon früh in geisteswissenschaftlichen Bereichen tätig waren, kaum einen Platz in der gängigen philosophischen Literatur. Ihre Beiträge werden totgeschwiegen. Wer kennt schon die Namen der sogenannten pythagoreischen Mütter, die zwischen dem sechsten und dem ersten vorchristlichen Jahrhundert an philosophischen Akademien Griechenlands lehrten und eigenständige Beiträge zur Moralphilosophie lieferten? In neueren feministischen Arbeiten bemühen sich Frauen und Männer, Belege dafür aufzuspüren und zugänglich zu machen.

Von Arete von Cyrene (4. Jh. v. Chr.), die die Leitung der Cyrenischen Schule in Griechenland von ihrem Vater übernahm, wissen wir, daß sie 35 Jahre lang Naturwissenschaften und Moralphilosophie gelehrt und über 40 Bücher und Traktate verfaßt hat, darunter auch Traktate über Sokrates. Eine Inschrift auf ihrem Grabstein spricht von ihr als

der Glanz Griechenlands, die Schönheit der Helena von Troya, die Feder Aristippus (…), die Seele des Sokrates und die Zunge Homers (Alec, M.: Hypatia's Heritage, 1986 in Johnstone 1989, Übertsetzung der Autorin).

Die pythagoreischen Mütter ermutigten Frauen, aktiv zu philosophieren. Sie sahen wenig Sinn in Theorien, die eine ideale Welt zu beschreiben suchten. Statt dessen hoben sie theoretisches Denken hervor, das sich an ihrem sozialen Alltag orientiert, in den alle Menschen hineingeboren sind. Sie suchten nach Theorien, die in der Lebenspraxis und nicht in hypothetischen, intellektuellen Phantasien begründet waren. Für sie sollten moralische Theorien konkrete Lebenssituationen widerspiegeln und im tatsächlichen Leben anwendbar sein.

Das Prinzip der *harmonia* wird wiederholt genannt. Andere positive Aspekte menschlichen Miteinanders sind für sie Freundlichkeit, Freundschaft, Anteilnahme, Gerechtigkeit und Weisheit. Sie legten Wert auf Verantwortung und Verpflichtungen im Rahmen direkter menschlicher Beziehungen. Die pythagoreischen Mütter sahen in der Aufgabe der Frauen, die Harmonie und die innere Ordnung der Familie aufrechtzuerhalten, ein wichtiges Element. Sie lehrten Anteilnahme und Fürsorglichkeit in der Familie und wirkten so auf die Harmonie des Staates. Die Familie wird als Mikrokosmos des Staates angesehen. Frauen sollen ihre Verantwortung nicht als *natürliche* Verhaltensweisen sehen; vielmehr bedarf die Aufrechterhaltung der Harmonie der Reflektion und der bewußten Entscheidung auf der Grundlage der oben angeführten Aspekte menschlichen Miteinanders.

■ Einige Philosophinnen haben sich schon im vierten vorchristlichen Jahrhundert aktiv an der Lehre in den Philosophenschulen beteiligt. Ihre Beiträge wurden jedoch kaum zur Kenntnis genommen.

Es ging ihnen um moralische Theorien, die konkrete Lebenssituationen widerspiegeln und im Alltag anwendbar sind. *Freundlichkeit, Freundschaft, Anteilnahme, Gerechtigkeit* und *Weisheit* sind hier wichtige Aspekte, die dazu beitragen, Harmonie zu schaffen.

Nach ihrer Auffassung ist die Familie der Mikrokosmos des Staates. Aus der Familie heraus wirken Anteilnahme und Fürsorglichkeit auf die Harmonie des Staates. ■

Auch in nachchristlicher Zeit haben Frauen Beiträge zur philosophischen Wissenschaft geleistet, die wenig bekannt sind. Zum Beispiel Prinzessin Elisabeth von Böhmen (1618–1680) war eine gute Freundin und Kollegin des französischen Philosophen René Descartes (1596–1650). Sie regte ihn an, sein Hauptwerk *Prinzipien der Philosophie* zu schreiben. Dieses Werk veröffentlichte er 1644. Er widmete es der Prinzessin, die an der Heidelberger Universität kartesische Philosophie (*cartesisch/kartesisch* von Descartes) lehrte.

Von Descartes selbst wird gesagt, daß er dem Wissensdurst einer Frau zum Opfer fiel. Er folgte der Einladung Königin Christinas von Schweden, um sie in Philosophie zu unterrichten. Am königlichen Hof in Stockholm konnte er nicht – seiner Gewohnheit entsprechend – bis zum Mittag im Bett bleiben, um zu meditieren, sondern mußte um fünf Uhr früh für den Unterricht bei der Königin aufstehen. Er zog sich eine Pneumonie zu und starb wenige Monate nach seiner Ankunft in Schweden.

Schon vor der frühen Frauenbewegung, die im England des 18. Jahrhunderts mit Mary Godwin Wollenstonecraft (1759–1797) begann, beschrieben Männer die Situation von Frauen in der Gesellschaft, ohne auf die gängigen Ansichten Rücksicht zu nehmen. Der Philosoph John Stuart Mill (1806–1873), dessen Arbeiten zum Utilitarismus (Prinzip der Nützlichkeit) und zur politischen und privaten Freiheit Berühmtheit erlangten, verfaßte 1869 einen Aufsatz gegen die Unterdrückung von Frauen. Diese Arbeit wurde kaum bekannt und kam erst 1929 zur Veröffentlichung. Mill hielt dafür, daß männliches Machtstreben das Instrument sei, mit dem Frauen unterdrückt werden. Solche Unterdrückung sei erfolgreich, weil Männer sich Frauen gegenüber als paternalistisch, guten Willens und hilfreich sowie bedacht auf das Wohl der Frauen darstellten. So würde

die Macht (über Frauen), in einnehmende Ausdrucksform gekleidet, vorgeben, daß sie zu deren Vorteil agiere. Wenn Frauen etwas verboten sei, scheine es notwendig zu sagen und wünschenswert zu glauben, daß diese nicht in der Lage seien, das Verbotene zu tun, und daß sie vom Pfad des Erfolges und des Glückes abweichen, wenn sie danach strebten (Johnstone 1989, Übersetzung der Autorin)

Von Mill ist bekannt, daß sich der Einfluß seiner Freundin und späteren Frau Harriet Taylor und deren Tochter auf sein philosophisches Werk stark ausgewirkt hat.

Das Wirken von Frauen auf bedeutende Wissenschaftler, aber auch die eigenen Leistungen von Frauen werden zunehmend im Rahmen feministischer Arbeiten untersucht. In den vergangenen beiden Jahrzehnten haben wir mehr und mehr gelernt, die Stimmen von Frauen zu hören und auch im Bereich der Ethik wahrzunehmen.

Die zitierten Worte Mills haben gerade für die Pflege eine besondere Bedeutung. Wie oft wird argumentiert: Wenn Krankenschwestern Akademikerinnen werden, entfernen sie sich von der Pflege; wenn die pflegerische Ausbildung *verschult* wird, muß die Praxis darunter leiden. Wie oft heißt es auch aus den eigenen Reihen, Theorie verdränge die Praxis, und eine gute Theoretikerin könne keine gute Praktikerin sein. Das dies nicht zutrifft, haben inzwischen eine Reihe von Arbeiten auf pflegewissenschaftlichem Hintergrund gezeigt (s. Sinclair, H.C. (1991), Pflege, 01(4) S. 25 – 30).

Von dem, was Frauen im Laufe der Geschichte zur Entwicklung der Moralphilosophie beigetragen haben, wissen wir nur wenig, doch mehren sich die Werke von Philosophinnen, die Ethik aus der Perspektive von Frauen betreiben.

Ansätze feministischer Ethik

Vorbemerkungen

Drei wesentliche Ansätze zur Ethik von Frauen haben sich, aus der Frauenbewegung kommend, herausgebildet. Der **naturalistische Ansatz** und der **soziale Strukturansatz** werden hier nur kurz skizziert. Der dritte Ansatz, die **Ethik der Fürsorglichkeit,** wird ausführlicher besprochen. Mit diesem Ansatz beschäftigt sich Carol Gilligan, die sich als eine der ersten Sozialwissenschaftlerinnen mit Kohlbergs Stufenmodell der moralischen Entwicklung auseinandersetzte, es kritisierte und ihm ein eigenes Modell – das der Ethik der Fürsorge – zuordnete.

Naturalistischer Ansatz

Einige Autorinnen, zum Beispiel Mary Daly (amerikanische Theologin und Feministin, geb. 1928), sehen männliche und weibliche moralische Werte als durch den biologischen Geschlechtsunterschied bestimmt, nach dem sich Männer und Frauen unterschiedlich entwickeln. Daly zufolge liegt es in der männlichen Natur, aggressiv und destruktiv die Welt zu besitzen und zu beherrschen. Dies zeige sich in Kriegen,

in der Politik und in der Wirtschaft. Demgegenüber ist für Daly die weibliche Natur sanft, fürsorgend und kooperativ. Frauen seien durch die männliche Dominanz unterdrückt.

Nur eine Veränderung der Bedingungen, unter denen Frauen leben und sich entfalten können, unter denen weibliche Werte bestimmend sind, kann letztlich Überlebenschancen für alle Menschen sicherstellen. Damit weibliche Werte an Autonomie gewinnen, müssen Frauen Möglichkeiten schaffen, unter denen sie sich unabhängig entwickeln können, ohne von Männern beeinflußt oder beherrscht zu werden. Frauen müssen, so Daly, ihre separaten (daher Separatismus) Existenzen schaffen, in denen Männer nicht vorkommen dürfen. Dieser extreme Feminismus hat vor allem in den Vereinigten Staaten von Amerika Anhängerinnen gefunden.

Sozialer Strukturansatz

Die Vorstellung, daß der Geschlechtsunterschied zwischen Frauen und Männern auf der Grundlage von historisch und gesellschaftlich bedingter unterschiedlicher Sozialisation entsteht und damit auch die Möglichkeit weiterer Veränderungen zuläßt, ist Mary Dalys Sicht fremd. Ein solcher Ansatz geht davon aus, daß das historisch gewachsene moralische Denken durch die Herausforderungen feministischer Philosophie beeinflußbar ist. Werte der Fürsorge, der Anteilnahme und des Mitfühlens, sogenannte weibliche Werte also, können neue ethische Prioritäten setzen. Sie könnten dort ein Korrektiv darstellen, wo bisher männlich destruktives Denken dominierend war. Im Gegensatz zum naturalistischen Ansatz ist Moral hier nicht die Frage, wer ich als Person bin, sondern die Frage, was ich tue, wie ich mich verhalte.

Nach diesem Ansatz beurteilen Frauen die Rolle, die ihnen bisher zugeschrieben wurde, kritisch, als in sich widersprüchlich. Einerseits wurden Frauen idealisiert und als Fundament der Gesellschaft geehrt, andererseits bildeten sie nur den Hintergrund für die „wichtigen" männlichen Aktivitäten. Dem Bereich von Heim und Herd kam so immer nur der zweite Platz zu gegenüber dem öffentlichen Bereich von Wirtschaft und Politik, der Männern vorbehalten war.

Hier wird deutlich, daß zuerst männliche Werte bestimmten, was gut und richtig sei. Wir haben gelernt, von gerechten Kriegen zu sprechen, von einer Politik der Stärke, von wirtschaftlicher Macht und ökonomischem Wettbewerb. Macht, Stärke und Wettbewerb sind Verhaltensweisen, die unsere Welt bisher eindeutig geprägt haben. Feministische Ethik erlaubt sich, die Problematik dieser Wertorientierung zu benennen und andere Werte dagegenzusetzen, um damit eine neue Sicht zu schaffen von dem, was gut und richtig, was moralisch ist.

In dieser anderen Sicht können sich aus Mutterschaft und weiblicher Fürsorglichkeit ergebende soziale Aktivitäten richtungsweisend für moralische Wertschätzung werden, die gleichermaßen für Männer und Frauen Bedeutung haben. Dieser Ansatz steht einer Vertragsethik entgegen, auf die im nächsten Abschnitt vertieft eingegangen wird.

Ethik der Fürsorglichkeit

Fürsorglichkeit und die Ethik der Gerechtigkeit

Aus Gilligans Kritik an Lawrence Kohlberg erwuchs ein Ethikkonzept, das Kohlbergs Stufenmodell moralischer Entwicklung neu formuliert. Während das Kohlberg-Modell sich auf kognitiver Grundlage (von lat. *cognoscere*, erkennen) an den Prinzipien des Rechtes und der Gesetze orientiert, entwickelt Carol Gilligan das Konzept einer Ethik der Verantwortung, aus der Fürsorglichkeit entspringt. Das erste Modell ist traditionell männlich auf verstandesmäßige Durchdringung moralischer Probleme ausgerichtet, Gilligans Konzept ist auf den Bedeutungshintergrund zwischenmenschlicher Beziehungen hin orientiert und trägt damit weibliche Züge .

Carol Gilligan (geb. 1936) kommt wie Kohlberg von der Psychologie und der Philosophie. Sie war zunächst Kohlbergs Mitarbeiterin an der Harvarduniversität in den Vereinigten Staaten von Amerika. Es überraschte sie, daß Mädchen und Frauen nach Kohlbergs Stufenmodell meist in die dritte Stufe moralischer Entwicklung eingeordnet wurden. Dies schien zunächst auf eine gewisse moralische Inferiorität oder Minderwertigkeit von Mädchen und Frauen hinzudeuten. Gilligan nahm eine sorgfältige Beurteilung der Testinstrumente vor, die Kohlberg auf empirischer Grundlage entwickelt hatte, und fand heraus, daß die Forschungen, die zur Entwicklung des Stufenmodells geführt hatten, ausschließlich an Jungen und Männern vorgenommen worden waren.

Kohlberg verteidigte diese methodische Entscheidung später mit der Aussage, daß er die Erhebungen nicht unnötig verkomplizieren wollte, daß es letztlich um eine gesamtmenschliche Beurteilung ginge.

Auch hier wurde deutlich, daß menschlich mit männlich gleichgesetzt wurde und daß Frauen nach Bewertungsmaßstäben beurteilt wurden, bei deren Erstellung weibliche Perspektiven keine Berücksichtigung fanden. Gilligan erkannte weiterhin, daß fast alle entwicklungspsychologischen Theorien mit männlichen Probanden erarbeitet waren. Dies trifft auf Sigmund Freud (österreichischer Psychologe 1856–1939, gestorben in London), Jean Piaget (Schweizer Erziehungswissenschaftler und Psychologe 1896–1980) und Erik Erikson (deutschstämmiger, amerikanischer Psychologe, geb. 1902) wie auf Lawrence Kohlberg zu.

Die verschiedenen Lebenszyklusbeschreibungen der Entwicklungspsychologie, so fand Gilligan heraus, stellen Frauen als abweichend, als nicht die Norm erreichend, als defizitär dar. Obwohl methodische Aspekte der Probandenauswahl verantwortlich für die Forschungsergebnisse Kohlbergs waren, wurden diese umgedeutet und als Beweis für weibliche Defizite bewertet.

In der Einstufung von Probanden in Kohlbergs Studie fehlten Aspekte der Fürsorglichkeit und der Zuwendung völlig. Jungen und Männer maßen diesen Aspekten keine Bedeutung zu, so daß sie dann auch bei der Festlegung der Stufen keine Rolle spielten.

Gilligan führte eigene Studien mit Frauen und Mädchen durch und zeigte, daß bei ihnen diese Aspekte einen sehr viel höheren Stellenwert haben, wobei die Fürsorglichkeit in unterschiedlichen Phasen der Entwicklung unterschiedlich ausgerichtet ist. Die moralische Entwicklung von Frauen bewegt sich nach Gilligans Untersuchung von einer Orientierung auf die eigene Person über das Aufgeben aller Eigeninteressen hin zu einer sich selbst genügenden, gleichwohl auch andere in moralische Entscheidungen einbeziehenden Ausgewogenheit.

Im Unterschied zu Kohlberg sieht Gilligan als Stadium höchster moralischer Reife die Fähigkeit an, aktiv Sorge für einen anderen Menschen zu tragen; menschliche Beziehungen aufrechtzuerhalten und die eigene Integrität zu wahren, das heißt, auch bereit zu sein, sich selbst Zuwendung zu gönnen und letztlich die Spannung auszuhalten, die aus den Ansprüchen anderer und den Ansprüchen der Sorge um das eigene Selbst entstehen. Hier geht es nicht um Autonomie, Recht, Gesetze und Fairneß, sondern um das Selbst, um andere und um die Beziehung zwischen dem Selbst und den anderen.

Obwohl Gilligan ebenso wie Kohlberg von **drei Ebenen moralischer Entwicklung** spricht, sieht sie eine andere Abfolge und unterschiedliche Gewichtungen der Stufen moralischer Entwicklung von Frauen.

Bei ihr wird die egozentrische Sorge um sich selbst auf der *ersten Ebene* abgelöst durch die Ausrichtung auf das Gute, das durch absolute Fürsorglichkeit anderen gegenüber verwirklicht wird und niemandem Schmerz zufügen will. Auf der *zweiten Ebene* kommt es unter Umständen zur Vereinnahmung anderer durch Überfürsorglichkeit oder die eigene Person zerstörende Zurückstellung persönlicher Bedürfnisse. Auf der *dritten Ebene* reift moralische Urteilsfähigkeit zu einem reflektierenden Verständnis der Fürsorge als einem Instrument, mit dem Konflikte in menschlichen Beziehungen gelöst werden können. Diese Fürsorge setzt eine gefestigte Persönlichkeit voraus, die eine eigene Identität gefunden hat und in der Lage ist, Verantwortung für sich selbst und für andere zu übernehmen.

Gilligan sieht jedoch eine Ethik des Rechts und der Fairneß nicht als schlechtere oder bessere Ausformungen moralischer Wahrheit an als eine Ethik der Fürsorge. Sie versteht beide als wichtige Bestandteile moralischer Entscheidungsfindungen. Männer und Frauen sollen beide Ausformungen kultivieren. Letztlich, so Gilligan, gehe es um das Spannungsverhältnis zwischen einer Ethik des Rechtes und einer Ethik der Fürsorge. Die Ethik des Rechtes, der Gesetze und der Fairneß beruht auf dem Streben nach Autonomie; die Ethik der Fürsorge auf der Ausgewogenheit zwischen Ansprüchen anderer und eigenen Ansprüchen. Eine solche Ethik hatte traditionell keine Bedeutung im Bereich der Moralphilosophie. Deshalb ist es wichtig, daß eine Ethik der Verantwortung, die Mitgefühl, Fürsorge, Anteilnahme und Zuwendung postuliert, neu wahrgenommen wird und angemessen zum Ausdruck kommt.

■ Einer Ethik der Fürsorglichkeit steht eine Ethik des Rechts gegenüber. Beide ergänzen sich und sind von Männern wie von Frauen zu kultivieren, wobei bis vor kurzem eine Ethik der Zuwendung und Fürsorge in der Ausformung theoretischer Argumente kaum eine Rolle spielte. ■

Fürsorglichkeit und Vertragsethik

Die Ethik des Rechts baut auf deontologischen Prämissen auf; sie ist ausgerichtet auf Rechte und Pflichten. Gilligan und andere Geisteswissenschaftlerinnen haben aber gezeigt, daß das Rechtsempfinden nicht die einzige Grundlage moralischer Entwicklung ist. Auch eine Ethik der Fürsorglichkeit hat ihren Platz, hat ihre Berechtigung.

Ein weiterer praktischer Ansatz für moralisches Handeln ist die sogenannte Vertragsethik (s. auch Kapitel 3), die ebenfalls aus dem Verständnis von Moral als Gerechtigkeit und von Gerechtigkeit als Fairneß erwachsen ist. Die Vertragsethik gründet auf der Einstellung, daß moralisches Verhalten der Verfaßtheit von *„fressen und gefressen werden"* (s. Kapitel 1) entgegen wirken kann.

Vertragsethik versteht Menschen als unabhängig, auf sich selbst bezogen und zunächst ohne Interesse am Wohlergehen anderer. Das Wohlergehen anderer bekommt erst dann Bedeutung, wenn die eigene Befindlichkeit betroffen ist. Auf der Grundlage vertragsethischen Denkens wird die soziale Zuwendung zum anderen Menschen zur vertraglichen Größe. Hieraus folgt, daß auch die sozialen Einrichtungen eines Staates, die das tägliche Leben betreffen, zum Beispiel Erziehungs- und Gesundheitswesen, im Sinne eines Vertrages funktionieren müssen. So werden Erziehungs- und Gesundheitswesen auf den Grundlagen vertragsethischer Normen funktionalisiert: *Wenn du Geld für Ausbildung oder Studium bekommst, mußt du es erstens zurückzahlen und zweitens für den Staat, der dieses Geld zur Verfügung stellte, Entsprechendes leisten. Oder: Wir bezahlen für deine Gesundheit, solange du leistungsfähig bist.* Rehabilitation macht nur Sinn, wenn damit Arbeitskraft wieder hergestellt wird. Erziehung und Gesundheitssorge werden somit verzweckt und weniger vom einzelnen Menschen her gesehen als im Hinblick auf wirtschaftliches Wachstum einer Gesellschaft.

Nichts geht ohne Gegenleistung. Moral wird hier auf der Basis des Vertraglichen verstanden. Soziale Verträge wie das Gesundheitsstrukturgesetz und die Pflegeversicherung sind zur Grundlage menschlicher Beziehungen geworden. In diesen Beziehungen gibt es Stärkere und Schwächere. Die stärkere Seite diktiert die Vertragsbedingungen und behält die Kontrolle über die schwächere Seite. Somit leben wirtschaftliche und politische Beziehungen aus der Macht der Stärkeren über die Schwächeren. Unser Dasein ist vom Gesetz des Kaufens und Verkaufens, des Gewinnmachens bestimmt. Der Geist des Marktplatzes liefert heute das Paradigma (den Beziehungsrahmen) des öffentlichen Lebens. Auch in dem Paradigma der Vertragsethik bleiben also die Erfahrungen von Frauen unberücksichtigt.

Dagegen stellen nun feministische Philosophinnen den Beziehungsrahmen, der durch das Verhältnis von Mutter und Kind bestimmt ist. Dieser Beziehungsrahmen könnte das Marktplatz-Verständnis der Vertragsethik um einen wesentlichen Bereich menschlicher Lebenserfahrung ergänzen und erweitern.

Allerdings übersehen wir leicht, wie sehr unser Leben von der Ökonomie des Kaufens und Verkaufens, des Gewinnmachens bestimmt ist. Im liberalen System vertraglicher Ethik, das in unseren Gesellschaften vorherrscht, sind Frauen und Kinder Männern gegenüber nicht gleichberechtigt, weder in öffentlichen Bereichen noch im Bereich des Privaten. Die bestimmende Vorrangstellung des Marktplatzes scheint auch in jene Bereiche dominierend hineinzuwirken, die eigentlich Frauen vorbehalten waren. Wir sehen dies im Erziehungswesen wie auch im Gesundheitsbereich. Traditionell standen Erziehung und Pflege im privaten Bereich unter der Verantwortung von Frauen. Wo aber Gesundheit und Erziehung öffentliche Bedeutung gewannen, waren es Männer, die organisatorische und auch inhaltliche Verantwortung übernahmen und leitende Stellungen zunächst für sich selbst schufen. So standen den Schwesternschaften und Ordensgemeinschaften des 17. und 18. Jahrhunderts fast ausschließlich Pastoren und Priester vor. Diese Tradition hat sich mit den geistlichen Leitern konfessioneller Einrichtungen der Erziehung und Gesundheitssorge bis in unsere Tage fortgesetzt.

Im kirchlichen wie auch im säkularen Raum sind heute weitgehend die entscheidenden Positionen im Erziehungswesen wie auch im Gesundheitsbereich vorwiegend von Männern besetzt.

In den Erziehungswissenschaften wie in allen anderen Wissenschaften haben Männer seit langem den Kurs bestimmt. Auch wenn es um die Gesundheit geht – sei es die eigene oder die unserer Säuglinge und Kinder – sagen uns ebenfalls Männer auf der Grundlage medizinwissenschaftlicher Erkenntnisse, wie das Pflegen und Sorgen auszusehen haben. Ebenso bestehen kaum Zweifel über die bestimmende Stellung, die Ärzte in der beruflichen Krankenpflege einnehmen.

Wo die Fähigkeit, rationale vertragliche Beziehungen zu gestalten und aufrechtzuerhalten als moralisch hochstehende und typisch menschliche Leistung angesehen wurde, kam der Selbstverständlichkeit, mit der Mütter für ihre Kinder sorgen, kaum moralische Bedeutung zu. Dies gilt grundsätzlich auch für Väter, wobei, wenn Väter tatsächlich solche Verantwortung übernahmen, es meist auch als etwas Besonderes herausgestellt wurde.

Die Eltern-Kind-Beziehung aber hat zunächst keine vertragliche Grundlage, so wie viele zwischenmenschliche Beziehungen nicht auf der gleichen Freiwilligkeit beruhen, die vertragliche Beziehungen prägt. Die Bereitschaft, für Kinder und auch für alte Menschen zu sorgen, beruht allein auf Vertrauen. Weder Kinder noch alte Menschen können die pflegerische Fürsorge zum Gegenstand ihres Handelns machen. Mütterliche Fürsorge und Pflege beruhen grundsätzlich nicht auf einem Vertrag. Eine liberale Vertragsethik, die die Institutionen einer Gesellschaft bestimmt, wird sich im Bereich der Gesundheitssorge für Pflege und Fürsorge letztlich als tödlich erweisen müssen. Dies deutet sich bereits an in der neuen Diskussion um den Wert unproduktiven Lebens.

■ Vertragliche Grundlagen bestimmen menschliches Miteinander größtenteils. Die Erfahrung des Umsorgtwerdens auf der Basis gegenseitigen Vertrauens gehört jedoch ebenfalls zum menschlichen Erfahrungsbereich. Feministische Ethik will diese Erfahrung als Grundlage moralischer Einflußnahme fördern. ■

Vielleicht könnte doch eine Ethik des Füreinander-Sorge-Tragens den „Marktplatz" positiv beeinflussen. Vielleicht könnte die feministische Kritik an den herkömmlichen Moraltheorien neue Konzepte der Menschlichkeit bereitstellen.

Es geht nicht darum, universelle Regeln zu finden, es geht darum, den Herausforderungen der Moral gegenüber empfänglich zu werden. Dies kann auch bedeuten, daß wir uns verletzbar machen und den Anforderungen konkreter menschlicher Beziehungen aussetzen, die nicht an Vertraglichkeit, sondern an das Prinzip der Fürsorge gebunden sind. Dieses Prinzip könnte auch im öffentlichen Leben, besonders im Gesundheitswesen, Geltung finden.

Virginia Held, eine amerikanische feministische Philosophin, schrieb:

Unsere Gesellschaft ist von gewalttätigen Konflikten bestimmt, die durch die Autorität von Recht und Gesetz gezügelt werden. Sie ist geprägt von Gewinn und Verlust. Statt dessen könnten wir in einer Gesellschaft leben, die als wichtigste Aufgabe das Gedeihen ihrer Kinder sähe und den Aufbau menschlicher Beziehungen. Diese müßten so gestaltet sein, daß es sich für unsere Kinder, die zu Frauen und Männern heranwachsen werden, lohnte, sie nachzuahmen (Held 1993, S. 214, Übersetzung der Autorin).

Ethik der Frauen

Kontextuelle Ethik

Die traditionelle moralphilosophische Argumentation begründet die Richtigkeit moralischer Entscheidungen auf der Ebene der Abstraktion und theoretisch-unpersönlichen Klassifikation. Während die traditionelle Ethik behauptet, moralisches Verstehen vertiefe sich durch Systematisierung und Verallgemeinerung, sieht die feministische Ethik hierdurch moralisches Verstehen schwinden.

Von weiblichen Werten bestimmte Ethik ist persönlich und parteiisch, nicht allgemein oder verallgemeinernd, sie ist am Detail interessiert. Diese Ethik ist narrativ – Geschichten erzählend und zuhörend. Die moralischen Entscheidungen von Frauen werden von persönlicher Betroffenheit bestimmt. Es geht nicht um Wissen, sondern um Verstehen. Es geht aber auch um den Dialog zwischen Wissen und Verstehen, um den Dialog zwischen Rationalität und Emotionalität. Die Konzeption einer neuen Ethik auf den Grundlagen weiblicher Werte basiert nicht ausschließlich auf einer von Emotionalität bestimmte Position. Neues ethisches Denken kann kognitive und affektive Elemente vertreten.

■ Zusammenfassend wird deutlich, daß neuere Arbeiten frauenorientierter Philosophie von drei Themen bestimmt werden, die feministische Ethik kennzeichnen:

1. Denken geschieht in Zusammenhängen und Beziehungsgefügen statt abstrakt und analytisch zerlegend wie in der traditionellen Moralphilosophie.
2. Moralisches Empfinden von Frauen wird stärker geprägt durch das Mitempfinden (Empathie), das „Sorgenfür" und das „Sichsorgenum" als bei Männern, die vorwiegend in den Kategorien von Recht, Fairneß, Pflicht denken.
3. Anforderungen aus konkreten Situationen werden verstärkt wahrgenommen; solche Anforderungen werden entdeckt und wahrgenommen durch die Hinwendung zu konkreten Menschen, die in konkreten Situationen vorkommen. ■

Diese drei Themen durchziehen das Denken, das als postfeministisch zu bezeichnen ist, postfeministisch in dem Sinne, daß es hier nicht um jene militanten Gleichberechtigungskämpfe geht, die am Beginn der Feminismusbewegung standen. Wir können diese Ethik auch als kontextuell bezeichnen, denn hier geht es um Zusammenhänge, um die Kontexte des täglichen Lebens, die Männer und Frauen gleichermaßen, wenn auch auf unterschiedliche Weise, erleben.

Anforderungen an eine adäquate Ethiktheorie

Eine Ethiktheorie, die angemessen die Belange aller Menschen berücksichtigt, die nicht einseitig von männlichen Werten geprägt ist, muß sowohl verstandesmäßige Reflexion als auch emotionale Beeinflussung erlauben. Sie muß Denken und Empfinden als zusammengehörig erkennen und darf nicht auf konkrete Erfahrungen verzichten. Sie darf vor allem nicht die moralische Entwicklung von Frauen verzerrt aus männlicher Perspektive darstellen.

Es ist zu fragen, ob vorhandene moralische Konzepte zu erweitern sind, so daß sie die Belange von Frauen mit aufnehmen können, oder ob völlig neue Fundamente geschaffen werden müssen. Wir können nicht davon ausgehen, daß Fürsorglichkeit biologisch determiniert ist. Die sogenannten weiblichen Werte, die als anerzogen, als gesellschaftlich bestimmt angesehen werden können, sind auch Männern gleichermaßen zugänglich. Anteilnahme, Zuwendung, Fürsorge und das Denken und Handeln in Zusammenhängen, wie es von feministischen Ethikerinnen dargestellt wird, können dazu beitragen, die Moralphilosophie von der historischen Verzerrung durch eine fast ausschließlich männliche Sicht zu befreien.

Der Geist des Marktplatzes als eine vorherrschende Kraft deontologischer Ethik hat die Sorge füreinander als dienendes Tun von Frauen für die Entfaltung menschlichen Wohlergehens (was aber eher männlichen Wohlergehens heißt) verstanden, solches Sorgen aber als Grundlage ethischen Denkens bisher weitgehend vernachlässigt. Wir sehen uns heute einer Entwicklung gegenüber, in der dieser Geist Fürsorge und Nächstenliebe weitgehend vermarktet hat. Unsere Gesundheitssysteme scheinen bestimmt zu sein von Profit und Verlust, weniger von der Sorge um das Wohlergehen aller, also auch der Schwachen, der Hilflosen und der „Nichtwiederherstellbaren".

Das utilitaristische Ideal von Glück und vom Zuwachs an Wohlbefinden und der Vermeidung von Schmerzen baut auf der abstrakten und anonymen Zahl der *anderen* auf, nicht aber auf den Bedürfnissen des konkreten einzelnen. Dieses teleologisch bestimmte Ideal hat wirtschaftliches Wachstum im allgemeinen zum Ziel.

Im Gegensatz hierzu will feministische Ethik die konkrete Person ins Blickfeld nehmen, will nicht universell, sondern bewußt partikulär das Schicksal und die Lebensgestaltung einzelner Menschen in den Vordergrund holen.

Eigentlich verböten die heutigen Erfahrungen von Männern und Frauen die Polarisierung beider Verstehensweisen. Auch in unseren Gesundheitssystemen können wir nicht einfach auf wirtschaftliches Denken und Handeln verzichten. Letztlich müßte ein integriertes Miteinander die sinnvolle Grundlage für ein modernes ethisches Konzept sein, denn Marktplatz und Privatbereich sind aufeinander angewiesen.

Literatur

Arndt, M.: Nurses' Medication Errors – An Interpretative Study of Experiences. Lang, Frankfurt 1994

Baier, A.C.: Hume, the Women's Moral Theorist? In: Women and Moral Theory. Rowman & Littlefield, New Jersey 1987 (S. 37 – 55)

Browning, Cole, E., S. Coultrap-McQuin (Ed.): Explorations in Feminist Ethics, Theory and Practice. Indiana University Press, Indianapolis 1992

Browning Cole, E., S. Coultrap-McQuin: Toward a Feminist Conception of Moral Life. In: Explorations in Feminist Ethics, Theory and Practice. Indiana University Press, Indianapolis 1992 (S. 1 – 11)

Brucker, C. M.: Moralstrukturen. Grundlagen der Care-Ethik. Deutscher Studien Verlag, Weinheim 1990

Daly, M.: Beyond God The Father. Toward a Philosophy of Women's Liberation. The Women's Press, London 1985

Grimshaw, J.: The Idea of a Female Ethik. In: A Companion to Ethics. Blackwell Publishers, Oxford 1993 (S. 491 – 499)

Held, V.: Feminist Morality. Transforming Culture, Society, and Politics. The University of Chicago Press, Chicago 1993

Johnstone, M.-J.: Bio Ethics. A Nursing Perspective. W.B. Saunders/Bailliere Tindall, Sydney (London, Toronto) 1989

Zur Vertiefung der Thematik

Brown, L. M., C. Gilligan: Die verlorene Stimme. Wendepunkte in der Entwicklung von Mädchen und Frauen. Campus, Frankfurt 1994

Fox-Keller, E.: Liebe, Macht und Erkenntnis. Männliche oder weibliche Wissenschaft? Hansa, München 1986

Gilligan, C.: Die andere Stimme. Lebenskonflikte und Moral der Frau. Piper, München 1984/88

Kramer, N.; B. Menzel, B. Möller, A. Standhartinger (Ed.): Sei wie das Veilchen im Moose... – Aspekte einer feministischen Ethik. Fischer Taschenbuch, Frankfurt 1994

Pieper, A.: Aufstand des stillgelegten Geschlechts. Einführung in die feministische Ethik. Herder, Freiburg 1993

Ruddick, S.: Mütterliches Denken. Für eine Politik der Gewaltlosigkeit. Campus, Frankfurt/M, 1993

Ethik in der Pflege

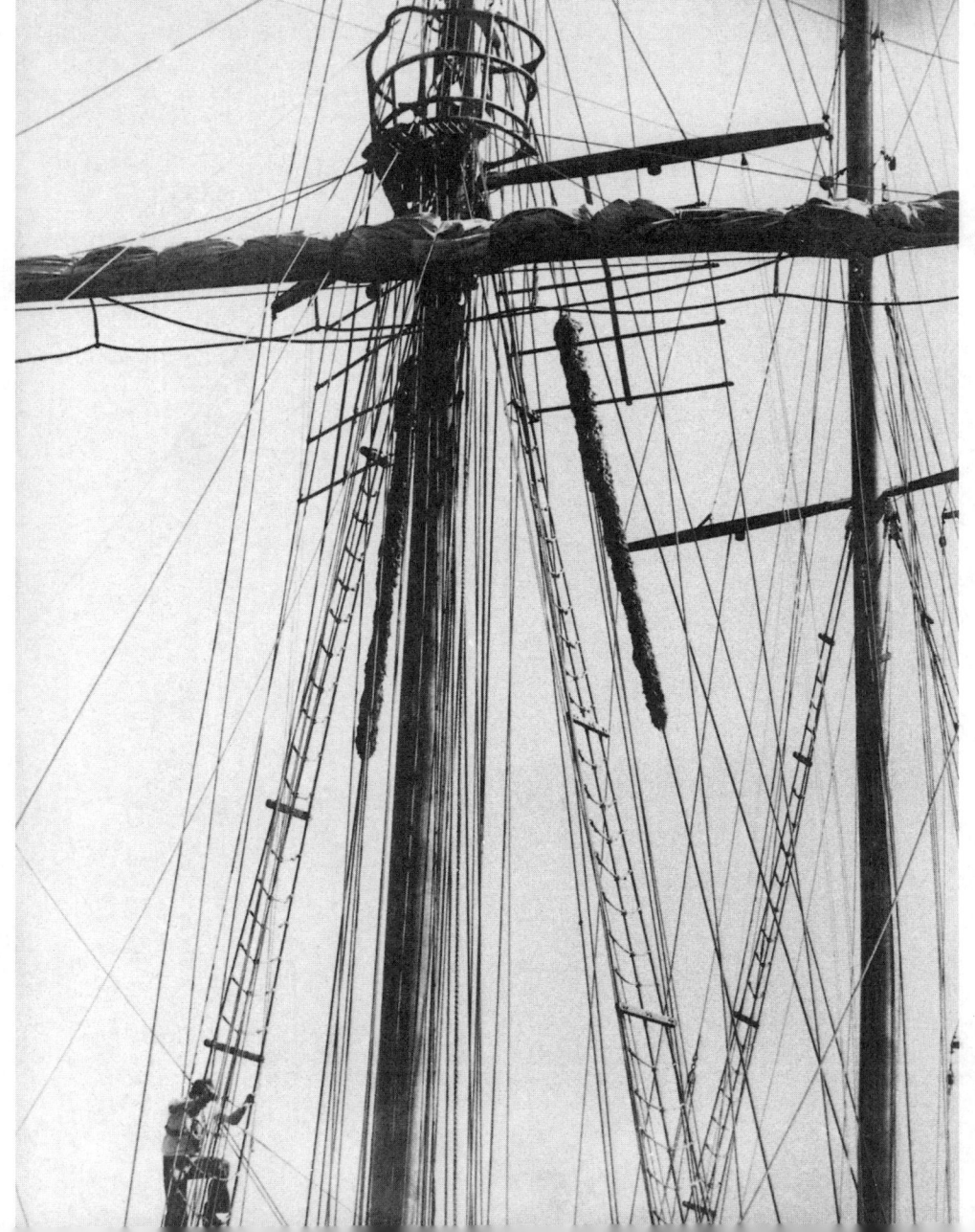

Dieser Teil bildet das Herzstück des gesamten Buches. Es werden wesentliche Begriffe der Ethik auf die Pflege bezogen und für die Pflege aufgearbeitet. Das Thema Autonomie ist Gegenstand des fünften Kapitels. Jedoch werden auch Ethiktheorien skizziert und ihre Bedeutung für die Pflege bearbeitet. In Kapitel 6 werden Grundlagen für die moralische Entscheidungsfindung erläutert und im Rahmen einer Ethik der Verantwortung auf die Pflege bezogen. Kapitel 7 hat die Entscheidungsfindung in moralischen Situationen zum Thema, und der Pflegeprozeß als Strategie zur moralischen Entscheidungsfindung wird analysiert. Der achte und letzte Teil dieses Kapitels bietet Hilfen an, die Ethik in der pflegerischen Praxis sichtbar machen können. Die Praxis von Ethikvisiten und Ethikbesprechungen wird vorgestellt und die Bedeutung von Ethikkommissionen deutlich gemacht.

5. Pflegerische Verantwortung und Autonomie

Im vorhergehenden Kapitel wurde von einer menschlichen Ethik gesprochen, die Gefühl und Verstand, das Allgemeine und das Spezielle gleichermaßen wie die Sorge für sich selbst, wie auch die Sorge um andere berücksichtigt. Es wurde deutlich, daß Ethik etwas mit Wissen zu tun hat, aber nicht auf Fühlen und Empfinden verzichten kann.

Es lohnt sich, ethisches Wissen auf die Pflege bezogen genauer zu betrachten, denn alles Wissen in der Pflege hängt eng zusammen mit praktischem Tun und eben auch mit der emotionalen Seite des praktischen Tuns. Hierum kreisen die Inhalte dieses Kapitels. Der Schwerpunkt liegt auf der Darstellung ethischen Pflegewissens im ersten Abschnitt. Im zweiten stehen Verantwortung und Autonomie im Vordergrund. Hier geht es einerseits um die Autonomie von Patienten und um die Verantwortung die hieraus für Pflegende erwächst, andererseits geht es um die Autonomie von Pflegenden. Dieses Thema durchzieht weiterhin den dritten und den vierten Abschnitt, in dem die teleologische und die deontologische Richtung der Ethik auf die Pflege bezogen werden. Im vierten Abschnitt kommt die Bedeutung einer Ethik der Verantwortung konkret im Hinblick auf die Pflege zur Sprache. Hier wird als die Grundlage pflegerischen Handelns der Sinngehalt des Menschseins erläutert.

Wissen und Ethik

Allgemeine Aspekte

Ein Konzept, das ethisches Pflegewissen umschreibt, stammt aus der feministischen Philosophie und bezieht den emotional-affektiven Bereich menschlichen Erlebens ein. Dieser Philosophie liegt ein Aufsatz von Vangie Bergum (1994) zugrunde, der in seinen Grundgedanken ins Deutsche übertragen und entsprechend unserem kulturellen Umfeld aufgearbeitet wurde. Das Konzept weist ein bedeutsames Gegengewicht auf zu den bisher dargestellten theoretischen Ansätzen und zeigt, wie die Elemente einer feministischen Ethik im Bereich der ethischen Entscheidungsfindung für Pflegende Be-

deutung haben können. Es ergänzt das Nachdenken über ethische Theorien. Die ethischen Aspekte von praktischen Entscheidungen liegen nicht nur auf der Ebene des Wissens und des Verstehens. Ethisch denken heißt Verantwortung wahrnehmen, heißt Antwort geben. Eine Ethik der Verantwortung muß affektive wie kognitive Elemente aufweisen.

Unser menschliches Dasein ist immer auch mitmenschliches Dasein, ist eingebunden in Beziehungen zu anderen Menschen. Wir sind, wir agieren in Beziehungen. Wir reagieren in Verantwortlichkeit, im Antwortgeben. Wenn wir von menschlichen Beziehungen sprechen, dann ist das objektive Wissen um einen Menschen, um eine Situation nicht ausreichend. Ethisches Wissen vereinigt drei Arten des Wissens: subjektives, objektives und inhärentes Wissen.

Arten des Wissens

Subjektives und objektives Wissen

Wir können Wissen im Bereich von Gesundheit und Krankheit unterscheiden in **subjektives** und **objektives Wissen.** Das subjektive Wissen ergibt sich aus der persönlichen Beschreibung eines Menschen über seine/ihre Befindlichkeit und aus dem menschlichen Verständnis, dem Mitfühlen, das die Mitarbeiter eines Gesundheitssystems als Gegenüber, als Zuhörende und als Mitfühlende entwickeln. Dieses subjektive Wissen allein reicht nicht aus, um eine Diagnose zu stellen und um ein Behandlungskonzept zu entwickeln. Es ist notwendig für die Ärzte und für die Pflegenden zu abstrahieren, zu kategorisieren, um eine Krankheitsursache zu verstehen. Es ist notwendig zu theoretisieren, zu verallgemeinern, um die subjektive Beschreibung, zum Beispiel von bestimmten Schmerzen umzusetzen in die mögliche Ursache des Schmerzes und damit die Möglichkeit zur Abhilfe zu eröffnen. Wir brauchen also das objektive Wissen, um von der Befindlichkeit zu einem Befund zu kommen. Dieses objektive Wissen ist notwendigerweise wertfrei und verallgemeinernd. Es ist aber auch gesichtslos und fragmentiert. Dieses Wissen ist aber die Grundlage medizinischer Wissenschaft.

Unsere westlichen Gesundheitssysteme sind auf diese Art von Wissen ausgerichtet. Sie gründen sich auf abstrakte Befunde und Daten körperlicher Funktionssysteme. Die Sorge um den Herrn Karlsen mit dem Katheter, der Geh- und Sprachstörung, mit dem hohen Blutdruck wird zum Behandlungskonzept der *„Apoplexie in Zimmer drei"* oder, noch kürzer, zu *„Schema I für die Apoplexie in drei am Fenster"*. Dies ist notwendigerweise so, wenn korrekte Diagnose und effektive Behandlung auf wissenschaftlicher Basis angestrebt werden.

Wir fragen zwar nach psychischen und sozialen Gesichtspunkten, doch bleibt dieses Fragen ein Teil systematischer und fragmentierter Wissenschaftlichkeit. Auch das Wissen im subjektiven Bereich verhilft zu detaillierterem, zu vertieftem objektiven Wissen.

Gelebtes oder wesenhaftes Wissen

Die Begrenzung abstrakten, objektiven Wissens kann nur aufgehoben werden, wenn wir lernen, eine Person, einen Menschen als lebendige Einheit zu verstehen. Das geht über ganzheitliche Objektivität weit hinaus. Eine Person, einen Menschen als Gegenüber, als lebendiges Ich wahrzunehmen und zu stärken, würde uns helfen, die Ausschließlichkeit wissenschaftlicher Objektivität und Subjektivität zu ergänzen. Wir sprechen hier im Grunde von einer dritten Weise des Wissens. Vielleicht ist es dieses Wissen, was der Soziologe Weber meinte, wenn er von *Verstehen* sprach. Vielleicht ist es dieses Wissen, nach dem wir uns sehnen, wenn wir das Wort *ganzheitlich* aussprechen. Es ist das Wissen, dem die gelebte und durchlebte Daseinserfahrung des lebendigen Ich zugrunde liegt. Dieses Wissen kann als *inhärentes Wissen* bezeichnet werden oder als *wesenhaftes* und *gelebtes Wissen*.

Gelebtes Wissen beruft sich auf subjektives und auch auf objektives Wissen, es benutzt das objektive Wissen. Doch bei dieser Art von Wissen beziehen wir die Bedeutung von Symptomen und Beschwerden sowie von Daten und Befunden ein in die Lebenswelt einer Person. Symptome werden verstanden auf dem Erlebnishintergrund einer Person und nicht ausschließlich im gesichtslosen Zusammenhang eines abstrakten, wissenschaftlichen Systemverständnisses.

Sicherlich können wir weder auf *subjektives* noch auf *objektives* Wissen verzichten. Im Bereich der Psychologie, in Supervision und Gesprächsführung wird der Bereich des subjektiven Wissens ernst genommen. Besonders die sozialwissenschaftlichen Anteile der Pflege kommen hier zum Tragen. Im Bemühen um natur- und medizinwissenschaftliches Verstehen menschlichen Daseins in dieser Welt eignen wir uns objektive Grundlagen an, die für den Pflegeberuf unerläßlich sind.

■ Der *Bereich des inhärenten Wissens* stellt das Fundament dar, auf dem pflegerische Sorge jene moralische Legitimation erhält, die eine pflegerisch-therapeutische Beziehung zu einer solchen macht. ■

Die Realität menschlicher Erfahrung und der Sinn des Menschseins ist komplexer, als uns subjektives und objektives Wissen vermitteln können. Menschliches Leben ist vergleichbar mit einem Gewebe aus gesponnenen Fäden. Die einzelnen Fasern dieser Fäden beginnen und enden, ohne die gesamte Fadenlänge zu durchziehen. Im Zusammenspiel, im Eingebundensein in das gesamte oft komplizierte Gewebe kann die eine oder die andere Faser und Fasergruppe besonders hervorleuchten, doch keine Faser, kein Faden ist allein sinnvoll für den Stoff, der das Leben ausmacht.

Ethisches Pflegewissen

Pflege, die ethischen Ansprüchen genügen will, muß die verschiedenen genannten Aspekte des Wissens berücksichtigen. Als Gesamtheit macht solches Wissen *ethisches Pflegewissen* aus. Hierbei geht es nicht um das analytische Durchdringen der pflegerischen Wirklichkeit auf der Grundlage von Theorien aus dem Bereich der Moralphilosophie oder der Moraltheologie. Es geht auch nicht um die Anwendung von moralischen Prinzipien, wie sie im nächsten Kapitel dargestellt werden. Ethiktheorien und moralische Prinzipien mögen hilfreich sein und ihren Platz haben in der philosophischen und theologischen Diskussion. Ethisches Wissen im Bereich der Pflege beginnt mit dem gelebten Wissen, dem Wissen um das Wesentliche, was einen anderen Menschen betrifft. Sicherlich helfen uns Modelle und Strukturen wie Pflegeplanung und Pflegeprozeß. Diese sind jedoch als Werkzeuge zu verstehen. Es sind einige spezifische Werte, die pflegerisches Denken und Handeln im Sinne von ethischem Pflegewissen prägen können, die dann dazu führen, daß kognitive, praktische und affektive Hilfsinstrumente sinnvoll und klug eingesetzt werden.

■ Ethisches Pflegewissen besteht aus subjektivem und objektivem Wissen über einzelne Patienten und spezifische Situationen wie aus objektivem Wissen über Krankheitszeichen und Befunden. Weiterhin gehört das inhärente oder wesenhafte Wissen dazu, dem die durchlebte Daseinserfahrung zugrunde liegt. Inhärentes Wissen beruft sich auf objektives und subjektives Wissen. Die Bedeutung hiervon jedoch wird aus der Lebenswelt einer Person genommen und bleibt nicht im gesichtslosen Zusammenhang eines wissenschaftlichen Systemverständnisses. ■

Drei spezifische Werte ethischen Pflegewissens

Allgemeine Aspekte

Eine Vorbemerkung mag notwendig sein, bevor die drei Werte ethischen Pflegewissens dargestellt werden. Ethisches Pflegewissen ist unabhängig von religiösen oder ideologischen Überzeugungen und Prägungen. Ethisches Pflegewissen läßt jedoch Raum für die je eigene spirituell-religiöse Bindung einzelner Pflegender und individueller Patienten. Ethisches Pflegewissen ist vorreligiös, es kann durch religiöse Begründung gefestigt werden, ist aber nicht davon abhängig.

Damit jegliches religiöses Denken gedeihen kann, braucht es ethische Grundpositionen, die sich aus einem Verständnis von Ganzheitlichkeit entfalten. Solches Verständnis kann angeregt und gefördert werden durch das Nachdenken über die Beziehungen zwischen Gott, Mensch und Welt und über die Rolle, die Aufgabe und den Sinn von Pflege im Rahmen dieser Beziehungen. Es entspräche den dringlichen Bedürfnissen unserer Gesellschaft, im Bereich der Pflege Nachdenken auf höchstem Niveau Raum zu geben. Mit anderen Worten: Wir müssen Pflege philosophieren; wir müssen uns auf den Weg begeben, jene Werte zu verstehen und nachzuempfinden, auf denen unser pflegerisches Tun ruhen kann.

Von der Dominanz zur Kooperation

Als erster Wert kann eine Haltung beschrieben werden, in der die Pflegeperson gemeinsam mit dem Patienten, der Patientin versucht, die besondere Bedeutung der momentanen Krankheitserfahrung zu erfassen. Dieser gemeinsame Versuch gründet auf der Achtung vor der Auto-

nomie des anderen und mag dann die verschiedenen Entscheidungen, die vom Patienten, von der Patientin zu treffen sind, steuern.

Eine solche Haltung bedeutet ein Abschiednehmen von der patriarchalischen/matriarchalischen Beziehung zwischen Pflegenden und Patienten. Es bedeutet, die dominierende Position des Fachmannes, der Fachfrau aufzugeben zugunsten gemeinsamen Denkens und von Patienteninitiative geleitetem Handeln. Dies mag schwer sein, da wir doch im deutschsprachigen Raum gerade Fuß fassen in einem sich professionalisierendem Pflegeberuf. Das mag auch schwer sein für Patienten. Es mag Verantwortung von Kranken fordern, die zu solcher Verantwortung nicht fähig oder nicht bereit sind.

Kooperation soll Patienten jedoch nicht überfordern. Gemeinsames Handeln bedeutet, gemeinsam Möglichkeiten zu durchdenken, bedeutet das Einbringen unserer Expertise an jenen Stellen, an denen es sinnvoll und hilfreich ist.

Vom abstrakten Befund zur Gesamtsituation

Der zweite Wert ergibt sich aus einer bewußten Abwendung von abstrakt-objektiv beurteiltem Krankheitsgeschehen hin zu kontextgebundenem Verstehen. In der ethischen Auseinandersetzung um die Situation des Erlanger Falles (1992) wurde solches Kontext-Denken deutlich. Interessanterweise sprechen wir in Deutschland von dem *„Erlanger Baby"*, obwohl es hier doch gleichermaßen um die 18jährige schwer verunglückte Marion P. wie um ihre noch nicht lebensreife Schwangerschaft ging. Hier jedenfalls wurden Fragen der Persönlichkeitsrechte diskutiert, und es wurde deutlich, daß der menschliche Körper nicht unbegrenzt als Objekt, als Mittel zum Zweck nutzbar gemacht werden kann.

Eine Krankheitssituation im gesamten Lebenszusammenhang zu sehen stellt ein wesentliches Element dieser Hinwendung dar. Dies wird deutlich, wenn nach den Werten gefragt wird, die ein bestimmtes, ein konkretes Leben tragen. Dies wird deutlich, wenn wir danach fragen, was einem Mann, einer Frau wichtig ist. Die Antworten, die auf diese Fragen gegeben werden, sollten dann medizinische und pflegerische Entscheidungen bestimmen.

Von helfender Autorität zum Fördern der Eigenverantwortung

Der dritte Wert ist geprägt durch das Ernstnehmen des anderen Menschen, der anderen Person im Hinblick auf seine/auf ihre Möglichkeiten. Hierbei geht es darum, Abschied zu nehmen von dem immer noch gängigen Konzept der Pflege als *dem Patienten Gutes tun*. „Wir wollen nur Ihr Bestes!" Aufstehen, mobilisieren, abführen, Schmerztabletten! „Alles ist in Ihrem Interesse!" Was wissen wir von den Interessen eines anderen Menschen?

Pflegende, die den anderen Menschen, die andere Person ernstnehmen, fragen nicht nur "Wie geht es heute?", sondern sie hören auch die Antwort.

Vielleicht geht es bei diesem spezifischen Wert auch darum, die Ressourcen eines Patienten freizusetzen, zu entwickeln und zu kanalisieren. Es geht wieder um die Autonomie, hier steht aber nicht Kooperation im Vordergrund, sondern die Eigenverantwortung eines Menschen.

Die Bedeutung ethischen Pflegewissens

Die drei beschriebenen spezifischen Werte können dazu beitragen, daß ethisches Wissen unsere Einstellung zur Pflege prägt. Diese drei spezifischen Werte ergänzen sich und gehen doch an manchen Stellen in der Praxis ineinander über, sind manchmal nicht voneinander zu unterscheiden. Es wurde deutlich, daß subjektives, objektives und das wesentliche Wissen, das die gelebte Erfahrung betrifft, gemeinsam ethisches Wissen ausmachen. Es wurde jedoch auch deutlich, daß Pflegende auf solchen Grundlagen Abschied nehmen müssen von einigen lieben Gewohnheiten:

– nicht dominierendes, professionalisiertes Spezialistentum – sondern pflegerisches Handeln, das aus gemeinsamem Denken mit dem Patienten erwächst,
– nicht Entscheidungen auf der Grundlage von objektiv-abstrakten Befunden – sondern Einbeziehung der gesamten Lebenssituation und der persönlichen Werte eines Patienten/einer Patientin,
– nicht helfende Autorität – sondern Eigenverantwortung von Patienten.

Diese spezifischen Werte geben Handlungsanweisungen. Sie beziehen die moralische Legitimation für die Pflege ein, die durch den Bereich des gelebten Wissens erschlossen werden kann. Sie verzichten aber auch auf eine Entweder-oder-Mentalität und integrieren subjektives und objektives Wissen.

Heilungsauftrag

Allgemeine Aspekte

Leah Curtin, eine amerikanische Pflegewissenschaftlerin und Ethikerin, gab der Diskussion um die Spannungen, denen Pflegende ausgesetzt sind, eine spezifische Richtung. In ihrem Aufsatz zur Fürsprecherrolle der Pflegenden sagte sie:

Das Ziel und der Sinn von Pflege ist das Wohlergehen anderer Menschen. Dieses Ziel ist kein wissenschaftliches, sondern ein moralisches Ziel (Curtin, L.L., 1986 S. 12, Übersetzung der Autorin).

Diese Aussage wirft eine Reihe von Fragen auf. Ähnliche Fragen entstehen auch, wenn ein reduktionistischer Psychologismus die psychische Betreuung oder die Gefühlsarbeit als Wesen und eigenständigen Schwerpunkt der Pflege sieht. Inzwischen ist es deutlich geworden, daß die Vereinnahmung der Pflege durch Psychologie und andere sozialwissenschaftliche Disziplinen durchaus nicht jene Ganzheitlichkeit bringt, wie es den Anschein hatte. Wenn wir nun glauben, auf der ethischen Schiene für die Pflege jene Selbständigkeit zu erreichen, die lange Zeit als Merkmal angestrebter Professionalität galt, werden wir erkennen müssen, daß auch die Moralphilosophie nicht für die Pflege vereinnahmt werden kann.

Das Wohlergehen anderer Menschen ist nicht ein privilegiertes Ziel der Pflege allein. Die Sorge um das Wohlergehen anderer Menschen ist letztlich das moralische Fundament jeglicher guten Beziehungen zwischen Menschen. Wo immer miteinander leben gelingen soll, wird ein Element altruistischen Denkens das Handeln bestimmen müssen.

Eine weitere Kritik an einseitig moralischer Begründung für die Sorge um das Wohlergehen anderer Menschen liegt darin, daß wir, um ein Ziel zu erreichen, entsprechende Mittel brauchen. Im Bereich der Gesundheitssorge entspringen die Mittel der Wahl wissenschaftlich geleiteter Erkenntnis um biologische und um soziale und psychische Zusammenhänge.

Der moralische Auftrag des Füreinandersorgens ist mit den Mitteln wissenschaftlicher Erkenntnis zu erfüllen. Bei der Sorge um kranke Menschen spielt jedoch nicht nur die medizinwissenschaftliche Beurteilung eine Rolle. Zwar ist Pflege auf naturwissenschaftliches Verständnis angewiesen und gerade im Bereich der operativen Intensivabteilungen auf Medizin und Medizintechnik ausgerichtet, doch haben wir inzwischen die ehemals prägende Abhängigkeit von der Medizin ausgetauscht gegen ein integratives Verständnis von gemeinsamem Tun mit Patienten, Ärzten und anderen Mitarbeitern einer therapeutischen Gemeinschaft. Dies war möglich durch die wiederentdeckte Erkenntnis, daß Pflege in sich selbst einen eigenen, therapeutischen Wert hat.

Der Pflegeprozeß nimmt diesen Wert ernst. Die geplante Pflege ist auf die individuellen Bedürfnisse einzelner Menschen abgestimmte Pflege. Es gibt zwar Bedürfnisse, die für alle Menschen gleich oder ähnlich sind, wie sie aber erfüllt werden, richtet sich nach einer spezifischen Situation, nach dem spezifischen Kontext und nach der Individualität von Patienten. Alle Menschen müssen ihr eigenes Leben leben, und somit haben auch Patienten das Recht mitzuentscheiden, was mit ihnen, mit ihrem Körper geschieht.

Medizinische Therapie und Pflege liegen eng beieinander. Pflegende tragen hier die Ausführungsverantwortung für medizinisch therapeutische Handlungen, die im Auftrag des Arztes ausgeführt werden, wie auch eigenständige Verantwortung für ihr pflegerisches Tun. An dieser Stelle erliegen wir leicht der Gefahr, Verantwortungsabgrenzungen ausschließlich in den juristischen Raum zu verlegen. Wir übersehen schnell, daß moralische Verantwortung nicht mit juristischer Verantwortung gleichgesetzt werden kann.

Moralische Verantwortung ist nicht übertragbar. Moralische Verantwortung stellt die persönliche und die letzte Verantwortungsinstanz menschlicher Existenz dar. Niemand kann moralische Verantwortung auftragsmäßig übernehmen. Im Bereich der moralischen Verantwortung sind Betroffene allein kompetent. Dies gilt für Ärzte wie für Pflegende, für Patienten wie für Angehörige.

Verantwortung und Autonomie

Pflege in der Mitte

Wenn wir die Prinzipien betrachten, die in ethischen Grundpositionen als sinnvoll angesehen werden, fehlt in keiner Aufstellung das Prinzip der Autonomie. Autonomie wird auch als Recht gesehen, auf das alle Patienten einen Anspruch haben. Dieses Recht entbindet Pflegende nicht von ihrer Verantwortung. Für Pflegende ergibt sich hier eine besondere Position, die nicht einfach zu beschreiben und zu verstehen ist. Pflegende sehen sich einer fachlichen Handlungs-

verantwortung gegenüber, die zunächst praktische Bedeutung hat und die nicht moralisch zu überlagern ist.

Im Rahmen eines Gesundheitssystems übernehmen Pflegende ihre Aufgabe einerseits als generellen Auftrag, andererseits als spezifischen Auftrag mit spezifischen Verantwortungsbereichen einzelnen Patienten und Patientinnen gegenüber.

■ Pflegende stehen in der Mitte zwischen abstrakten und konkreten Auftraggebern. Die Patienten als konkrete Auftraggeber sind meist in der Situation des Schwächeren, der Hilfesuchenden; die abstrakten Auftraggeber, die sich als konkrete Arbeitgeber, als Personalleiter, Pflegedienstleiterinnen und als ärztliche Leiter personifizieren, agieren aus einer Position der Stärke, der Macht.
Pflegende in der Mitte zwischen Stärke und Hilflosigkeit müssen sich dennoch an dem Prinzip der Autonomie der Patienten ausrichten, müssen solche unter Umständen für Patienten einfordern. ■

In diesem Zusammenhang kann die Fürsprecherrolle der Pflegenden benannt werden. Wenn die therapeutische Bedeutung pflegerischen Tuns ernstgenommen wird, ist die Haltung des Daseins, des Aushaltens auch in kritischen, in aussichtslosen Situationen ein Teil der Pflege. Dieses Dasein, das vielleicht nur wie ein Dabeistehen aussehen mag, in dem sich aber *Beistand* konkret ausdrückt, weist ein Element auf, das auch in den Bezeichnungen im Neuen Testament für *Heiligen Geist* gebraucht wird. Jesus spricht im Johannesevangelium vom Beistand, vom Fürsprecher, vom Advokaten, den er senden wird, der der Geist der Wahrheit ist. Patricia Benner, eine amerikanische Pflegewissenschaftlerin, machte auf diesen Zusammenhang aufmerksam und hob die Bedeutung für die Pflege hervor.

Pflegende haben eine Advokatenfunktion, eine Funktion des Fürsprechens: Wenn die eigene Sprache eines Patienten, einer Patientin oder von Angehörigen verstummt, können die, die nahe dabeistehen, wohl Artikulierungshilfen geben. Es ist wichtig, dies deutlich zu machen: Pflegende wollen und sollen keine Vorsprecher für Patienten sein. Die Fürsprecherfunktion muß darauf beschränkt bleiben, die Möglichkeit autonomer Entscheidungen zu fördern.

Autonomie

Zunächst muß noch einmal hervorgehoben werden, daß sich medizinische Entscheidungen von pflegerischen Entscheidungen abheben, daß beide aufeinander verwiesen sein können, daß pflegerische Maßnahmen oft von medizinisch-therapeutischen Entscheidungen abhängig sind. Weiter jedoch müssen wir moralische Probleme und damit moralische Entscheidungen von sachlich-fachlichen Problemen und Entscheidungen abgrenzen. Allerdings ergeben sich oft moralische Probleme aus medizinisch-pflegerischen Situationen, und die Differenzierung der Bereiche in moralisch und nichtmoralisch ist äußerst schwer. Weder Pflegende noch Ärzte sind Experten der Moral.

■ Das Prinzip der Autonomie muß verstanden werden als Prinzip des Respektes vor der Personenwürde einzelner Menschen. Das heißt, auch in Krisensituationen können wir Patienten das Recht und die Fähigkeit zu mündiger Entscheidung nicht vorenthalten; das heißt auch manchmal, ihnen dieses Recht als Pflicht aufzubürden. ■

Für die Pflegenden ist hiermit eindeutig, daß es nicht um Gewinnung zusätzlicher Machtterritorien geht. Im Gegenteil, auch wir müssen in dieser Konstellation Abschied nehmen von paternalistischer oder maternalistischer Haltung. Die Aufgabe allerdings, die uns zufallen mag in der Rolle von Advokaten, von Fürsprecherinnen, ist die des stützenden und helfenden Beistands. Solcher Beistand gewinnt gerade da an Wert, wo einem anderen Menschen das Recht zu eigener Meinung auf persönliche Entscheidung zur schweren Pflicht wird.

Worauf läßt sich nun Patientenautonomie überhaupt stützen? Der in Amerika lebende englische Philosoph Alasdair MacIntyre schrieb schon 1977 in einem vielbeachteten Aufsatz, daß die Fruchtlosigkeit der ethischen Diskussion im medizinischen Bereich darin zu suchen sei, daß wir die auftauchenden Probleme als Probleme der Ärzte und Schwestern, der Administratoren im Gesundheitswesen und als die der Sozialarbeiter sehen und nicht als die Probleme derer, die sie in erster Linie betreffen, als die von Patienten. Weiterhin schrieb MacIntyre, daß wir die Schwerpunkte der ethischen Diskussion fälschlicherweise auf einzelne bioethische Fragen reduziert haben, statt die Rolle der Ärzte und anderer Funktionsträger im Zusammenspiel der Kräfte im Gesundheitswesen zu betrachten.

Wir haben unsere Probleme, so MacIntyre, als interne medizinische Probleme gesehen, die sich abheben und in keinem Zusammenhang stehen mit den sogenannten externen politischen und sozialen Problemen. MacIntyre sieht einen kausalen Zusammenhang zwischen der Lösung unserer politischen und sozialen Probleme und Lösungsansätzen für die sogenannten internen medizinethischen Probleme.

Wir müssen lernen, Ethik im Gesundheitswesen kontextuell zu betrachten. Ein Kontext ergibt sich aus der gesellschaftspolitischen Bewertung von Autorität, diese, so MacIntyre, kann nicht allein überleben als institutionelle Strukturbedingung. War dem Priester und dem Schulmeister – die Autorität beim einen über die Sünde, beim anderen die über das Wissen – übertragen worden, hatte der Arzt die Macht über den Bereich von Krankheit und Schmerz. Jedoch zeigt MacIntyre, wie wir in unseren Gesellschaften jene moralischen Grundlagen verloren haben, die einmal solche Übernahme von autoritativer Verantwortung in den Bereichen Sünde, Wissen und Krankheit rechtfertigten.

Erziehungswesen wie auch die Kirchen haben jetzt zunächst ihre Autorität zu rechtfertigen und sind inzwischen weit entfernt davon, in ihren traditionellen Domänen die alleinige Verantwortung zu beanspruchen. Daß dort, wo Experten gebraucht werden und zur Verfügung stehen, diese Expertenautorität nicht gleich dem Übertragen von Verantwortung ist, folgt in den meisten Bereichen menschlicher Beziehungen. In einem Restaurant mag der Ober die Gäste beraten im Hinblick auf die Menüwahl, die Entscheidung treffen sie jedoch selbst.

Religion und Bildung trugen die Selbständigkeit, Unabhängigkeit und die Entscheidungskompetenz eines jeden Menschen inhärent als Ziel und Forderung in sich. In unserer Zeit, die von einem Pluralismus der Werte geprägt ist, hat moderne Erziehungswissenschaft längst mit einem humanistischen Bildungsansatz Platz geschaffen für die Übernahme von Verantwortung für die eigene Mündigkeit. Im Bereich der Religion sehen wir mehr oder weniger große Zugeständnisse an die persönliche Kompetenz einzelner Menschen für ihr Seelenheil.

Auch im Bereich der Gesundheitssorge verteilt sich die fachliche Kompetenz inzwischen auf eine immer wachsende Zahl von Experten. In diesem Fall jedoch konstituiert sich der Auftrag an Experten, der Heilungsauftrag, aus der Unfähigkeit von Kranken und Verletzten, für sich selbst Sorge zu tragen. Dies mag eine weitgehende Abhängigkeit erklären. Aber moderne Patienten begegnen dem Arzt letztlich als Fremdem, der seine moralische Autorität nicht mehr auf der Basis allgemein anerkannter Werte aus einem professionellen Status herleiten kann. Dies bedeutet, daß auch im Bereich von Gesundheit und Krankheit ein moralischer Auftrag zu autonomer Entscheidung auf der Patientenseite besteht.

Hieraus folgt, so MacIntyre, daß wir niemandem erlauben dürfen, unsere Entscheidungen für uns zu treffen (MacIntyre, A., 1977, S. 210, Übersetzung der Autorin).

Wenn also einzelne Gesundheitsexperten keine Entscheidungsautorität haben und auch nicht nach einem allgemeingültigen Wertesystem und Moralkodex handeln müssen, sondern Entscheidungen letztlich in der persönlichen Beliebigkeit gegründet sind, ist es notwendig, daß im jeweils lokalen und personalen Bereich deutliche Hinweise auf die jeweiligen moralischen Prämissen ausformuliert werden müssen. Eine präzise Darstellung des philosophischen, religiösen und moralischen Leitbildes, nach dem ein Krankenhaus oder eine Arztpraxis versprechen, sich auszurichten, böte die Möglichkeit, einen Maßstab für Therapie und Pflegestandard zu setzen. Dies befähigte Patienten, ihre Verantwortung wahrzunehmen; befähigte sie, Entscheidungen zu fällen in Hinblick auf die Art von Behandlung und Pflege, der sie ihr Vertrauen schenken wollen. Hier wären dann auch verbindliche Grundlagen, die eine echte Qualitätskontrolle sinnvoll machen könnten. Und dies wäre ein Weg, im gesellschaftsrelevanten Kontext, Vertrauen in Gesundheitsexperten wachsen zu lassen und gleichzeitig dem Prinzip der Autonomie Raum zu geben.

Pflege aus einer Position der Mitte zielt auf Kooperation zwischen Patienten und Pflegenden und fragt nach den konkreten Werten, die ein bestimmtes Leben tragen. Die Antworten, die hier gegeben werden, sollten dann medizinische und pflegerische Entscheidungen bestimmen. Es geht darum, daß wir andere Menschen ernst nehmen. Es geht darum, daß wir es auch im Bereich der Gesundheitsdienste wagen, die Eigenverantwortung von Patienten und Patientinnen zu fördern.

Ethiktheorien und ihre Bedeutung für die Pflege

Viele mögen denken, weil Ärzte entscheiden, wann die Beatmungsmaschine abgeschaltet wird, weil Rechtswissenschaftler über Leihmutterschaft urteilen und

Naturwissenschaftler sich mit den Problemen künstlicher Befruchtung beschäftigen, die Betriebswirtschaftler und Politiker über die Verteilung begrenzter Ressourcen im Gesundheitswesen entscheiden, deshalb haben Pflegepersonen keine eigene Verantwortung.

Dies ist anscheinend mitfühlendes Denken, das Krankenschwestern intellektuelle und moralische Konflikte ersparen möchte (Clay, 1987, S. 39/40, zitiert in Johnstone 1989, S. 3, Übersetzung der Autorin).

Wir können uns in der Pflege moralischen Entscheidungen nicht entziehen, und wir können uns ethisches Denken nicht ersparen. Dies gilt für den Pflegealltag wie auch für den Anspruch einer sich entwickelnden Pflegewissenschaft.

In diesem Abschnitt werden die bisher dargestellten Elemente ethischer Theorien konkreter auf die Pflege bezogen und als Grundzüge einer Ethik in der Krankenpflege verarbeitet.

Die Ethik der Nützlichkeit

Eine Ethik der Kosten-Nutzen-Analyse, eine Ethik der Abwägung positiver gegen negative Konsequenzen beherrscht in ihren Grundzügen das Denken unserer postmodernen Welt. Utilitarismus ist in vielen Bereichen ausschlaggebend für moralische Entscheidungen. Ist nicht die Frage der Konsequenzen ein wesentlich bestimmender Faktor unseres Abwägens gerade auch im Bereich der Pflege? Wenn es um unsere Zeit, um unsere Kräfte und Fähigkeiten geht, die unsere menschlichen Ressourcen darstellen, müssen wir notgedrungen nach den Konsequenzen fragen, die deren Einsatz hat. Und auch wenn es um materielle Dinge geht, die Auslastung von Krankenhausbetten, den Einsatz von teuren Medikamenten oder Techniken, müssen wir wohl die vorhersehbaren Resultate in unser Denken und Planen einbeziehen.

Hier spielen Argumente eine Rolle, die unsere Wirklichkeit betreffen. Hier stehen Faktoren des klugen Haushaltens zur Debatte. Wir müssen auf politischer, institutioneller und auf persönlich-beruflicher Ebene Entscheidungen treffen, die sich an der Wirklichkeit orientieren.

Der Utilitarismus hat letztlich Gerechtigkeit und menschliches Wohlergehen im Auge. Es ist die Grundlage einer Reihe von Ethiktheorien, die dem Handeln selbst zunächst keinen moralischen Wert zuschreiben. Moralischer Wert wird hier aus den Konsequenzen abgeleitet, die aus den geplanten Handlungen folgen. Beim Abwägen von Handlungsmöglichkeiten ist hier entscheidend, welche Alternative größere Zufriedenheit, mehr Wohlbefinden in der Gesamtschau bewirkt.

Im Alltag handeln wir oft nach dem Prinzip der Nützlichkeit, wenn es zum Beispiel um eine Notlüge geht, wo die Wahrheit kränken könnte oder Schaden anrichten würde. Somit gibt es im Sinne des Nützlichkeitsdenkens nicht Wahrheit als moralischen Wert an sich, sondern die Wahrheit bekommt einen positiven oder negativen Wert erst aus dem, was wir mit ihr bewirken.

Es scheint so, als ob nach dieser Theorie die Achtung vor dem Leben oder vor der Lebensqualität einzelner Menschen zurückstehen muß und an Bedeutung verliert gegenüber der Maximierung positiver Konsequenzen. Anhängern des Utilitarismus geht es jedoch primär nicht um persönliches Wohlbefinden, sondern um die Maximierung des Guten, entsprechend den Möglichkeiten einer gegebenen Situation. Dies stellt einen hohen Anspruch und ist eine durchaus ernstzunehmende Haltung, die sorgfältiges Abwägen von Konsequenzen erfordert.

Der wichtigste Einwand gegen diese Theorie ist, daß hiermit auch Unrecht gerechtfertigt werden kann Somit kann Utilitarismus nicht als alleinige Grundlage moralischen Handelns dienen.

Die Wertwirklichkeit unseres Daseins

Wir stellen uns unweigerlich die Frage „Zählt nur das Resultat einer Handlung im Hinblick auf das Wohlergehen vieler? Kann eine Unmenschlichkeit aufgewogen werden durch das Glück, das hieraus folgt?"

Nehmen wir das klassische Beispiel gegen den Utilitarismus, das von Gilbert Harman (zeitgenössischer amerikanischer Philosoph), dargestellt wird. Zunächst geht es um fünf leichtverletzte Menschen, die zu retten wären auf Kosten eines einzigen Schwerstverletzten. Hier greift der Grundsatz der *Triage* (Dreiteilung). Nach diesem Grundsatz kann in Katastrophensituationen gehandelt werden, um möglichst vielen Menschen zu helfen. Der Grundsatz wird angewandt, wenn sicher ist, daß nicht allen Verletzten oder Gefährdeten geholfen werden kann. In solchen Situationen konzentrieren sich die Helfer zunächst auf jene Menschen, die schwerverletzt sind, bei denen eine Behandlung Erfolg verspricht und die ohne große Schwierigkeiten einer Behandlung zugeführt werden können. Schwerverletzte, bei denen der Behandlungserfolg fraglich ist, deren Rettung größere Schwierigkeiten darstellte, werden zunächst nicht behandelt. Sodann werden Leichtverletzte gerettet und einer Behandlung zugeführt. Die Kategorisierung in diese drei Gruppen erfolgt durch ent-

sprechend geschultes Sanitätspersonal. Triage beruht auf utilitaristischem Denken und sucht die Maximierung der Überlebenschancen zu verwirklichen.

Harman beschreibt nun ein anderes, fiktives Beispiel, an dem deutlich wird, daß dieser Grundsatz nicht für alle Situationen gelten kann. Wenn es darum ginge, die Organe eines Leichtkranken, an fünf Schwerkranke zu „verteilen", denen dadurch eine Lebenschance zukäme (s. Harman, 1981 S. 13/14), wird klar, daß wir solches nicht akzeptieren könnten. Auf der Grundlage einfacher Kalkulation könnte fünf Menschen auf Kosten eines anderen Gesundheit und Wohlbefinden verschafft werden. Das verdeutlicht, daß es noch andere Werte gibt, die unsere Entscheidungen beeinflussen.

Der moralische Auftrag unseres Daseins ist, Mensch zu werden. Beim moralischen Handeln geht es nicht um „Dinge" oder um die Resultate, um die Konsequenzen und den Nutzen von Handlungen, sondern letztlich darum, das Gut des Menschseins zu verwirklichen. Mit unserem Verhalten können wir unser Menschsein fördern oder behindern.

Die Pflege hat die Möglichkeit, hierzu in bestimmter Weise beizutragen, denn Gesundheit ist ein Aspekt menschlichen Gutes. Ist Gesundheit im physiologischen oder im psychologischen Sinn nicht möglich, so ist es Aufgabe der Pflege, das Menschsein in aller Verletztheit und Unzulänglichkeit zu fördern und zu bewahren.

Paul Sporken sprach von der Gestalt-Idee menschlichen Lebens (Sporken, 1977). Verletzlichkeit, Krankheit und Behinderung sind Realerfahrungen und doch mit menschlichem Leben vereinbart auch wenn es nur noch ansatzweise oder in geringem Maße jene Elemente aufweist, die die menschliche Gestalt ausmachen. Ein Minimum des Menschseins ist eine erkennbare Körperform, jene leiblichen Elemente, die die Basis bilden für die Möglichkeit zu Erkenntnis, Freiheit und Liebe. Und dies ganz oder zum Teil, jetzt oder in Zukunft.

Ethik der Pflichten

Im Abschnitt über die Autonomie in diesem Kapitel wurde deutlich, daß niemand für andere eine moralische Entscheidung treffen kann. Hier ergibt sich die Frage, inwieweit dann überhaupt Gesetze, Vorschriften und Richtlinien, die von anderen formuliert und erstellt wurden, handlungsbestimmenden Charakter haben können.

Dies ist eine schwierige Frage, denn einerseits wissen wir, daß Vorschriften und Gesetze unser Miteinander regeln, andererseits haben wir auch die zerstörerische Kraft kennengelernt, die aus falschem Gehorsam erwachsen kann. *„Ich habe nur meine Pflicht getan"*, sagten angeklagte Naziverbrecher und -verbrecherinnen in den fünfziger Jahren bei den Nürnberger Prozessen. Zu diesen Angeklagten gehörten neben ehemaligen SS- und SA-Leuten auch Ärzte und Krankenpflegepersonen. *„Uns wurde gesagt, wir müssen den Vorschriften Folge leisten"*, sagten Krankenschwestern, die aktiv an der Tötung von psychisch kranken Patienten und Behinderten beteiligt waren oder die bei Zwangssterilisationen von Angehörigen sogenannter Randgruppen mitwirkten. (Zur Vertiefung dieses Themas siehe Literaturangaben am Ende des Kapitels.)

Sicherlich sind uns im Zusammenhang mit Rechten, die uns aus einer beruflichen oder auch persönlich-privaten Position zukommen, Pflichten aufgetragen. Mit der Elternschaft zum Beispiel übernehmen Väter und Mütter auch Pflichten ihren Kindern gegenüber. Dennoch wäre die Pflicht, Kinder zur Wahrheit zu erziehen, völlig falsch verstanden, wenn ein 10jähriger, der bei einer Lüge ertappt wurde, so geschlagen wird, daß es einer Mißhandlung gleichkäme. Oder die Pflicht eines Angestellten dem Arbeitgeber gegenüber, regelmäßig zum Dienst zu kommen, schließt nicht ein, dies auch im Krankheitsfall zu tun.

Pflichten, auch wenn sie in Gesetzen, Vorschriften und Regeln festgehalten sind, haben immer auch Begrenzungen: meist dort, wo das eigene Wohlbefinden oder das anderer betroffen ist. Dann kommen die Pflichten, die wir dem eigenen Leben oder dem Leben und Wohlbefinden anderer gegenüber haben, mit ins Spiel, und unterschiedliche Pflichten stehen gegeneinander. In so einem Fall müssen wir jeweils autonome Entscheidungen treffen und können uns nicht ausschließlich von Vorschriften und Gesetzen leiten lassen.

Es ist noch nicht lange her (und mag auch heute noch vorkommen), daß eine Mutter ihr Kind trotz dessen Unwohlseins selbstverständlich zur Schule schickte mit dem Hinweis: *„Du bist nicht krank, erst, wenn der Lehrer dich nach Hause schickt, habe ich das Recht, dich im Bett zu lassen."* Wir haben heute gelernt, daß die Autorität des Lehrers oder des Arztes Grenzen haben, über die wir selbst entscheiden.

Pflegende sehen sich oft in einer Zwickmühle, wenn eine Erkältung im Anzug ist: *„Soll ich in den Dienst gehen, oder eine beginnende Grippe zu Hause auskurieren?"* Es ist eigentlich klar, daß

die *Pflicht* Patienten und Kolleginnen gegenüber kaum immunologische Wirkung haben kann!

Wenn eine Krankenschwester einen Arbeitsvertrag mit einem Arbeitgeber unterschrieben hat, besteht dann die Pflicht, an allen Handlungen teilzunehmen, die ihr aufgetragen werden? Natürlich nicht! Heute ist sichergestellt, daß jede Pflegeperson zum Beispiel die Mitwirkung an einem Schwangerschaftsabbruch verweigern darf.

Einige Krankenschwestern in Erlangen ließen sich 1992 von ihrer Dienstverpflichtung befreien, weil sie nicht an der Pflege der hirntoten, schwangeren Marion P. beteiligt sein wollten.

Auch die Schweigepflicht besagt nicht, daß eine Pflegeperson schweigen muß, wenn es um Unrecht oder vermeintliches Unrecht bei der Therapie oder Pflege von Patienten geht. Ein Beispiel ist die Situation einiger Altenpflegerinnen in Kempten, deren Nichtschweigen großes Aufsehen erregt hat.

Die 72jährige Edith S., eine Patientin, die unter Morbus Alzheimer litt, wurde nach einem Herzstillstand reanimiert und zweieinhalb Jahre als Apallikerin in einem Pflegeheim versorgt. Probleme der Ernährung konnten 1992 durch eine Witzelfistel vorübergehend gelöst werden. Der Allgemeinzustand der Patientin verschlechterte sich, sie wog nach einigen Wochen nur noch 40 kg.

Im Frühjahr 1993 entschieden der Hausarzt und der Sohn der Patientin nach ausgiebiger Beratung mit Verwandten und Freunden, daß Frau S. nur noch mit Tee ernährt werden sollte. Die Altenpflegerinnen der Station weigerten sich, der Anordnung Folge zu leisten. Sie besprachen die Situation mit dem Heimleiter, der das Vormundschaftsgericht verständigte. Frau S. starb Ende 1993.

Beim Landgericht Kempten wurde Anklage wegen versuchten Totschlags erhoben und Arzt und Sohn zu Geld- und Freiheitsstrafen verurteilt. 1994 entschied der Bundesgerichtshof über die Zulässigkeit von Sterbehilfe. Hierbei wurde jetzt die Auffassung vertreten, daß in bestimmten Situationen das Sterbenlassen durch Abbrechen ärztlicher Behandlungsmaßnahmen zulässig sein kann, wenn davon auszugehen ist, daß ein Patient mit dem Therapieabbruch einverstanden wäre. In einem Revisionsurteil wurden Arzt und Sohn freigesprochen.

Die Altenpflegerinnen sahen ihre Pflicht nicht ausschließlich im Befolgen von Anordnungen, sondern fühlten ihrer Patientin gegenüber eine weitere Pflicht, die der Anordnung, die Ernährung abzubrechen, entgegenstand. Verschiedene Pflichten können also miteinander im Konflikt stehen. Es ist gerade in der Pflege wichtig zu verstehen, welche Prioritäten zu setzen sind.

(Konkrete Fragen wie zum Beispiel die Frage der Euthanasie und des Schwangerschaftsabbruches werden in den Kapiteln 11 – 14 ausführlicher besprochen. Dort werden weitere Aspekte, die den obengenannten Fall betreffen, vertieft behandelt.)

Wenn wir von einer Ethik der Verantwortung sprechen, dann haben wir gerade in der Festsetzung und in der Interpretation von Pflichten eine besondere Verantwortung. Zur Ethik der Verantwortung findet sich Weiteres im nächsten Abschnitt.

Pflichten werden in Gesetzen, Vorschriften, Regeln und Richtlinien konkretisiert. Hier ergibt sich eine hierarchische Ordnung der Verpflichtungen. Gesetze müssen eingehalten werden, Vorschriften schreiben mir vor, was zu tun ist, Regeln bestiimen unseren Handlungsspielraum, und Richtlinien geben die Richtung meines Handelns an. In einem demokratischen Verständnis und in einer demokratischen Gesellschaftsordnung haben wir je unterschiedliche Möglichkeiten, eigene Vorstellungen und Werte in die Erstellung von Gesetzen, Vorschriften, Regeln und Richtlinien einfließen zu lassen. Diese Möglichkeiten sollten wir auf allen Ebenen voll ausschöpfen. Aus einer Ethik der Verantwortung ergibt sich die Verpflichtung zur aktiven Beteiligung an der strukturellen Gestaltung unserer Lebens- und Arbeitsräume. Dies bedeutet einerseits das Wählen bei politischen Wahlen, andererseits aber auch die aktive Mitarbeit, soweit es uns möglich ist, in Gremien wie Personalrat und Mitarbeitervertretung, Schülermitverwaltung oder studentischen Vertretungen. Weiterhin bedeutet dies das kritische Hinterfragen von internen Regeln, Vorschriften und Richtlinien. Die aktive Mitarbeit bei der Erstellung solcher Strukturordnungen ist sicherlich hilfreich, wenn es darum geht, unser berufliches Miteinander in den Einrichtungen des Gesundheitswesens, in denen wir als Pflegende arbeiten, aufzubauen.

Wir brauchen Regeln und Richtlinien. Ein OP-Team beispielsweise könnte nicht funktionieren, wenn die Abläufe von Eingriffen nicht klar geordnet wären. Die Handgriffe und Funktionen, die einzelne Mitarbeiter bei einem Herzstillstand zu tun und auszuüben haben, müssen

festgelegt sein. Wir können nicht mit der Diskussion von Richtlinien beginnen, wenn der Herzalarm ausgelöst ist. Aber wir können uns aktiv beteiligen, wenn es darum geht, Regeln zu schaffen, Verordnungen zu besprechen und neu zu gestalten. Dann spielt das Abwägen von Werten eine Rolle, Fakten kommen zur Sprache, und hier ist das berufliche Expertise im praktischen Sinn gefragt. Allen Mitarbeitern und Mitarbeiterinnen kommt Verantwortung zu. Wir sehen heute deutlicher, daß auch Pflegende bei wichtigen Vorentscheidungen einen verantwortlichen Beitrag zu leisten haben.

Allerdings können wir nicht alle Aspekte unseres beruflichen Handelns mit Regeln und Vorschriften belegen und bis ins kleinste festhalten, was wann wie zu tun ist. Es wird uns immer ausreichend Spielraum bleiben, eigene Entscheidungen zu treffen, auch gegen Regeln zu handeln. Und wir werden immer wieder in Situationen kommen, in denen einzelne Vorschriften mit bestimmten Werten in Konflikt geraten. Ein weiteres Beispiel mag hier zum Nachdenken anregen:

Eine gerade qualifizierte junge Krankenschwester, Frau M. in der Intensivpflege-Weiterbildung, war zur Nachtwache auf einer Traumastation eingeteilt, weil zwei junge Patienten von der Intensivabteilung hierher verlegt worden waren, die beide bei einem Autounfall vor zwei Monaten schwere Schädelhirntraumen davongetragen hatten. Beide waren zwar bewußtlos, doch teilweise recht unruhig. Beide Patienten hatten eine Trachealkanüle und mußten abgesaugt werden.

Frau M. freute sich auf die Nächte auf der Traumastation, obwohl sie mit nur einer Schülerin und einem Krankenpflegehelfer 20 weitere Patienten zu betreuen hatte. Gemeinsam mit der Schülerin war sie dabei, einige schwerkranke Patienten zu betten, als das Telefon klingelte und die Nachtoberschwester, die auch die Ambulanz versorgte, anrief und sie bat, in die Notfallaufnahme zu kommen, um Hilfestellung bei der Versorgung von drei schwerverletzten und zwei leichtverletzten Patienten zu geben die in einen schweren Verkehrsunfall verwickelt waren.

Frau M. hatte in der Ambulanz gearbeitet und kannte sich dort gut aus. Weiterhin war es die Regel, daß die Schwester der Traumastation bei Notfällen in der Notfallaufnahme aushalf. Sie überlegte kurz und sagte der Oberschwester, daß sie die Station nicht verlassen könne, da Dirk und Jenny, die beiden Schädelhirnverletzten, von der Intensiv- auf die Traumastation verlegt worden seien und weder die Schülerin noch der Krankenpflegehelfer mit dem Absaugen zurechtkämen. Die Oberschwester geriet in eine Panik und schrie: „Ich befehle Ihnen; herunterzukommen und hier zu helfen, ich werde allein nicht fertig". Frau M. antwortete: „Und ich muß mich Ihrem Befehl widersetzen, bitte finden Sie eine andere Schwester von einer anderen Station".

Frau M. ging nicht hinunter, sondern arbeitete entsprechend den Anforderungen auf der Traumastation weiter. Ein Hustenanfall von Jenny kurze Zeit später bestätigte ihr, daß ihre Entscheidung richtig war.

Am Morgen wurde sie zur Pflegedienstleiterin gebeten, um die Situation zu klären. Es gab eine Aussprache, aber keine weiteren Folgen für Frau M. Wie hätten Sie sich entschieden?

Es ist einerseits wichtig, daß wir Richtlinien und Regeln haben, die unseren Dienst leiten, nach denen wir unser Handeln ausrichten können. Es ist andererseits wichtig, daß eine Ethik der Pflicht nicht die Pflicht zu autonomer Verantwortung verstellt.

Frau M. mußte eine Entscheidung treffen, sie stellte sich gegen eine Regel, gegen einen Befehl. Sie glaubte aus Verantwortung für Jenny und Dirk und für die Schülerin und den Krankenpflegehelfer, eine richtige Entscheidung getroffen zu haben. Auch die Pflegenden in Kempten hatten ihre eigenen Vorstellungen von Verantwortung und haben entsprechend gegen Vorgaben und Anordnungen gehandelt.

Ethik der Verantwortung

Grundgedanken der Ethik der Verantwortung

Verantwortung kommt von Antwort geben. Im Rahmen ethischen Denkens heißt Verantwortung zunächst, in der Lage zu sein, Rechenschaft abgeben zu können, warum wir eine bestimmte Entscheidung fällen. Verantwortung heißt hier ethisches Bewußtsein haben. Ethik wird also verstanden als Antwortgeben auf die Forderungen mitmenschlichen Daseins. Diese Antwort ist verstandesmäßig einsichtig zu machen.

Eine Ethik der Verantwortung wurde von Hans Jonas (deutsch-amerikanischer Philosoph 1903–1993) beschrieben. Jonas spricht vom Prinzip der Verantwortung, das allen Menschen aufgetragen ist im Hinblick auf die Gefährdung unserer Welt und unsere eigene menschliche Verletzbarkeit. Die menschliche Verantwortung ist zukunftsorientiert; sie bezieht sich nach Jonas auf die Anwesenheit von Menschen in dieser Welt, auf die Welt und die Umwelt.

Für eine zu umschreibende Ethik in der Pflege reicht es nicht aus, die überkommenen Theorieansätze auf pflegerische Situationen zu übertragen. Es ist letztlich nicht möglich, die Ethik einer männlich geprägten Medizin und Medizinwissenschaft der Pflege zu verschreiben. Wir müssen beginnen, pflegerische Werte und Bedürfnisse aus pflegerischer Perspektive wahrzunehmen. Wir müssen beginnen, selbst zu denken und neue Konzepte für eine Ethik in der Pflege zu formulieren. Dies bedeutet nicht, einer Ethik des Rechtes und der Gesetze, der Vorschriften und Pflichten unbedingten Gehorsam zu leisten oder eine Ethik, die auf Nützlichkeit ausgerichtet ist, für die Pflege zu adaptieren. Solche Ansätze greifen zu kurz, wenn wir die ethischen Belange eines traditionellen Frauenberufes betrachten wollen.

Im angloamerikanischen Raum arbeiten seit langem Pflegende und im Pflegebereich Lehrende zusammen mit Wissenschaftlern und Wissenschaftlerinnen aus Philosophie, Theologie und anderen Human- und Sozialwissenschaften daran, ethische Theorien für die Pflege zu erschließen. Die folgenden Überlegungen beziehen sich auf eine Vielzahl von Aufsätzen, Schriften und Büchern, die zur Ethik in der Pflege veröffentlicht wurden, aber meist nicht in deutscher Sprache zugänglich sind.

Es ist nicht erstaunlich, daß wir beim Nachdenken über eine eigene Ethik in der Pflege auf die Gedanken stoßen, die im Raum feministischer Ethik formuliert wurden, und daß wir von diesen Gedanken angerührt und betroffen werden. Eine spezifische Ethik in der Pflege kann ausgehen von Begriffen wie *Ethik des Füreinander-Sorge-Tragens, Ethik der Verantwortung* oder *Ethik des Antwortgebens.* Eine Ethik der Verantwortung wird im folgenden vorgestellt, die sich als bedeutsam für den Pflegealltag erweisen kann, über die es sich lohnt nachzudenken und die Hilfen geben kann für konkrete Entscheidungen in der Praxis.

Menschliches Glück als Teilhabe am Gut des Menschseins

Verantwortung für uns selbst und für andere stellt menschliches Glück dar als *Teilhabe am Gut* des Menschseins. Es geht bei moralischem Handeln darum, diese Teilhabe zu ermöglichen und zu fördern.

Menschliches Glück erschöpft sich nicht in der Erfüllung aller Wünsche und Bedürfnisse. Dies kann immer nur Mittel zum Zweck sein. Die Maslowsche Bedürfnisskala und die daraus abgeleiteten *Aktivitäten des täglichen Lebens*, die unser pflegerisches Denken im deutschsprachigen Raum geprägt haben, greifen hier zu kurz. Sie sind eben nur als Mittel zum Zweck zu sehen und erfassen nicht den Sinn menschlichen Daseins. Sie können höchstens zur Sinnerfüllung beitragen, indem sie als Grundlegung eines Pflegemodells verstanden und in die Praxis einbezogen werden.

Das Gut des Menschseins aber ist ein Wert in sich und hat als solcher moralischen Wahrheitsgehalt. Dieses Gut läßt sich an einigen Grundwerten festmachen. Die Grundwerte wurden von Fitzpatrick im Rahmen eines Entwurfes zur Ethik in der Krankenpflege vorgestellt und als *basic goods of human nature* bezeichnet. Sie basieren auf den Arbeiten verschiedener Moralphilosophen, denen das Gut des Menschseins als zentraler Wert gilt. Fitzpatrick schreibt:

Wenn Handlungen auf der Grundlage der hier beschriebenen Werte tatsächlich das Gut des Menschseins realisieren, dann bedeutet Erfüllung und Verwirklichung im menschlichen Leben die Teilhabe an diesen Gütern. Dann ist Moral nichts anderes als die Art und Weise, wie wir mit diesen Grundwerten des menschlichen Lebens umgehen (Fitzpatrick, F.J., 1988, Übersetzung der Autorin).

Die Teilhabe an diesen Grundwerten ist Erfüllung und Sinngebung menschlichen Lebens.

Sieben Grundwerte des Menschseins

1. Der erste Grundwert ist das Leben selbst, das heißt Gesundheit und physische Integrität.
2. Als zweiten Grundwert können wir menschliches Wissen benennen, das ist die Fähigkeit zu denken, zu lernen, zu erkennen sowie das Vermögen, nach Wahrheit zu streben.
3. Der dritte Grundwert ist die Möglichkeit, zu arbeiten und zu spielen, das ist, kreativ tätig sein, aufbauend zu wirken um solchen Tuns selbst willen.
4. Als vierten Grundwert können wir die Fähigkeit benennen, ästhetische Werte wahrzunehmen, das ist, sich an der Schönheit von Kunst und Natur zu freuen.
5. Freundschaft und kommunikativer Umgang mit anderen Menschen sind als weiterer Wert zu sehen. Echte Freundschaft kann nur um ihrer selbst willen gepflegt werden, soweit es **nicht** um das Ausnutzen von Vorteilen geht.
6. Der sechste Grundwert kann bezeichnet werden als praktische Lebensweisheit, das heißt, die Fähigkeit das eigene Leben zu planen und den Herausforderungen des Daseins in freier Entscheidung zu begegnen.
7. Als siebenter Grundwert ist die Fähigkeit und Möglichkeit zu religiöser Bindung zu benennen.

Entscheidend ist bei diesen sieben Punkten, daß sie um ihrer selbst willen Bedeutung haben und nicht Mittel zu einem anderen Zweck sind. Sie sind der Sinn menschlichen Daseins. Sie stellen das Gut des Menschseins dar.

Ein wesentlicher Aspekt ergibt sich in diesem Zusammenhang aus dem Begriff der Teilhabe. Es geht nicht darum, daß wir als einzelne unser Menschsein verwirklichen, sondern darum, daß alle Menschen an diesen Gütern teilhaben und es unsere Aufgabe ist, solche Teilhabe für uns und für andere zu ermöglichen.

Bei chronischer Krankheit, bei Behinderung oder auch im Sterben können oft keine dieser Werte voll verwirklicht werden, dennoch ist das Gut des Menschseins respektiert, wenn Zuwendung, Begleitung und eben Pflege stattfinden.

Wir können Pflege nicht allein im Sinne des Utilitarismus ausgestalten. Ethische Ansätze, die die Konsequenzen des pflegerischen Handelns bedenken und sich an der Vermehrung des Wohlbefindens ausrichten, haben ihre Bedeutung und können hilfreich sein. Weiterhin ist unser Handeln aber auch auszurichten an Gesetzen, Regeln, Vorschriften und Richtlinen. Doch diese in sich selbst können moralisches Handeln nicht ausschließlich leiten. Es reicht nicht aus, nur nach Vorschriften zu agieren und unserer Pflicht zu entsprechen, wenn und wie es uns im Rahmen eines Dienstauftrages befohlen wird. Pflichten geben unserem moralischen Handeln eine Richtung, die jedoch immer wieder der Korrektur bedarf entsprechend konkreter Situationen. Ansätze, bei denen Recht und Pflicht im Vordergrund stehen, haben ihre Bedeutung in der Pflege aber auch insofern, als daß alle Mitarbeiter und Mitarbeiterinnen Verantwortung tragen nicht nur in der Ausführung von Vorschriften, sondern gleichermaßen in deren Erstellung und Gestaltung.

Um des Lebens selbst willen ist das Gut des Menschseins zu respektieren, das auch in verletzter, gebrochener Form menschliches Leben bleibt. Hier helfen uns das Abwägen im Hinblick auf die Nützlichkeit einerseits und andererseits auch Entscheidungen, die sich an Gesetzen, Regeln und Richtlinien ausrichten. Doch wird im Rahmen einer Ethik der Verantwortung immer wieder die autonome Entscheidung von uns gefordert.

Literatur

Bergum, V.: Knowledge for ethical care. In: Nursing Ethics, 1 (2) 1994 S. 71 – 79

Curtin, L. L.: The Nurse as Advocate: A Philosophical Foundation for Nursing. In: Ethical Issues in Nursing. Aspen Systems, Maryland 1977 (S. 197 – 212)

Debong, B., M. Andreas: Recht auf den eigenen Tod? Sterbehilfe nach der neuen Rechtsprechung des Bundesgerichtshofs. In: Die Schwester, der Pfleger 34/11, 1994 (S. 1028 – 1300)

Fitzpatrick, F. J.: Ethics in Nursing Practice. Basic Principles and their Application. The Linacre Centre, London 1988

Johnstone, M.-J.: Bio Ethics. A Nursing Perspective. Saunders/Bailliere Tindall, Sydney 1989

MacIntyre, A.: Patients as Agents. In: Philosophical Medical Ethics: Its Nature and Significance. Reidel Publishing Company, Dordrecht 1977

Sporken, P.: Die Sorge um den kranken Menschen. Grundlagen einer neuen medizinischen Ethik. Pathmos, Düsseldorf 1977

Weiterführende Literatur

Dörner, K.: Tödliches Mitleid. Zur Frage der Unerträglichkeit des Lebens. 2. Aufl. Jakob von Hoddis, Gütersloh 1989

Steppe, H. (Hrsg.): Krankenpflege im Nationalsozialismus. 5. Aufl. Mabuse, Frankfurt/M. 1989

6. Prinzipien als praktische Hilfen für moralische Entscheidungen

Ethik ist auf eine moralische Lebenseinstellung ausgerichtet und sollte die Fragen beantworten *„Wie soll ich leben?"*, *„Was für ein Mensch will ich sein?"* Die ethische Reflexion hilft, Grundeinstellungen zu unterscheiden und festzuhalten. Aber es ist unser Handeln, welches unsere Persönlichkeit ausmacht. Wir sind, was wir tun. So ist es die ethische Frage: *„Was muß ich tun?"*, die konkrete, handlungsrelevante Antworten braucht. Nach Aristoteles hilft uns das Einüben von reflektiertem Handeln, unsere moralische Persönlichkeit zu bilden. Unserer Reflexion müßte im Rahmen einer Ethik für die Pflege ein theoretischer Ansatz zugrunde liegen, der pflegerischem Handeln am ehesten entspricht. Es scheint aber, als ob alle wesentlichen Ansätze wichtige Aspekte aufgreifen, die für die Pflege bedeutungsvoll sind. In Kapitel 3 wurden die wesentlichen Theorien vorgestellt, und wir haben im vorigen Kapitel gesehen, daß es keine ideale Theorie gibt, die unser moralisches Handeln in der Pflege ausschließlich leiten kann.

In diesem Kapitel werden ethische Prinzipien vorgestellt, die bereits in der biomedizinischen Ethik Geltung haben. Hierbei wird der Zusammenhang zwischen Regeln, Prinzipien und Theorien aufgezeigt. Aspekte moralischen Handelns im zweiten Abschnitt umfassen Pflichten und Nutzen, diese werden ergänzt durch eine Gegenüberstellung von Emotionen und Vernunft als entscheidungsleitende Kriterien sowie von den Aspekten der Sorge um sich selbst und der Sorge für andere. Dieser Abschnitt skizziert weiterhin die Merkmale eines humanitären ethischen Systems.

Fünf Prinzipien einer Ethik der Verantwortung bestimmen die Inhalte des dritten Abschnittes. Diese Prinzipien sind für die Pflege von Bedeutung und können uns helfen, moralische Entscheidungen zu finden. Im letzten Abschnitt wird eine Analyse der *Ethischen Grundregeln für die Krankenpflege* im Hinblick auf die fünf Prinzipien einer Ethik der Verantwortung versucht.

Ethische Prinzipien

Allgemeine Aspekte

Das Wort Prinzip kam im Verlauf der ersten vier Kapitel dieses Buches schon mehrmals vor. Das Prinzip der Autonomie wurde im vorigen Kapitel ausführlich dargestellt oder das Prinzip der Vernunft der Kantschen Ethik in Kapitel 3 (Prinzip: von lat. *principium*, Anfang, Ursprung, Grundlage). Auch die Wertwirklichkeit des menschlichen Lebens kann als von grundlegender Bedeutung, als ursprünglicher Wert gesehen werden. Prinzipien der Ethik sind zum Beispiel Freiheit, Gerechtigkeit oder Gleichheit. Prinzipien wurden bisher jedoch nicht systematisch dargestellt, und auch auf ihre konkrete Bedeutung für die moralische Entscheidungsfindung wurde bisher nicht eingegangen.

Ein weiteres Prinzip, das bereits mehrmals erwähnt wurde, ist die **goldene Regel** (s. Kapitel 1). Diese Regel ist hilfreich und als Faustregel wohl zu gebrauchen. Wie wir sehen, läßt sich der Gedanke, andere so zu behandeln, wie wir selbst behandelt werden wollen, in den meisten ethischen Theorien nachweisen. Letztlich aber ist die goldene Regel nur eine Faustregel. Sie hilft uns nicht, Fragen zu beantworten, wie zum Beispiel: *„Warum muß dieses schwerstbehinderte Kind am Leben bleiben?"* oder *„Müssen wir dieser Patientin die Wahrheit über ihren Zustand sagen?"* Hierzu brauchen wir konkretere Hilfen und Hinweise, die als Leitvorstellungen dienen können.

Prinzipien repräsentieren ein Element traditionellen ethischen Denkens, sie stammen aus dem theoretischen Bereich und dienen als analytische Werkzeuge. Sie können ergänzt werden durch *das ethische Pflegewissen*, von dem im vorigen Kapitel die Rede war. Wo Prinzipien aus der traditionellen Moralphilosophie stammen, stellt der Ansatz, der das inhärente, wesenhafte Wissen mit objektivem und subjektivem Wissen vereint, einen wichtigen Gegenpol zu kognitiv prinzipiengeleitetem Denken dar.

Seidler formuliert im Rahmen medizinischer Ethik folgende *elementare Konstanten*. Diese *Konstanten* sind nicht aus Grundprinzipien abgeleitet, sondern in der Erfahrung mit kranken Menschen und Situationen des Krankseins entstanden (Seidler, E., 1979):

- das Wohl des Kranken voranstellen,
- das Leben erhalten,
- dem Kranken nicht schaden,
- die Würde des Menschen achten,
- vertrauenswürdig sein.

Prinzipien, die wir unseren moralischen Überlegungen zugrunde legen wollen, müssen einerseits in der Praxis begründet werden können, andererseits aber auch theoretischer Argumentation standhalten. Wir werden die hier genannten Konstanten in den hernach dargestellten Prinzipien wiederfinden.

Verschieden Autoren haben Prinzipien beschrieben, die besonders im Bereich des Gesundheitswesens Anklang gefunden haben und die uns Grundlagen für die eigene ethische Reflexion bieten (s. auch Literaturverzeichnis). Prinzipien liegen auch den historischen Formulierungen von ärztlichem Ethos zugrunde und den daraus später entwickelten Ärztegelöbnissen (s. Eid des Hippokrates, Genfer Ärztegelöbnis und Versprechen im Anhang).

Bei solchen Prinzipien geht es um moralische Schlüsselbegriffe, die moralische Beziehungen von Menschen zueinander aufzeigen. Es geht um die Beziehung von Menschen zur Welt und Umwelt in den Situationen von Krankheit, Verletztheit und Hilflosigkeit.

Prinzipien der biomedizinischen Ethik

Tom Beauchamp und James Childress (zwei amerikanische Medizinethiker) beschreiben in ihrem Standardwerk „Principles of Biomedical Ethics", das 1989 schon in dritter Auflage herauskam, leider jedoch nicht übersetzt wurde, vier Prinzipien, die weite Verbreitung gefunden haben. Als erstes nennen sie Respekt vor der Autonomie einzelner Menschen, dies bedeutet, die Freiheit und die Privatrechte zu achten; es bedeutet weiterhin auch im Bereich des Gesundheitswesens, jedem Menschen die Möglichkeit zu freier Wahl und Entscheidung zu lassen. Diesem folgt das Prinzip der Nonmalefizienz, das heißt, anderen keinen Schaden zufügen (abgeleitet aus dem Satz des Hippokratischen Eides primium non nocere – als erstes: schade niemandem) und das der Benefizienz. Dies bedeutet, anderen positiv Gutes zu tun, Nächstenliebe, Caritas, zu üben. Das Wort kommt aus dem Lateinischen von bene, gut und ficere, handeln, tun. Als letztes Prinzip wird das der Gerechtigkeit ge-

nannt. Im Zusammenhang mit diesem Prinzip entsteht die grundsätzliche Frage, ist es gerecht, jedem und jeder das gleiche zukommen zu lassen oder nur das, was den individuellen Bedürfnissen entspricht? Hier müßten wir weiterfragen, was entspricht individuellen Bedürfnissen? Nach welchen Kriterien werden solche festgelegt? Womit ist zu begründen, daß eine Person mehr (zum Beispiel Zuwendung) braucht als eine andere?

Das Prinzip der Gerechtigkeit wirft wichtige metaethische Probleme auf (s. Kapitel 2: Bereiche der Ethik und des moralischen Handelns) und hat politische Bedeutung. Folgende Möglichkeiten gerechter Verteilung werden angeboten (Beauchamp, T. und J. Childress, 1989):

- jeder Person das gleiche,
- jeder Person entsprechend individueller Bedürfnisse,
- jeder Person entsprechend eigener Bemühungen,
- jeder Person im Austausch für eigene Beiträge,
- jeder Person nach Verdienst und Würdigkeit,
- jeder Person nach den Gesetzen des freien Marktes.

Die oben genannten Prinzipien gründen auf der deontologischen Ethiktheorie Kants, besonders im Bereich der Autonomie, der Nonmalefizienz und der Benefizienz. Das Gerechtigkeitsprinzip kann aber auch in einem utilitaristischen Bezugssystem gesehen werden. Beauchamp und Childress zeigen in einem Schema (Beauchamp, T. und J. Childress, 1989) die Position auf, die Prinzipien im Verhältnis zu Regeln und Ethiktheorien zukommt:

3. Ethische Theorien
   ↑
2. Prinzipien
   ↑
1. Regeln

■ Prinzipien sind ein Element traditionellen ethischen Denkens; sie stammen aus dem theoretischen Bereich und dienen als Werkzeuge. Regeln sollten sich auf Prinzipien zurückführen lassen und mit ihnen zu begründen sein; Prinzipien wiederum brauchen die Einbindung in ethische Theorie. ■

Es ist letztlich weder ausreichend, sich bei der Rechtfertigung einer Handlung auf Regeln oder Gesetze zu berufen, noch auf Prinzipien zu verweisen. Regeln brauchen ihre Begründungen.

Solche können zwar wohl aus Prinzipien gewonnen werden, doch auch Prinzipien begründen sich nicht aus sich selbst heraus, sie bedürfen einer ethischen Grundposition. Diese erhalten sie aus ihrer Verwiesenheit auf eine Ethik der Pflichten und Rechte oder auch auf eine Position, die die Konsequenzen des Handelns als Leitgedanken vertritt, wie zum Beispiel der Utilitarismus.

In diesem Zusammenhang wird auch deutlich, warum Ethikregeln letztlich unzureichende Werkzeuge moralischen Handelns sind (s. Kapitel 1: *Kodifizierung berufsethischer Normen*). Es bleibt oft unklar, worauf sich berufsethische Kodizes berufen und welche theoretischen Grundlagen zu deren Formulierung benutzt wurden. Erstaunlich ist allerdings, daß standesethische Darstellungen von Angehörigen der helfenden Berufe meist ohne die Mitarbeit jener erarbeitet wurden, denen die Zuwendung und Hilfe gilt.

Es hilft sicherlich unserem Verständnis von Ethik, die „Ethischen Grundregeln für die Krankenpflege" (s. Anhang: Ethische Grundregeln), die vom ICN (*International Council of Nurses*, Weltbund der Krankenschwestern und Krankenpfleger) herausgegeben wurden, oder die Ethikregeln einzelner Berufsverbände auf der Grundlage dieses Schemas näher zu untersuchen. Eine Untersuchung der „*Ethischen Grundregeln für die Krankenpflege*" ist im letzten Abschnitt dieses Kapitels im Hinblick auf die Prinzipien einer Ethik der Verantwortung vorgenommen.

Ein humanitäres ethisches System

Ethische Positionen als Grundlage für ein humanitäres ethisches System

Es gibt keine ideale Theorie, die unser moralisches Handeln ausschließlich leiten kann. Im folgenden betrachten wir noch einmal verschiedene ethische Positionen, um dies deutlich zu machen und um dann auf der Grundlage dieser Positionen einige Prinzipien kennenzulernen, die uns besonders im Bereich der Pflege bei moralischen Entscheidungen konkret helfen können (Jaques P. Thiroux, 1990).

Ethische Positionen

Pflichten und Rechte

Wenn wir uns an deontologischem Denken ausrichten, also nach Pflichten und Vorschriften handeln, machen wir sicherlich alles *richtig*, niemand wird uns fachlich sachliche Fehler vorwerfen können. Werden wir damit aber wirklich immer allen Aspekten einer Situation *gerecht?* Sicherlich nicht. Es gibt Situationen, in denen wir bestimmte Regeln nicht nur mit dem Verstand, sondern mit dem Herzen verstehen müssen. Woher nehmen wir aber das Recht, Regeln nicht zu beachten? Gibt es eine moralische Rechtfertigung zum Beispiel, nicht zur rechten Zeit zum Dienst zu kommen? Die Antwort hier ist einfach, denn wenn wir mit Pflichten konfrontiert sind, die miteinander im Konflikt liegen, werden wir uns für die Pflicht entscheiden müssen, die uns im Moment als die wichtigere erscheint. Dies wird zum Beispiel der Fall sein, wenn wir auf dem Weg zum Dienst an einem Verkehrsunfall vorbeikommen, bei dem offensichtlich sofortige Hilfe gefragt ist. Hier gebietet uns die Pflicht der Hilfeleistung, Erste Hilfe am Unfallort zu leisten. Nicht immer ist die Entscheidung, was wir tun sollen, so einfach. Nicht immer wird deutlich, welche Pflicht, welche Regeln die Vorrangstellung haben.

Wohlbefinden und Nützlichkeit

In teleologischen Theorien haben wir weitere Anhaltspunkte, nach denen wir Entscheidungen fällen könnten. Wenn wir also die Konsequenzen einer Handlung bedenken, wird oft klar, was wir tun müssen. Aber auch hier entgehen wir nicht immer allen Konflikten. Wenn wir eine Kosten-Nutzen-Rechnung unseren Handlungen zugrunde legen, kommen wir im Extremfall dahin, das wir sagen, *der Zweck heiligt die Mittel.* Oder weil das Resultat gut ist, können wir zum Beispiel eine Notlüge gebrauchen. Kants Imperativ, andere Menschen nicht als Mittel zu gebrauchen, würde dieser Einstellung Grenzen setzen. Wenn das Ziel unseres Handelns jedoch *„Das größte Glück oder Wohlbefinden für die größte Zahl"* wäre, wie es der Utilitarismus hält, würden wir unter Umständen auch das Wohlbefinden eines Menschen für das Leben eines anderen opfern. Diese Situation mag auftreten, wenn es zum Beispiel um die Transplantation einer Spenderniere oder um Knochenmarkstransplantationen ginge, bei denen aus Kompatibilitätsgründen nur ein kleiner Kreis von Angehörigen in Frage kommt.

In der Realität des Alltags werden wir immer wieder mit dem Nützlichkeitsdenken des Utilitarismus konfrontiert. Beispiele, die uns in der Pflege häufig begegnen, ergeben sich aus Fragen wie: *„Welchem Patienten soll ich meine Zeit geben?"* oder *„Welche Technik soll ich bei einer konkreten Pflegehandlung anwenden? Soll ich mich nach den Vorgaben der Schule richten oder die Aufgabe so ausführen, wie es hier auf dieser Station üblich zu sein scheint?"* oder *„Dies ist meine letzte Woche als Schülerin auf dieser Station, dann beginnt der Block. Soll ich auf meinem Haushaltstag in dieser Woche bestehen, auch wenn ich sehe, daß es für die Station ungünstig ist?"*

Emotionen und Vernunft

Viele Fragen lassen sich weiterhin entweder dem Vernunftdenken oder dem spontanen emotionalen Denken zuordnen. In Kapitel 2 wurde deutlich, daß alle Menschen ein moralisches Vorverständnis haben, nach dem wir intuitiv Entscheidungen treffen, solche Intuition ist überwiegend von unseren Emotionen bestimmt. Wir haben weiterhin gesehen, daß teleologische und deontologische Theorien sich weitgehend auf die Vernunft berufen. Ein Konzept, daß uns helfen soll, konkrete moralische Entscheidungen zu treffen, sollte beide Seiten, die der Emotionen und die der Vernunft, berücksichtigen. Gerade in der Pflege können wir nicht ausschließlich auf emotionaler Grundlage handeln. Wenn wir uns jedoch nur auf Vernunft begründetes Handeln zurückziehen wollten, gingen andererseits wesentliche Elemente pflegerischer Zuwendung verloren. Die Prinzipien, die unser moralisches Handeln leiten sollen, müssen also die emotionale Seite unserer menschlichen Beziehungen berücksichtigen. In Kapitel 5 haben wir ein Konzept ethischen Pflegewissens kennengelernt, das hier einen guten Ausgleich schafft. Moralische Entscheidungen auf der Grundlage von Prinzipien werden sich immer wieder auf dieses ethische Pflegewissen, das objektives Wissen, subjektives Wissen und inhärentes, wesenhaftes Wissen miteinander verbindet, berufen müssen. Dies bedeutet, daß wir die subjektive Seite, die Seite des Empfindens ernst nehmen können; das bedeutet aber auch, daß wir in der Lage sind, unsere Entscheidungen rational zu begründen. Und das heißt letztlich, daß objektives und subjektives Wissen einfließen in das tiefere Verstehen einer konkreten Situation, in der konkrete Menschen vorkommen.

Deren Erfahrungen und Werte erfassen wir als inhärentes, wesenhaftes Wissen, das moralische Entscheidungen mit leiten kann.

Sorge für sich selbst – Sorge für andere

Pflegen heißt ja ganz einfach für jemanden sorgen, sich jemandem zuwenden. Diese Zuwendung kann jedoch nur erfolgreich sein, wenn die Pflegeperson selbst genügend eigene Ressourcen hat. Die Idee aufopfernden Helfens, das keinen Raum mehr für die eigenen Bedürfnisse läßt, stammt aus einer fehlgeleiteten und mißverstandenen christlichen Moral. Solche Moral hat die Krankenpflege in der Vergangenheit geprägt, nicht unbeeinflußt durch ein gesellschaftliches Verständnis, nach dem es das Los von Frauen war, sich aufzuopfern und ungefragt zur Verfügung zu stehen.

Bei der Geschichte vom barmherzigen Samariter vergaßen wir oft den Esel, den Jesus in seiner Erzählung nach dem Lukasevangelium, Kapitel 10, erwähnt. Es heißt dort zwar, daß der Samariter den Mann, der einem Raubüberfall zum Opfer gefallen war, in seine Arme nahm und Erste Hilfe leistete. Es heißt aber nicht, daß er ihn dann selbst in das nächste Gasthaus trug. Er setzte ihn auf seinen Esel. Er benutzte also die Hilfsmittel, die ihm zur Verfügung standen. Es heißt dort weiter, daß er den Wirt bat, für den Mann zu sorgen. Er stellte wohl das Geld hierzu zur Verfügung, ging dann aber seinen eigenen Geschäften nach.

Jesus selbst fordert uns auf, unsere Nächsten wie uns selbst zu lieben. Das setzt eben auch voraus, daß wir lernen, für uns selbst zu sorgen. Feministische Ethik und feministische Theologie haben hier wesentliche Erkenntnisse im Hinblick auf die moralische Entwicklung von Frauen und auf das Rollenverständnis von Frauen erbracht.

Auch wenn der Begriff *Prinzipien* aus einer männlich geprägten Philosophie stammt, können wir beim Umgang mit ethischen Prinzipien den Aspekt der Selbstfürsorge beachten.

Ein moralisches System, das Ausgleich schafft zwischen Extremen

In den vorhergehenden vier Unterabschnitten wurden noch einmal wichtige Aspekte von ethischen Ansätzen zusammengefaßt und gegenübergestellt. Der Pflicht dürfen die Konsequenzen des Handelns nicht untergeordnet werden. Das Ziel, der Zweck des Handelns muß die Mittel respektieren; Verstand und Gefühl brauchen beide Berücksichtigung; und die Sorge für andere darf die Sorge für sich selbst nicht ausschließen. Ein System, das als Grundlage für moralisches Handeln dienen soll, hat dies zu beachten.

„Was soll ich tun?" Diese Frage, von Pflegenden gestellt, soll in den nächsten Abschnitten beantwortet werden. Diese Antwort wird einen Ausgleich zwischen den Extremen der verschiedenen ethischen Ansätze darstellen und moralische Entscheidungshilfen aufzeigen, die für im Alltag Pflegende hilfreich sein können

Pflege ist auf das menschliche Wohlbefinden ausgerichtet. Menschsein ist ein Wert in sich, und Pflege kann dazu beitragen, das Gut des Menschseins zu verwirklichen (s. Kapitel 5).

Pflege ist Antwort auf menschliche Bedürfnisse. Im Rahmen einer Ethik des Antwortgebens, einer Ethik der Verantwortung, wie sie in Kapitel 5 bereits angesprochen ist, wird hier ein ethisches System vorgestellt (Thiroux, J. P., 1990), das fünf Prinzipien als Grundlage benennt, die gewisse Ähnlichkeiten mit den Prinzipien der biomedizinischen Ethik haben, sich teilweise überschneiden, doch Aspekte aufweisen, die gerade für die Pflege von besonderer Bedeutung sind (Tschudin, 1988). Sie lassen sich einfügen in die Theorie der Wertwirklichkeit, die in Kapitel 5 dargestellt wurde, die eine ideologiefreie Grundlegung des Pflegens ist. Das System, das auf fünf Prinzipien aufbaut und diesen entsprechende Prioritäten zuschreibt, ist als humanitäres ethisches System zu bezeichnen. Ein System also, das den Bedingungen des Menschseins Rechnung tragen kann.

Merkmale eines humanitären ethischen Systems

Ein praxisbezogenes ethisches System sollte erstens flexibel sein; sollte zwischen den Extremen verschiedener Theorien ausgleichen können. Es muß weiterhin universell anwendbar sein, aber auch logisch und in sich konsistent. Das ist die Voraussetzung dafür, daß es vermittelbar und lernbar ist. Dies ist wichtig, denn ein ethisches System, daß niemand recht beschreiben und in verständlicher Form vermitteln kann, wird kaum anwendbar sein. Ein solches System ist also keine Privatmeinung, sondern es hat soziale Bedeutung, da ein möglichst große Gruppe von Menschen mit diesem System leben und arbeiten soll. Das System sollte neben verstandesmäßiger Einsichtigkeit aber auch Raum lassen für emotionale Aspekte. Eine letzte Voraussetzung ist, daß es sich eignet, moralische Konflikte zwischen Menschen zu entschärfen. Dort, wo

Werte zueinander in Konkurrenz treten oder wo Pflichten nicht miteinander vereinbar sind, sollte es Lösungsmöglichkeiten anbieten.

Somit haben wir folgende Merkmale für ein praxisbezogenes moralisches System:

– Es muß klare Entscheidungshilfen geben, doch flexibel sein,
– es muß universell und auf einzelne, konkrete Situationen anwendbar sein,
– es muß rational begründbar sein, aber auch Emotionen berücksichtigen,
– es muß lehrbar und lernbar sein,
– es muß Möglichkeiten bieten, moralische Konflikte zu lösen.

Prinzipien einer Ethik der Verantwortung

Vorbemerkungen

In diesem Abschnitt werden zunächst Prinzipien vorgestellt und besprochen, sodann wird gezeigt, inwieweit einzelnen Prinzipien Prioritäten zukommen, die als Grundlagen für moralische Entscheidungen gelten können.

■ Die Prinzipien einer Ethik der Verantwortung sind:

– Wert des Lebens/Achtung vor dem Leben
– das Gute/das Richtige
– Gerechtigkeit/Fairneß
– Wahrheit/Ehrlichkeit
– individuelle Freiheit/persönliche Selbstbestimmung   ■

Die Theorie der Wertwirklichkeit (s. Kapitel 5) findet sich in allen fünf Prinzipien wieder. Das Gut des Menschseins, das an sieben Grundwerten festzumachen ist, hat eine je eigene Bedeutung für jedes einzelne Prinzip. Bei der Betrachtung einzelner Prinzipien sollten wir uns auch jeweils die sieben Grundwerte vor Augen halten:

■ Die Grundwerte des Menschseins sind:
– der Wert des Lebens
– Lernen und Wissen
– Arbeiten und Spielen
– die Freude am Schönen
– Freundschaft
– Entscheidungsfreiheit
– religiöse Bindung   ■

Fünf Prinzipien einer Ethik der Verantwortung

Das Prinzip Achtung vor dem Wert des Lebens

Die Achtung vor dem Wert des Lebens ist das erste und grundlegende Prinzip. Dieses schafft die Voraussetzung für alles weitere Nachdenken über Ethik und moralische Entscheidungen. Das Prinzip kann zusammengefaßt werden in dem Satz: *Menschen sollen Achtung vor dem Leben haben.* Dies ist eine der ersten Vorschriften, eines der ältesten Gebote, die uns überliefert sind. Zu diesem Prinzip gab und gibt es in allen Gesellschaften immer wieder Diskussionen über die Art, wie mit Ausnahmen umzugehen ist. Es gab zu allen Zeiten unterschiedliche Auffassungen im Hinblick auf Abtreibung, Suizid, Euthanasie, Todesstrafe und das Töten im Krieg. Diesem Prinzip kann die Theorie der Wertwirklichkeit in besonderer Weise zugeordnet werden.

Ein wesentlicher Aspekt dieses Prinzips ist die Achtung vor der Personenwürde. Hier kommt die goldene Regel zum Tragen, die aus jüdisch-christlicher Überlieferung stammt, andere Menschen so zu behandeln, wie wir selbst behandelt werden möchten.

Es geht in diesem Fall darum, Leben – entsprechend der menschlichen Würde – zu fördern und zu bewahren. Dies bedeutet zunächst, allen Menschen die ihnen eigene Art ihr Leben zu gestalten und zu leben zuzugestehen. So wird nach diesem Prinzip deutlich, daß wir weder das Recht haben, Menschen eine bestimmte Lebensform aufzuzwingen, noch das Leben als solches zu schädigen. Achtung vor dem Wert des Lebens heißt aber auch die Endlichkeit menschlichen Lebens ernst nehmen, darum geht es nicht darum, Leben um jeden Preis zu fordern und in manchen Situationen auch zu erzwingen. Ein Teil des Lebens ist auch das Sterben. So können wir zum ersten Teil der Definition *„Menschen sollen Achtung vor dem Leben haben"* hinzufügen, *„aber auch den Tod annehmen"*.

Wir werden sehen, daß die anderen Prinzipien dazu beitragen, daß dieses erste Prinzip verwirklicht wird, dennoch ist die Achtung vor dem menschlichen Leben der Ausgangspunkt einer humanitären Ethik.

Das Prinzip des Guten und Richtigen

Mit dem zweiten Prinzip wird Ethik definiert. Dieses Prinzip finden wir in allen ethischen Theorien wieder, und es hat bei allen Zusammenstellungen von ethischen Prinzipien eine Bedeutung. Es geht darum, das Gute und das Richtige zu sehen, zu verstehen und motiviert zu sein, es zu tun. Dies kann auf der Grundlage unterschiedlichster Ideen, Weltanschauungen oder religiöser Überzeugungen geschehen. Kant sprach von der Pflicht, so zu handeln, daß meine Handlung zu einem allgemeinen Gesetz werden kann. Diese Art von Ethik sucht, sich nach Regeln und Gesetzen auszurichten. Sie fragt in erster Linie *„Was muß ich tun?"* Utilitarismus dagegen fragt nach der Nützlichkeit einer Handlung, fragt: *„Was kommt dabei heraus?"*

Bei dem Prinzip, das sich nach dem Guten und dem Richtigen ausrichtet, geht es um persönliche und gesellschaftliche Werte. Im Bereich des Gesundheitsdienstes deuten die beiden Forderungen, die in der biomedizinischen Ethik als Prinzipien der Benefizienz und der Nonmalefizienz genannt wurden, auf das Gute und das Richtige.

Was ist nun jeweils das Gute, das Richtige? Sicherlich haben unterschiedliche Menschen davon unterschiedliche Vorstellungen. Dennoch gibt es eine Reihe von *Gütern,* die den meisten Menschen wichtig sind. Hierzu gehören das Leben selbst, Bewußtsein, Wohlbefinden, Freude, Glück, Wahrheit, Wissen, Schönheit, Liebe, Freundschaft, Selbstverwirklichung, Freiheit, Ehre, friedliches Zusammenleben, Sicherheit; kurz jene Werte, die unser Leben bestimmen, es wertvoll machen. Wiederum finden wir hier Werte, die das Gut des Menschseins ausmachen. Natürlich geben einzelne Menschen den einzelnen Werten andere Rangordnungen.

Nach dem Prinzip des Guten und Richtigen sind wir gehalten, diese Güter zu fördern und anderen wie uns selbst die Teilhabe daran zu ermöglichen und nicht zu verhindern.

Das Prinzip der Gerechtigkeit und Fairneß

Das dritte Prinzip, Gerechtigkeit und Fairneß ist von Bedeutung, wenn es um die Verteilung von Ressourcen geht, jede und jeder hat die gleichen Rechte. Das heißt nicht, daß jeder Patient die gleichen oder auch alle Pflege-und Therapiemöglichkeiten, die im Angebot sind, bekommen muß. Es bedeutet aber, daß jeder und jede die grundsätzliche Möglichkeit und den grundsätzlichen Zugang zu Therapie und Pflege haben muß.

Unter diesem Prinzip läßt sich auch die Zuwendung diskutieren, die wir allen Patienten gleichermaßen schulden, die nicht nach Sympathie oder persönlicher Neigung gegeben oder versagt werden darf. Hierher gehören auch die

Frage nach Gesundheitspolitik in Ländern der dritten Welt und Fragen der Entwicklungshilfe.

Metaethische Probleme der Verteilungsgerechtigkeit wurden bereits oben, bei der Erläuterung dieses Prinzipes im Rahmen der biomedizinischen Ethik angesprochen.

Es gibt nicht die ideale Gesellschaft, in der alle Menschen alles haben oder miteinander teilen. Dies ist auch nicht mit dem Prinzip der Gerechtigkeit und Fairneß gemeint. Mit diesem Prinzip erkennen wir jedoch an, daß allen Menschen die gleiche Würde zukommt, daß alle Menschen am Wert des Menschseins gleichermaßen teilhaben. Wir tragen hiermit auch der Tatsache Rechnung, daß ein Mensch das Recht auf Individualität hat. Dies ist unabhängig von Hautfarbe, Geschlecht, Religion oder Alter. Auf diesem Prinzip bauen die Menschenrechte auf.

Das Prinzip der Wahrheit und Ehrlichkeit

Das vierte Prinzip ist eng mit dem Prinzip der Gerechtigkeit und Fairneß verbunden, doch hat es eigenständige Bedeutung.

Moral als solche ruht auf diesem Prinzip. In allen moralischen Systemen gibt es Hinweise auf die Ehrlichkeit und auf die Bedeutung der Wahrheit. Das achte Gebot aus jüdisch-christlicher Überlieferung heißt *Du sollst nicht falsch gegen deinen Nächsten aussagen, Ex 20:16*. Kant sagte, daß die Lüge niemals zu einem moralischen Gesetz werden kann, weil damit ein moralisches System sich selbst zerstören würde (Kant 1991, S. 42). Ein moralisches System wird bedeutungslos, wenn wir nicht wissen, ob das, was gesagt wird, auch gemeint ist. Nicht einmal die Vermittlung ethischer Inhalte wäre möglich ohne die Grundlage der Wahrheit.

Das Prinzip der Wahrheit und der Ehrlichkeit ist die Grundlage jeder sinnvollen Kommunikation, es ist unabdingbar, wenn es um die Beziehungen von Menschen untereinander überhaupt geht. Dies ist unabhängig davon, ob es sich um moralische oder nichtmoralische Beziehungen handelt. Wir können nur auf dem Hintergrund von gegenseitigem Vertrauen zueinander in Beziehung treten. Wenn wir nicht sicher sein können, daß das, was gesagt wird, auch weitgehend der Wahrheit entspricht, daß die Gedanken und Gefühle, die geäußert werden, aufrichtig sind, wird jegliche Kommunikation sinnlos.

Dies Prinzip ist wohl eines der schwierigsten, gerade in unseren komplizierten, modernen Gesellschaften, in denen wir auf gedrängtem Raum miteinander leben. Unsere menschlichen Beziehungen sind verletzbar, und um sie zu schützen,

suchen wir Verteidigungsmöglichkeiten. Notlügen werden oft als solche Verteidigungsmöglichkeiten verstanden.

Nehmen wir als Beispiel eine Verabredung zwischen zwei Schülerinnen, Karin und Lore, die gemeinsam ins Kino gehen wollen. Karin hatte niemals die Absicht, diesen Film zu sehen, um aber Lore nicht vor den Kopf zu stoßen und um das gemeinsame Lernen für eine Anatomiearbeit nicht zu belasten, stimmte Karin zu, sich um 19.00 Uhr mit Lore vor dem Kino zu treffen. Nun wartet Lore um diese Uhrzeit vergeblich auf Karin, und am nächsten Tag erfindet jene eine kleine Geschichte, die ihr Nichterscheinen entschuldigen soll. Wenn Lore herausfindet, daß Karin die Unwahrheit gesagt hat, wird es schwer für sie sein, ihr in Zukunft Vertrauen zu schenken. Die Erfahrung mag auch weitere Bedeutung für Lore haben im Hinblick auf das Vertrauen, das sie in Verabredungen mit anderen Freundinnen trifft. Letztlich können wir uns auch vorstellen, daß Karin nicht allzuviel Vertrauen haben wird in die Aufrichtigkeit der Beziehungen, die andere mit ihr pflegen wollen.

Das Prinzip der Wahrheit und Ehrlichkeit hat entscheidende Bedeutung, wenn es darum geht, mit Patienten und Angehörigen über ihre Krankheit zu sprechen. Wir alle kennen die Probleme, die in diesem Bereich zwischen ärztlicher und pflegerischer Verantwortung auftreten.

Obwohl dieses Prinzip sehr hohe Anforderungen stellt, obwohl wir im täglichen Miteinander oft glauben, uns nicht daran halten zu können, ist es wichtig, gerade in den kleinen Dingen des Alltags uns einzuüben, die Wahrheit zu sagen und damit eine Basis des Vertrauens aufzubauen.

Das Prinzip der individuellen Freiheit und Selbstbestimmung

Das Prinzip der individuellen Freiheit und der Selbstbestimmung kann auch als Prinzip der Autonomie bezeichnet werden. Es gibt jedem und jeder die Freiheit für persönliche Entscheidungen, bürdet aber auch jedem und jeder die Verantwortung auf für sein und für ihr Tun. Das fünfte Prinzip ist somit auch das Prinzip der Verantwortung. Mein Handeln wird geleitet von meinen verantworteten Entscheidungen für moralische Werte.

Der **Aspekt der persönlichen Freiheit** leitet sich her aus den Prinzipien der Achtung vor dem Wert des Lebens und der Gerechtigkeit und Fairneß. Es bedeutet, daß Menschen auf der Grundlage ihrer Individualität das Recht und die Freiheit haben, im Rahmen der anderen vier Prinzipien zu bestimmen, was es für sie im einzelnen bedeutet, moralisch zu handeln. Dieses **fünfte Prinzip** erfährt seine Begrenzung durch die anderen **vier Prinzipien:**

- die Notwendigkeit, menschliches Leben zu fördern und zu schützen,
- das Gut des Menschseins zu achten und Schaden zu verhindern,
- allen Menschen gleiche Rechte zuzugestehen,
- die Wahrheit zu sagen und aufrichtig zu sein.

Weil Menschen unterschiedlich sind und weil nie eine Situation der anderen gleicht, brauchen wir genügend Raum für individuelle Entscheidungen, die sich auf spezifische Situationen ausrichten können.

Hier wird deutlich, daß Menschen ihr je eigenes Leben gestalten und leben müssen und die Freiheit brauchen, den eigenen Voraussetzungen, Neigungen und Werten entsprechend zu entscheiden. Moralisches Handeln wäre unmöglich ohne das Prinzip der individuellen Freiheit. Nur durch die Möglichkeit autonomer Wahl bekommt Moral eine eigentliche Bedeutung. Die Möglichkeit der Wahl bringt aber auch immer die Verantwortung für die Wahl mit sich. Moralisch leben heißt in freier Verantwortung persönliche Entscheidungen treffen, die die Freiheit und Verantwortung anderer Menschen gleichermaßen berücksichtigt.

Festsetzung von Prioritäten

Es sind fünf Prinzipien benannt und jedes Prinzip ist in sich von entscheidender Bedeutung für ein moralisches System. Alle fünf Prinzipien hängen in gewisser Weise zusammen, und doch mag es Situationen geben, in denen eine Entscheidung nach einem Prinzip einem anderen widerspricht. Das folgende Beispiel aus der Geschichte zeigt, wie Menschen mit einem solchen Konflikt umgegangen sind:

Im Jahr 73 nach Chr. hatte sich eine Gruppe von Juden, ca. 400 Frauen, Männer und Kinder, auf einem Felsen in der judäischen Wüste verschanzt, um sich nicht der einbrechenden römischen Herrschaft unterwerfen zu müssen. In den Felsen Masada waren riesige Zisternen gebaut, die die Wasserversorgung für Jahre sicherstellten, und es gab Vorratshäuser mit entsprechenden Nahrungsmitteln, die das Überleben der Familien ermöglichen würden. Es gab kleine Gärten, die mit Hilfe von speziell ausgetüftelten Bewässerungsmethoden frisches Gemüse und Obst lieferten.

Nach den traditionellen Werten jüdischer Überlieferung in Frieden zu leben war das Ziel dieser Menschen. Sie wollten sich nicht der Römerherrschaft beugen.

Die Römer bauten große Belagerungswerke am Fuß des Felsens und versuchten mit allen Mitteln der römischen Kriegsführung Masada zu besiegen, um damit über das gesamte Gebiet zwischen Sinai und Syrien die Pax Romana, die friedliche Herrschaft Roms, ausrufen zu können. Nach drei Jahren mußten sie feststellen, die Festung Masada war uneinnehmbar! Dann begannen die Römer, eine Rampe aus Sand und Steinen an einer Seite des Felsens aufzuschütten. Mit Sklaven und Eseln, mit Wagen und Holzkränen arbeiteten sie mehr als sechs Monate lang, um einen Zugang zu den Menschen auf Masada zu schaffen.

In der Nacht, bevor die Einnahme der Festung unausweichlich war, töteten die Männer und Frauen, die Leben und Frieden wollten, ihre Kinder und brachten sich gegenseitig um. Die drei letzten Überlebenden begingen Selbstmord, als die Römer in die Festung eindrangen. 400 Menschen wählten den Tod als letzte Möglichkeit, ihre Freiheit zu bewahren.

Noch heute können Besucher in Israel auf den Felsen steigen. Die Grundmauern der römischen Heerlager sind von dort gut sichtbar, und die Konstruktion der Rampe ist bis heute erhalten. Masada ist für die Israelis heute ein heiliger Ort, ein Ort, der Freiheit symbolisiert und der auf das Opfer menschlichen Lebens weist, das unter Umständen gefordert ist, wenn ein anderes Prinzip höher geachtet ist als das Leben selbst.

Ähnliche Konfliktsituationen, wohl nicht ganz so dramatisch, entstehen, wenn Menschen in den Hungerstreik treten, um ein bestimmtes Ziel zu erreichen. Sie mögen in abgeschwächter Form auch auftreten, wenn verwirrte ältere Menschen oder psychisch Kranke die Nahrungsaufnahme verweigern. Wie verhalten wir uns, wenn die Frage der Zwangsernährung ansteht?

Nach welchen Kriterien kann den Prinzipien eines moralischen Systems eine Rangordnung zugewiesen werden?

Zunächst können wir eine logische Klassifikation vornehmen. Die Reihenfolge, in der die Prinzipien in diesem Kapitel dargestellt wurden, zeigt dies. Das Gute und das Richtige stellen die Inhalte der Moral dar, Gutes und Richtiges in menschlichem Miteinander kann es jedoch nicht geben, ohne daß menschliches Leben als Wert an sich vorausgesetzt wird. Somit haben die ersten beiden Prinzipien unbedingten Vorrang vor den Prinzipien drei, vier und fünf. Bei diesen wiederum folgt ein Prinzip aus dem anderen. Somit haben wir zunächst zwei logische Kategorien, eine primäre mit zwei Prinzipien und eine sekundäre mit drei Prinzipien. Innerhalb der Kategorien sind die einzelnen Prinzipien austauschbar.

Daß die erste Kategorie unter bestimmten Umständen zweitrangig wird, zeigt das Beispiel von Masada, zeigen viele andere Begebenheiten der Geschichte, wo das Leben als weniger wichtig angesehen wurde als die Gerechtigkeit, die Wahrheit oder die Freiheit und die Selbstbestimmung. Menschen starben für die Prinzipien der zweiten Kategorie.

Somit muß es ein weiteres Ordnungsschema geben, in dem neben der logischen Reihenfolge die Erfahrungen unseres Lebens eine Rolle spielen können. Dieses Ordnungsschema ergibt sich aus der Tatsache, daß moralische Entscheidungen letztlich keine abstrakten Gedankenspiele sind. Ein ethisches System muß auch anwendbar sein in konkreten Lebenssituationen. Die hier vorgestellten Prinzipien erlauben einerseits wohl die Ableitungen von Regeln oder Grundsätzen, doch gerade in einem System, das Verantwortung als wesentlich sieht, muß jede Situation in sich selbst betrachtet werden können und als Grundlage für Entscheidungen in sich selbst ernstgenommen werden. Wenn sich hieraus wieder Regeln ableiten lassen für zukünftige Entscheidungen, um so besser; das bedeutet, daß sich unsere Entscheidungskriterien auf eine gelebte Realität beziehen. Auf diese Weise wird der Gemeinsamkeit menschlicher Erfahrungen Rechnung getragen wie auch der Einzigartigkeit von Menschen in jeweils einzigartigen Situationen.

Das zweite Ordnungsschema beruht auf dem Ernstnehmen spezifischer Situationen. Nehmen wir zum Beispiel die generelle Regel: *Du sollst nicht stehlen!* Sie ist abgeleitet aus den Prinzipien das Gute, das Richtige tun, Gerechtigkeit, Ehrlichkeit und Respekt vor der Freiheit.

Schwester Beate arbeitet auf einer medizinischen Intensivstation. Ihr ist eine Patientin anvertraut, die einen Suizidversuch durch die Einnahme von einer Überdosis von Schlafmitteln unternommen hat. Schwester Beate findet bei der morgendlichen Körperpflege in der Badetasche der Patientin ein weiteres Röhrchen mit Schlaftabletten. Die Patientin ist noch sehr schläfrig. Kann Schwester Beate die Tabletten zunächst aus der Badetasche entfernen? Hier müßte unter Umständen das Prinzip der Achtung vor dem Leben so interpretiert werden, daß das Prinzip der individuellen Entscheidungsfreiheit zurücksteht. Auch wenn Schwester Beate das Risiko eingeht, des Diebstahls bezichtigt zu werden.

Die Situation und der Kontext einer Situation müssen immer wieder mit einbezogen werden, wenn ein Prinzip zu interpretieren ist und Anwendung finden soll. Wir haben also eine logische Rangordnung, die uns zwei Kategorien liefert, und ein weiteres Ordnungsschema, das im Hinblick auf spezifische Situationen Flexibilität erlaubt.

Wenn wir diese Prinzipien einer Ethik der Verantwortung mit denen der medizinischen Ethik nach Beauchamp/Childress (Gerechtigkeit, Benefizienz, Nonmalefizienz, Autonomie) vergleichen, sehen wir Ähnlichkeiten, stellen jedoch eine umfassendere Bedeutung fest, die mehr Raum läßt für verantwortetes Denken, die eben eine Ethik der Verantwortung darstellt.

Diese Verantwortung kommt besonders dann zum Tragen, wenn Prinzipien miteinander in Konkurrenz treten. In solchen Situationen werden wir feststellen, daß Prinzipien allein und in sich selbst keine Lösungsstrategien für ethische Probleme oder ethische Dilemmas bieten können.

Wir haben in einem humanitären, ethischen System fünf Prinzipien benannt. Die Prinzipien verbinden unterschiedliche ethische Positionen miteinander, sie schaffen einen Ausgleich zwischen teleologischen und deontologischen Theorien. Sie beachten Emotionen und Vernunft, die Sorge um andere wie auch die Sorge um sich selbst.

Den Prinzipien können nach logischen wie auch nach praktischen Kriterien Prioritäten zugeordnet werden.

Bedenken Sie folgende Situation:

Der Fall Baby Jane Doe
Im Herbst 1983 wurde im Staat New York das Baby Jane Doe geboren. Jane war schwer mißgebildet. Sie hatte verschiedene

Defekte u. a. Spina bifida mit Hydrozephalus und Mikrozephalie. Zwei Neurologen, die zur Konsultation hinzugezogen wurden, waren nicht der gleichen Meinung im Hinblick auf den Sinn einer operativen Behandlung. Die Eltern zogen die Meinung des Arztes vor, der von operativen Eingriffen abriet. Eine politische Lebensrechtsbewegung erfuhr von dem Fall und versuchte zu erreichen, daß den Eltern das Sorgerecht entzogen wurde, damit alle medizinischen Behandlungsmöglichkeiten genutzt werden können. Auf höchster juristischer Ebene wurde nach verschiedenen gerichtlichen Verhandlungen die Entscheidung letztlich den Eltern überlassen. Diese gestatteten die Implantation eines Shunt. Wider Erwarten überlebte das Baby, und nach fünf Jahren konnte es sprechen, sich im Rollstuhl bewegen und besuchte eine Einrichtung für behinderte Kinder. Frühe operative Behandlung hätten in diesem Fall die Lebensqualität enorm verbessern können.

Stellen Sie sich vor, Sie werden von Mitgliedern der Lebensrechtsbewegung angesprochen, als Krankenschwester die Eltern eines Säuglings, der sich in ähnlicher Lage befindet wie Baby Doe, im Sinne von Ausnutzen aller medizinischen und technischen Möglichkeiten zu beeinflussen. Welche Positionen würden sich für Sie auf dem Hintergrund der unterschiedlichen Prinzipien ergeben? Welchen Prinzipien würden Sie Vorrang geben und welche Position letztlich einnehmen wollen?

Ethische Grundregeln für die Krankenpflege und die Prinzipien einer Ethik der Verantwortung

Vorbemerkungen

Im ersten Kapitel wurde berufsethischen Normen nur begrenzte Bedeutung zugeschrieben. Ethik, so hieß es, kann sich nicht in Standesregeln erschöpfen. Andererseits lassen sich in Standesregeln auch theoretische Hintergründe der Ethik wiederfinden. Ebenso können wir die beschriebenen Prinzipien in den Formulierungen der *„Ethischen Grundregeln für die Krankenpflege"* aufspüren (s. auch Anhang). Im folgenden soll dies ansatzweise geschehen. Hiermit wird nur eine allgemeine Richtung gewiesen,

die weitere und tiefere Untersuchungen nicht ausschließen, sondern anregen soll. Die „Ethischen Grundregeln" bestehen aus sechs Teilen, die unterschiedlichen Schwerpunkten gewidmet sind. Hier werden diese Teile der Reihe nach zitiert und kommentiert.

Ethische Prinzipien in den Grundregeln des Weltbundes der Krankenschwestern und Krankenpfleger (International Council of Nurses: ICN)

ICN-Grundregeln, Teil 1

Aufgaben der Krankenschwester
Die Krankenschwester (entsprechend Krankenpfleger) hat vier grundlegende Aufgaben: Gesundheit zu fördern, Krankheit zu verhüten, Gesundheit wiederherzustellen, Leiden zu lindern.

Der Bedarf an Pflege besteht weltweit. Zur Pflege gehört die Achtung vor dem Leben, vor der Würde und den Grundrechten des Menschen. Sie wird ohne Rücksicht auf die Nationalität, die Rasse, den Glauben, die Hautfarbe, das Alter, das Geschlecht, die politische Einstellung oder den sozialen Rang ausgeübt.

Die Krankenschwester übt ihre berufliche Tätigkeit zum Wohle des einzelnen, der Familie und der Gemeinschaft aus; sie koordiniert ihre Dienstleistungen mit jenen verwandter Gruppen.

Gesundheit zu fördern, Krankheit zu verhüten, Gesundheit wiederherzustellen, Leiden zu lindern, diese Aufgaben weisen auf das erste, wie auch auf das zweite Prinzip. Hier geht es um den Wert des Lebens im allgemeinen und im besonderen um die Bewahrung des gefährdeten, kranken Lebens. Das heißt, die Benefizienz wird angesprochen in dem Sinne, daß das Gute zu tun ist im Hinblick auf die Gesundheit beziehungsweise im Hinblick auf das Lindern von Leiden.

Der zweite Absatz deutet ebenso auf das erste Prinzip, aber auch auf das dritte, das Prinzip der Gerechtigkeit und der Fairneß. Indem die Grundrechte von Menschen angesprochen sind, die für alle Menschen gleiche Geltung haben, wird auf die menschliche Würde verwiesen, die unabhängig ist von *Nationalität, Rasse, Glauben, Hautfarbe, Alter, Geschlecht, politische Einstellung oder sozialem Rang.*

ICN-Grundregeln, Teil 2

Die Krankenschwester und der einzelne
Die vordringlichste Verantwortung der Krankenschwester gilt dem pflegebedürftigen Menschen.

Die Krankenschwester sorgt bei ihrer Tätigkeit dafür, daß die Wertvorstellungen, die Sitten und Gewohnheiten sowie der Glaube des einzelnen respektiert werden.

Die Krankenschwester betrachtet jede persönliche Information als vertraulich und leitet sie mit Überlegung weiter.

Dieser Teil der Regel ist recht allgemein gehalten und deutet wieder auf das dritte Prinzip. Insbesondere wird hier Bezug genommen auf den 7. Grundwert, auf die Fähigkeit zu religiöser Bindung, die zum Gut des Lebens gehört. Weiterhin geht es um Vertrauen und um Vertraulichkeit. Hier klingt das vierte Prinzip, das der Wahrheit und Ehrlichkeit, an.

ICN-Grundregeln, Teil 3

Die Krankenschwester und die Berufsausübung
Die Krankenschwester ist für die Ausübung der Pflege sowie für ihre fortlaufende Weiterbildung persönlich verantwortlich.

Die Krankenschwester hält die Pflege auf dem höchsten Stand, der in einer gegebenen Situation möglich ist.

Die Krankenschwester beurteilt die Fähigkeiten der Personen, von denen sie Verantwortung übernimmt oder an die sie Verantwortung weitergibt.

Die Krankenschwester sollte in ihrem beruflichen Handeln jederzeit auf ein persönliches Verhalten achten, das dem Ansehen des Berufes dient.

Es geht um die Person der Pflegenden, zunächst um Bildung, um Wissen und um Lernen. Hier trifft am ehesten das fünfte Prinzip zu, bei dem Verantwortung die Selbstbestimmung leitet. Dies mag angewandt werden auf die gesamte Berufsgruppe.

Weiterhin ist wieder die Benefizienz angesprochen, die im Prinzip des Guten und Richtigen eine Rolle spielen. Wenn die Regel dann besagt, daß wir die Fähigkeit der Personen zu beurteilen haben, von denen wir Verantwortung übernehmen und an die wir solche übertragen, zielt dies wiederum auf die Autonomie der einzelnen Pflegeperson ab, wie sie im fünften Prinzip dargestellt wurde.

Im Hinblick auf das persönliche Verhalten mag es zu manchen Diskussionen kommen. Einerseits ist jedem Menschen entsprechend dem fünften Prinzip individuelle Freiheit zuzugestehen, andererseits soll hier gemäß der Regel das persönliche Verhalten eine Rolle spielen im Hinblick auf das Ansehen des Berufes. Oft hören wir in diesem Zusammenhang Aussagen wie: *„Was ich privat tue, geht niemanden etwas an, im übrigen arbeite ich auf Station korrekt und tue meine Pflicht.“* Es ist nicht einfach, diesen Teil der Regel von den Prinzipien her zu begründen. Doch wie

wir gesehen haben, erfährt das fünfte Prinzip Grenzen durch die anderen vier Prinzipien. Wir haben auf der Grundlage unserer Individualität die Freiheit zu bestimmen, was es für uns im einzelnen bedeutet, moralisch zu handeln. Diese Freiheit wird jedoch begrenzt, wenn durch bestimmtes Verhalten eines der anderen Prinzipien verletzt wird. Hat zum Beispiel ein homosexueller Krankenpfleger keine Achtung vor dem Wert des Lebens? Oder wird er durch seine persönliche Lebensentscheidung das Prinzip der Gerechtigkeit und Fairneß verletzen? Eine Situation könnte umgekehrt auftreten, in der die Freiheitsrechte des Krankenpflegers verletzt würden, wenn seine sexuelle Neigung als Grund gegen seine Anstellung als Krankenpfleger in einer bestimmten Einrichtung vorgebracht würde. Es wurde schon angesprochen, daß die Werte einzelner Menschen nicht gleich sind, und auch, daß unterschiedliche Wertvorstellungen das Verhalten von Menschen zueinander prägen. So sind gerade im Hinblick auf das, was als persönliches Verhalten toleriert wird und was als bedeutsam für das berufliche Handeln gilt, unterschiedliche Beurteilungen zu finden. Ob eine Krankenschwester oder ein Krankenpfleger Ringe oder anderen Schmuck in Ohren oder Nasen tragen, ob eine bestimmte Kleidung, Vorliebe oder sexuelle Orientierung dem Ansehen des Berufes schadet, sollte ausschließlich im Hinblick auf das berufliche Handeln selbst bewertet werden.

ICN-Grundregeln, Teil 4

Die Krankenschwester und die Gesellschaft
Die Krankenschwester teilt mit anderen die Verantwortung dafür, daß Maßnahmen zugunsten der gesundheitlichen und sozialen Bedürfnisse der Bevölkerung ergriffen und unterstützt werden.

Auch dieser Teil ist sehr allgemein, doch deutet er wiederum auf das erste und das dritte Prinzip. Der Wert des Lebens ist eng verbunden mit den gesundheitlichen Bedürfnissen einzelner und dem von Bevölkerungsgruppen. Hierbei spielt aber auch die Verteilungsgerechtigkeit eine Rolle. Ist es richtig, wenn in unseren hochindustrialisierten westlichen Ländern teure Medizintechnik zur Anwendung kommt, während in südlichen und östlichen Ländern der Erde die grundlegenden Möglichkeiten einer gesundheitlichen Versorgung kaum sichergestellt ist? Es heißt hier nicht, daß *Pflegepersonen verantwortlich sind ...*, aber, daß sie die Verantwortung mit anderen *teilen*. Dies nimmt jene, die in reichen Ländern leben in eine besondere Pflicht ärmeren Ländern gegenüber. Wie nun einzelne Pflegepersonen diese Pflicht umsetzen, mag unterschiedlich sein. Gewiß können nicht alle Krankenschwestern und -pfleger einen Einsatz in Ländern der dritten Welt ableisten. Doch wäre unter Umständen das eigene Konsumverhalten in diesem Zusammenhang zu überprüfen.

Aus diesem Teil der Grundregeln wie auch aus dem ersten Teil ergibt sich jedoch auch für den eigenen Lebensraum eine Verantwortung zu gesundheitsförderndem Verhalten sich selbst und anderen gegenüber. Konkret wäre an dieser Stelle der eigene Konsum an Stimulanzien zu überprüfen sowie die Signalwirkung, die das Verhalten von Pflegepersonen im gesellschaftlichen Bereich hat. Fragen des Rauchens im Krankenhaus oder der gesunden Ernährung hätten hier konkret ihren Platz und bedürfen sicherlich weiterer Diskussionen im Hinblick auf ihre moralische Bedeutung.

ICN-Grundregeln, Teil 5

Die Krankenschwester und ihre Mitarbeiter
Die Krankenschwester sorgt für eine gute Zusammenarbeit mit den Mitarbeitern auf pflegerischen und anderen Gebieten.
Die Krankenschwester greift zum Schutz des Patienten ein, wenn sein Wohl durch einen Mitarbeiter oder eine andere Person gefährdet ist.

Auch dieser Teil der Regel läßt sich nicht gleich auf ein bestimmtes Prinzip zurückführen. Wir haben jedoch einen Hinweis auf konkretes Handeln. Es geht um kollegiales Verhalten und letztlich auch um Wahrheit, wenn das Verhalten einer Pflegeperson oder anderer Mitarbeiter Patienten gefährdet. Hier ist der Mut gefragt, der nötig ist, wenn eine schwierige Situation, zum Beispiel Alkoholismus oder fachliche Inkompetenz, anzusprechen ist.

ICN-Grundregeln, Teil 6

Die Krankenschwester und der Beruf
Die Krankenschwester ist maßgeblich daran beteiligt, wünschenswerte Richtlinien für die Berufausübung und Berufsausbildung festzulegen und zu verwirklichen.
Die Krankenschwester wirkt aktiv mit, ein Fundament an beruflichem Wissen aufzubauen.
Durch ihren Berufsverband setzt sich die Krankenschwester ein für die Schaffung und Erhaltung gerechter sozialer und wirtschaftlicher Arbeitsbedingungen in der Krankenpflege.

Auch diese Regel hat das fünfte Prinzip im Hinblick auf berufliche Selbstbestimmung zum Inhalt. Diese Aussage macht deutlich, daß ethische Regeln zunächst recht allgemein gehalten sind, dennoch Hilfen geben können zur notwendigen Formulierung und Festsetzung von weiteren Richtlinien, die die Pflege in den verschiedenen Bereichen und die Ausbildung zu den verschiedenen pflegerischen Berufen ordnen.

Es gibt aber auch um konkrete Richtlinien für einzelne Arbeitsbereiche. Auf der Grundlage dieses Absatzes könnte jedes Krankenhaus, jede Einrichtung des Gesundheitswesens und jede Station oder Abteilung eigene Leitbilder entwickeln. Es wird deutlich, daß dieser Teil der Regel einer Aufforderung entspricht. Die Leitbilder oder Richtlinien können dann Einzelheiten berücksichtigen, die in bestimmten Pflegebereichen besonders zutreffen. Solche Einzelheiten vermissen wir in allgemein gehaltenen Grundregeln, sie würden den globalen Rahmen sprengen. Auch die Träger konfessioneller Einrichtungen, die sich einer spezifisch religiösen Richtung verpflichtet wissen, haben die Möglichkeit, bestimmte Werte, die ihnen als wesentlich gelten, zu formulieren und festzuhalten.

Der letzte Absatz weist einerseits wieder auf das Prinzip der Gerechtigkeit, andererseits aber auch auf die Bedeutung von berufsständischen Organisationen. Hier klingt die moralische Verpflichtung an, einem Berufsverband anzugehören und aktiv an der Gestaltung der beruflichen Rahmenbedingungen mitzuarbeiten.

Ethiktheorien und die Grundregeln des ICN

Die Ethikregeln weisen zunächst keine eindeutige Ausrichtung auf bestimmte theoretische Ansätze auf. Doch kann aus einigen Aussagen entnommen werden, daß eine utilitaristische Grundhaltung prägend war. So geht es im ersten Teil um das gesundheitliche Wohlbefinden, das zu fördern ist, und um das Wohl von einzelnen, Familien und Gemeinschaften. Für utilitaristisches Denken sind die Vermehrung von Wohlbefinden und die Verringerung von Schmerzen das entscheidende Ziel. Dies wird noch einmal aufgegriffen im Abschnitt über *„Die Krankenschwester und die Gesellschaft"*, in dem es um die sozialen und gesundheitlichen Bedürfnisse geht.

Natürlich können Ethikregeln, die international, global verbreitet sind, nur sehr allgemein gehalten sein und sich keiner spezifischen Richtung verpflichten. Als einzige Pflicht, die grundsätzlich angesprochen ist, läßt sich eben das utilitaristische Streben nach Wohlbefinden ausmachen. Diese Ausrichtung kann allen Pflegepersonen gemeinsam wichtig sein. Warum wir einen pflegerischen Beruf ergreifen, warum wir pflegen, was uns im einzelnen Pflege bedeutet, muß auf einer anderen Ebene beantwortet werden. Religiöse, politische oder soziale Begründungen können ethische Reflexionen bereichern, jedoch nicht ersetzen. Sie dürfen auch nicht mit Ethik verwechselt werden.

Das hebt noch einmal hervor, daß Ethik vorreligiös ist und die persönliche, tiefere Zuordnung von Werten nicht leistet. Ethik hilft uns, diese Zuordnung zu strukturieren und im einzelnen dann auf die innere Konsistenz zu überprüfen. Ethik gibt uns die Werkzeuge, einen Rahmen für unser moralisches Handeln zu zimmern. Ethik hilft uns, Klarheit über Werte zu finden, stellt diese Werte jedoch selbst nicht zur Verfügung.

Literatur

Beauchamp, T., J. Childress: Principles of Biomedical Ethics. 3rd ed. Oxford University Press, New York 1989

Purtilo, R.: Ethical Dimensions in the Health Professions. 2rd ed. W. B. Sounders Company, Philadelphia 1993

Seidler, E.: s. v. Ethik. In: Wörterbuch Medizinischer Grundbegriffe. Herder, Freiburg 1979

Seidler, E.: Geschichte der Pflege des kranken Menschen. 6. Aufl. Kohlhammer, Stuttgart 1993

Thiroux, J.: Ethics, Theory and Practice. Macmillan Publishing Company, New York 1990

Tschudin, V.: Ethik in der Krankenpflege. Recan, Basel 1988

Tschudin, V., D. Marks-Maran: Ethics – A Primer for Nurses. Workshop Guide. Bailliere Tindall, London 1993

Tschudin, V., D. Marks-Maran: Ethics – A Primer for Nurses. Workbook. Bailliere Tindall, London 1993

Veatch, R. M.: A Theory of Medical Ethics. Basic Books Inc. Publishers, New York 1981

7. Ethik in der Praxis

In diesem Kapitel werden Instrumente vorgestellt, die hilfreich sein können, verantwortliche Entscheidungen zu treffen. Die Instrumente beziehen sich auf eine humanitäre Ethik der Verantwortung und auf die Prinzipien, wie sie in Kapitel 6 von einer solchen Ethik abgeleitet wurden. Der Umgang mit diesen Instrumenten muß eingeübt werden. Es reicht nicht aus, nach bestimmten Kriterien eine Reihe von Fallgeschichten zu besprechen, um moralische Kompetenz zu erwerben. Dies mag hilfreich sein und uns einige Schritte weiterbringen, doch mißt sich die Fähigkeit zu moralischem Handeln letztlich an der Praxis, am Leben selbst. So sollte jeder Ethikunterricht die Praxis mit einbeziehen. Hierzu finden sich Vorschläge im letzten Abschnitt dieses Kapitels.

Moralische Situationen – moralische Entscheidungen

Moralische Situationen und Grenzen der Verantwortung

Beim Durcharbeiten der letzten Kapitel mag der Eindruck entstanden sein, daß die meisten moralischen Probleme lösbar sind, wenn wir genug über ethische Theorien wissen und auch die emotionale Seite in Entscheidungen einbeziehen. Es mag so aussehen, als ob alle moralischen Probleme lösbar sein müßten, wenn wir nur recht verstehen, was mit Begriffen gemeint ist wie Prinzipien, Wertwirklichkeit und Nützlichkeit oder Pflichten und Konsequenzen, und wenn wir diese auf konkrete Situationen anwenden und dabei das Empfinden und Erleben der betroffenen Personen wahr- und ernst nehmen. Diese Aspekte sind unbedingt hilfreich, wenn wir versuchen, problematischen Situationen zu begegnen.

Nun gibt es aber auch Situationen, die nicht nur scheinbar, sondern wirklich unlösbar sind. Leben heißt wohl Entscheidungen treffen, Antworten geben, heißt verantwortlich sein. Es gibt Situationen, in denen keine Entscheidungen getroffen werden können oder in denen nicht alle Betroffenen entscheiden können.

■ Es gibt Situationen, in denen kein Handlungsspielraum bleibt, in denen wir keine Antwort wissen und geben können. In einigen solchen Situationen kommt uns auch keine Verantwortung zu. ■

Das klassische Beispiel ist der Fall eines brennenden Hauses. Ein Mann, der gerade noch seine Frau ins Freie bringen konnte, wird von den Feuerwehrleuten mit Gewalt daran gehindert, noch einmal in die Flammen und das bereits einstürzende Haus einzudringen, um sein Kind zu retten.

Vorausgesetzt, der Mann ist nicht schuldig an dem Entstehen des Feuers, kann ihm keine Verantwortung zugesprochen werden für den Tod seines Kindes. Er wurde ja daran gehindert, seine Entscheidung auszuführen. Obwohl in diesem Fall Entscheidungsraum blieb, hatte er jedoch keine Handlungsmöglichkeit.

Betrachten wir folgendes Beispiel aus dem Bereich der Pflege:

Ronald ist Krankenpfleger und arbeitet seit 8 Wochen auf einer chirurgischen Station. Er hat Alkoholprobleme und deshalb bereits mehrmals seinen Arbeitsplatz gewechselt. Vor einiger Zeit war er zu einer dreimonatigen Therapie fort. Mit dieser neuen Stelle sollte ein Rehabilitationsprogramm abgeschlossen werden. Ronald lebt allein, seine Frau hat sich vor einem Jahr scheiden lassen und ist mit dem dreijährigen Sohn wieder zu ihren Eltern gezogen. Er weiß, der erfolgreiche Abschluß dieser ersten drei Monate Probezeit sind entscheidend, daß er weiter als Krankenpfleger arbeiten kann. Wiederholt versäumt er jedoch seinen Dienst mit einzelnen Krankheitstagen.

Die Kollegen waren bislang bereit, für ihn einzuspringen, doch in den letzten beiden Wochen kam er dreimal angetrunken zum Dienst. Er wird jetzt offiziell verwarnt und darauf hingewiesen, daß weitere Unregelmäßigkeiten seinen Arbeitsvertrag gefährden. Es zeigt sich aber, daß er heimlich während der Arbeitszeit in den Umkleideraum geht, um Alkohol zu sich zu nehmen. Jedesmal, wenn er mit den Realitäten seines Verhaltens konfrontiert wird, versichert er, daß dies ein Ausrutscher war und er eigentlich „trocken" sei. Ronald ist ein sympathischer 35jähriger Mann, er ist bei den Patienten und auch bei den Kolleginnen und Kollegen beliebt, sein Verhalten ist jedoch belastend für die Station, da es unsicher ist, ob er zum Dienst kommt und ob er dann in der Lage ist mitzuarbeiten.

Pflegedienstleiter und Personalabteilung haben jetzt den Entschluß gefaßt, daß sein Arbeitsvertrag gelöst wird, wenn er weiterhin seinen Dienst versäumt und er während der Arbeitszeit trinkt. Dem Stationsteam ist klar, daß ein weiterer Vorfall Ronalds Kündigung zur Folge haben wird.

Der Vorfall tritt ein, Ronald kommt zu spät und betrunken zum Dienst; er muß von zwei Kollegen nach Hause gebracht werden. Die Kündigung wird ausgesprochen.

Hier geht es zunächst nicht um die Möglichkeiten der kollegialen und freundschaftlichen Hilfe. Im menschlich-sozialen Raum stehen durchaus Handlungsmöglichkeiten offen, für oder gegen die einzelne Teammitglieder sich entscheiden können.

Weder für die Stationsleitung noch für die Kolleginnen und die Kollegen der Station besteht Handlungsspielraum hinsichtlich der Kündigung. In diesem Bereich können sie keine Entscheidung treffen. Sie haben daher in diesem Fall auch keine Verantwortung.

Es gibt also Situationen, die eindeutig nicht in den Verantwortungsbereich einzelner fallen. Auch der Wunsch einer Kollegin, die dem Pfleger in dem Beispiel helfen möchte, gibt ihr keine Entscheidungsmöglichkeiten, die die Kündigung ungeschehen machen könnte.

Zugegeben, nicht viele Situationen lassen uns ausnahmslos entscheidungsunfähig oder lähmen unsere Handlungsmöglichkeiten. Wo dies in bestimmten Bereichen der Fall ist, tun sich doch oft andere Möglichkeiten und Handlungsräume auf.

Ein Beispiel aus einem anderen pflegerischen Bereich soll dies weiter verdeutlichen:

Schülerin Patrizia Sekel erfährt bei der Übergabe auf einer Wochenstation, daß die am Morgen durch Kaiserschnitt entbundene Tochter von Frau B. in Zimmer 3 tot geboren war. Frau B. weiß dies noch nicht, sie erholt sich noch von der Narkose. Es wird deutlich gesagt, daß auf den Ehemann gewartet werden soll, bevor mit der Patientin gesprochen wird. Während der Übergabe verschiebt die Zweitschwester einige Betten, sie fährt Frau B. nach Zimmer 3. Noch während der Übergabe schellt es in Zimmer 3. Frau Sekel wird zur Klingel geschickt. Sie ist erschrocken, als sie Frau B. erkennt, die um ein Becken bittet. Frau Sekel will schnell hinausgehen, um den anderen zu sagen, daß Frau B aufgewacht ist. Diese hält sie jedoch zurück und fragt: Mein Baby, ist es ein Mädchen oder ein Junge?

In dieser Situation ist es kaum möglich für die Schülerin, eine überlegte und richtige Entscheidung zu treffen. Sie weiß, ein Zögern mit der Antwort wird Frau B. beunruhigen, die Wahrheit zu sagen ist jetzt unangemessen, und lügen kann sie auch nicht.

Wir können uns vorstellen, daß Frau Sekel vielleicht etwas Undeutliches sagt und schnell das Zimmer verläßt, um die Situation den anderen Krankenschwestern mitzuteilen. Sicherlich braucht die Schülerin sich keine Vorwürfe zu machen, moralisch falsch gehandelt zu haben. Sie vermochte keine Antwort zu geben, die Situation lag nicht in ihrer Verantwortung. Allerdings können wir auch sehen, daß unter Umständen moralische Probleme auftauchen können, weil unzureichende Kommunikation zu Mißverständnissen führt.

Moralische Dilemmas

Eine andere problematische Konstellation kann sich ergeben, wenn eine Situation zwei Möglichkeiten der Wahl bietet, die beide gleichermaßen schlecht sind. Wir sprechen dann von einem Dilemma (im Lateinischen *dilemma* und im Griechischen *di-lemma*, Doppelfang oder Zwangslage). Hier scheint, gleich welche Entscheidung getroffen wird, keine gute Lösung möglich zu sein. Eine Entscheidung müssen wir treffen, aber keine der Möglichkeiten wird gänzlich befreiend sein, wir sind gefangen.

Ein oft zitiertes Beispiel ist die Situation des Kapitäns eines Kriegsschiffes im Kampfeinsatz, von dem ein Mannschaftsmitglied über Bord gespült wurde. Der Kapitän läßt die Maschinen stoppen, um die Rettungsaktion einzuleiten, gleichzeitig erhält er die Meldung, daß eine Seemine in gefährlicher Nähe des Schiffes gesichtet wurde. Er muß entscheiden, ob er die Rettung des einen Seemannes durchführen will, oder das Schiff beidrehen zu lassen, um sich schnellstens aus der Gefahrenzone zu entfernen, und damit das Schiff und die gesamte Besatzung möglichst in Sicherheit zu bringen. Für diesen Kapitän gibt es keine „Lösung" des Problems. Er hat die Verantwortung für das Schiff und die gesamte Mannschaft wie auch für den einzelnen Seemann. Meist wird das Problem im Sinne des Utilitarismus entschieden, bei dem das Leben vieler der Rettung eines einzelnen vorgezogen wird.

Im Vorfeld unseres Beispiels, das den Krankenpfleger Ronald betraf, mögen einige Kolleginnen des Pflegers verschiedentlich mit Dilemma-Situationen konfrontiert gewesen sein. Nehmen wir folgendes an:

> In der Woche vor dem letzten Vorfall, der für die Kündigung entscheidend war, sah die Krankenschwester Gloria Peters durch die geöffnete Tür des Umkleideraumes, wie Roland eine Flasche Doppelkorn aus seinem Schrank nahm und daraus trank. Roland drehte sich um und merkte, daß Frau Peters ihn gesehen hatte. Er bat sie, ihm eine Chance zu geben und der Stationsleiterin nichts zu sagen.
>
> Frau Peters ist nun mit einem Dilemma konfrontiert. Verschweigt sie ihre Beobachtung, gefährdet sie unter Umständen Patienten. Sagt sie etwas, nimmt sie Roland die letzte Chance, seine Arbeit zu behalten.

Frau Peters wird eine Entscheidung treffen müssen, aber was immer sie tut, wird negative Folgen haben. Ein moralisches Dilemma ist eine Zwangslage. Eine Entscheidung wird verlangt, doch stehen unterschiedliche Interessen, unterschiedliche Pflichten oder Prinzipien gegeneinander. Frau Peters weiß, daß sie die Verantwortung übernimmt für eine mögliche Gefährdung von Patienten oder dafür, daß Roland die letzte Chance genommen wird, seine Arbeit zu behalten. Das Dilemma liegt darin, daß entschieden werden muß, wem nicht zu schaden ist, Patienten oder Roland.

In einer ähnlichen Lage wird die Stationsschwester sich finden, wenn es darum geht, Rolands Verhalten mit dem Pflegedienstleiter zu besprechen. Sie handelt weder unmoralisch, wenn sie versucht, das Problem zunächst selbst zu lösen, noch wenn sie Verwaltung und Pflegedienstleitung einschaltet oder letztlich den entscheidenden Vorfall meldet.

Ein weiteres Beispiel für ein moralisches Dilemma:

> Der 19jährige Peter K. wird nach einem Autounfall in die Ambulanz des städtischen Krankenhauses gebracht. Er hat eine Kopfplatzwunde, Schnittwunden an den Händen und Abschürfungen am rechten Bein. Er steht offensichtlich unter Schock.
>
> Es stellt sich heraus, daß Peter das Auto seines Vaters ohne dessen Wissen und gegen sein Verbot benutzt hatte. Cordula Klein, die Krankenschwester in der Ambulanz, bereitet Peter vor für die ärztliche Versorgung. Beim Auskleiden fällt ein Päckchen mit Haschisch aus seiner Lederjacke. Peter beginnt zu weinen und bittet darum, seinem Vater, der auf dem Weg ins Krankenhaus ist, nichts zu sagen. Er faßt Vertrauen zu Frau Klein, und diese hat Zeit für ein längeres Gespräch mit ihm. Es stellt sich heraus, daß er ein Rauschgiftproblem hat, dieses aber sieht und Hilfe sucht. Er hat Angst vor seinem Vater und möchte vorerst seine Entscheidungen ohne das Wissen der Familie treffen.
>
> Als er in der Röntgenabteilung ist, kommt sein Vater in die Ambulanz. Er sieht die Sachen seines Sohnes auf dem Fahrbett und beginnt, die Taschen der Jacke zu durchsuchen. Frau Klein bittet den Vater, aus dem Behandlungszimmer hinauszugehen und im Wartebereich auf den Sohn zu warten. Herr K. wird zornig und verlangt die Sachen seines Sohnes, er äußert den Verdacht auf Rauschgiftkonsum und fragt Frau Klein, ob sie Hinweise gefunden habe. Eine unliebsame Szene bahnt sich an.
>
> Soll Frau Klein ihr Wissen leugnen und darauf bestehen, daß Herr K. hinausgeht, oder soll sie ihm die Wahrheit sagen? Läßt sie ihn weitersuchen, ohne etwas zu sagen, wird der Vater das Päckchen finden, dann muß sie in Kauf nehmen, daß Peter glaubt, sie habe sein Vertrauen gebrochen.

Hier steht das Prinzip *Respekt vor der individuellen Freiheit und Selbstbestimmung* gegen das Prinzip der *Wahrheit und Ehrlichkeit*. Welche Entscheidung Frau Klein auch trifft, sie wird das eine oder das andere Prinzip verletzen.

Moralische Dilemmas sind also Situationen, in denen wir zwar die Freiheit haben, zwischen verschiedenen Möglichkeiten zu wählen; wir können uns jedoch nicht entscheiden, nicht zu wählen, auch das kommt einer Entscheidung gleich, wie wir am obigen Beispiel sehen. Auch wenn Frau Klein den Vater ignorieren wollte, hätte das Konsequenzen, denn dann wird er das Haschischpäckchen auf jeden Fall finden.

Egal wie wir uns in einer Dilemma-Situation entscheiden, wir werden in jedem Fall negative Folgen in Kauf nehmen müssen. Unsere Antwort, unsere Verantwortung erhält einen negativen Charakter. Obwohl wir versuchen müssen, die jeweils beste Lösung zu finden, werden wir auch zu lernen haben, daß es Situationen gibt, die nicht befriedigend ausgehen.

■ Ein moralisches Dilemma bietet sich in einer Situation, in der verschiedene Prinzipien oder Werte miteinander in Konkurrenz stehen. Wir müssen zwar eine Entscheidung treffen, doch keine Lösung wird das Dilemma letztlich lösen. Wir müssen negative Folgen in Kauf nehmen. ■

Gutes Resultat aus schlechter Handlung und das Prinzip vom doppelten Effekt

Ein weiterer Aspekt, komplizierte, moralische Situationen betreffend, bedarf der Erläuterung. Eine eindeutig moralisch verwerfbare Handlung mag in der Folge positive Konsequenzen haben. Das Robin-Hood-Phänomen gehört in diese Kategorie. Es gibt ein anderes klassisches Beispiel, das der englische Moralphilosoph Bernhard Williams vorstellte:

Jim kommt auf einer Südamerikareise in eine kleine Stadt. Gefesselt stehen an einer Hausmauer 20 Indianer. Einigen spricht Angst aus den Augen, anderen Haß. Vor ihnen gehen einige uniformierte, bewaffnete Männer auf und ab. Pedro, der Anführer der Uniformierten, hält Jim fest, befragt ihn nach dem Grund seines Hierseins und erläutert, daß die 20 Indianer erschossen werden sollen, um ein Exempel zu statuieren, das als Warnung dienen sollte, denn in der Stadt hatte es Protestaktionen gegen die Regierung gegeben. Es sollte deutlich werden, daß Proteste einzelner zum Schaden aller Bewohner würden.

Pedro bot Jim als Gast in diesem Land die Ehre an, einen der Indianer zu erschießen, dann sollten die anderen freigelassen werden. Mit diesem Vorschlag sollte Jims Besuch gefeiert werden. Sollte Jim das Angebot ausschlagen, würden, wie eigentlich geplant, alle 20 Indianer erschossen, und für

Jims Sicherheit würde keine Garantie übernommen.

Jim sieht keine Möglichkeit, durch einen Gewaltakt oder durch List seine Position zu verändern. Den gefesselten Indianern und den dabeistehenden Stadtbewohnern ist klar, worum es hier gehen soll. Sie bitten Jim, das Angebot anzunehmen. Was soll Jim tun? (Williams, B. 1973)

In diesem Beispiel geht es darum, daß eine eindeutig unmoralische Handlung erzwungen werden soll durch die Aussicht auf ein positives Resultat. Ein moralisches Dilemma, das Jim die Verantwortung für den Tod von 20 Männern zuschreibt oder ihn zum Mörder macht?

Jedoch ist Pedro letztlich frei, sein Vorhaben durchzuführen oder alle Indianer freizulassen. Es gibt nichts, das Pedros Entscheidung an Jims Handlung bindet. Darum ist dies auch nicht unbedingt als Dilemma anzusehen. Mit dem Ablehnen des Antrages übernimmt Jim nicht die Verantwortung für Pedros Entscheidung. Jim kann nicht moralisch verantwortlich gemacht werden für die Tat eines anderen, auch wenn dieser versucht, sein Handeln an Jims Entscheidung zu knüpfen.

Hiervon ist eine weitere problematische Situation abzugrenzen, die entstehen mag, wenn eine gute oder eine neutrale Handlung weitere, unter Umständen negative Resultate hat. Beim Problem oder Prinzip des doppelten Effektes kommt den Handelnden eindeutige Verantwortung für die Handlung zu, wenn auch keine Schuld.

■ Eine eindeutig verwerfbare Handlung mag positive Konsequenzen haben. Doch aus Schlechtem kann nichts Gutes kommen. ■

Beim Prinzip des doppelten Effektes kann eine neutrale Handlung negative Folgen haben. Wenn diese Handlung geboten ist, darf sie ausgeführt werden, wir müssen dann die negativen Folgen ertragen.

Schon im Mittelalter wurde über dieses Prinzip diskutiert, und der heilige Thomas von Aquin (italienischer Theologe, Kirchenlehrer und Philosoph, 1225–1274) verwies dabei auf die Ablehnung des heiligen Paulus, „Schlechtes zu tun, daß Gutes daraus erwachse (Rö 3:5, 8).

Im Katechismus der Katholischen Kirche heißt es entsprechend „Keine in guter Absicht vollzogene schlechte Tat wird entschuldigt." Hieraus wurden die folgenden Regeln abgeleitet, die handlungsorientierend sein können:

1. Die Handlung selbst ist moralisch gut oder neutral. Sie ist selbst kein verwerflicher Akt.
2. Die Intention des Handelnden ist gut. Der negative Effekt ist nicht beabsichtigt.
3. Der gute Effekt folgt nicht aus dem verwerflichen Akt. Mit anderen Worten, das negative Resultat ist nicht das Mittel, mit dem der gute Effekt erzielt werden soll.
4. Die Gründe zur Handlung müssen der Situation angemessen sein. Dies bedeutet, daß der gute Effekt, der angestrebt wird, wertvoll genug ist, den anderen, den negativen Effekt in Kauf zu nehmen, und daß das angestrebte Gute nicht erreicht werden kann ohne die besagte Handlung oder daß sonst sogar ein noch größeres Übel entstünde. (Fitzpatrick 1988, S. 125)

Betrachten wir nach diesen Regeln das Beispiel von Jim und den Indianern, so wird klar, daß es schon unter Punkt 1 nicht unter das Prinzip des doppelten Effektes fällt. Einen Menschen zu erschießen ist ein verwerflicher Akt in sich. Auch wenn Jims Intention, die anderen Indianer vor dem Erschießen zu bewahren, positiv zu sehen ist (Punkt 2), wäre in diesem Fall (insofern wir den oben angesprochenen Aspekt der persönlichen Verantwortung Pedros ausklammern) das negative Resultat das Mittel, den guten Effekt zu erzielen (Punkt 3), der Tod eines Indianers sollte den Tod von 19 anderen verhindern. Auch im vierten Punkt läßt sich nicht für das Prinzip des doppelten Effektes argumentieren, denn es kann nicht als wertvoll angesehen werden, daß Pedros abstruse Idee von Jim ernst genommen wird und als gerechte Lösung zur Rettung von 19 Indianern akzeptiert wird.

Zum Prinzip des doppelten Effektes gibt es ein Beispiel (in Fitzpatrick 1988, S. 128/129), an dem die Argumentation der vier Regeln aufgezeigt werden kann:

Ein Pilot der ägyptischen Luftwaffe im Golfkrieg 1990/91 sollte den Auftrag ausführen, eine strategisch wichtige Brücke zu zerstören. Während des Anflugs bemerkt er ein Kind, das über die Brücke läuft. Die irakische Luftabwehr entdeckt das Flugzeug des Piloten, das Abbrechen des Anfluges und ein erneuter Versuch müßten mißlingen oder könnten nur unter Lebensgefahr und unter Aufopferung der Maschine und der Besatzung unternommen werden. Würde die Brücke nicht zerstört, hätten die Truppen Saddam Husseins Zugang zu einem weiteren Gebiet, in dem dann Tausende von Zivilisten gefährdet wären. Nach den Regeln des doppelten Effektes wäre es richtig, den Einsatz zu Ende zu fliegen, die Brücke zu zerstören und dabei den Tod des Kindes in Kauf zu nehmen. (Fitzpatrick 1988, S. 128/129)

1. Die Handlung selbst, die Brücke zu zerstören, ist kein verwerflicher Akt.
2. Der Pilot beabsichtigt nicht den Tod des Kindes.
3. Er beabsichtigt auch nicht, durch den Tod des Kindes etwas Gutes zu bewirken. Der Tod des Kindes ist nicht Mittel zum Zweck.
4. Die positiven Folgen, die die Zerstörung der Brücke haben, rechtfertigen den Tod des Kindes, zumal ein zweiter Versuch, die Brücke zu zerstören und größeres Unrecht (den Vormarsch der irakischen Truppen) zu verhindern, hier keine Chance mehr hätte. Dieses Beispiel könnte für Wehrdienstverweigerer anstößig sein. Es wird hier ausschließlich angeführt, um die Positionen des doppelten Effektes zu erläutern. Weiterhin mag es als Argument gegen jede Kriegsführung dienen, da auch in einem s.g, 'gerechten Krieg' immer unschuldige Menschen zu Opfern werden.

Eigene Erfahrungen mögen helfen, die vier Regeln zu bedenken und zu überprüfen, inwieweit bestimmte Handlungen als moralisch richtig oder falsch, als gut oder schlecht anzusehen sind.

Im Bereich der Onkologie sind wir immer wieder mit den Problemen des doppelten Effektes konfrontiert, wenn es um die Frage der Schmerzbekämpfung geht. Ein starkes Schmerzmittel wird die Schmerzen einer Patientin kontrollieren und unter Umständen aber auch ihr Leben verkürzen (zum Thema Euthanasie s. auch Kapitel 12). Aber auch in anderen medizinisch-pflegerischen Situationen werden wir uns mit dem Problem auseinandersetzen müssen. Zum Beispiel, wenn es um die Frage der Abtreibung geht, könnte nach den Regeln des doppelten Effektes argumentiert werden (zum Thema Abtreibung s. auch Kapitel 14).

Das Prinzip des doppelten Effektes ist bedeutsam, weil es uns erstens Richtlinien gibt im Hinblick auf die Lösung möglicher Dilemmas. Es weist weiterhin auf die Bedeutung positiver moralischer Absichten und hilft drittens, zumindest vom Verstand her, die manchmal unausweichlich negativen Folgen unseres Handelns zu akzeptieren und zu ertragen.

Moralische Probleme und Konflikte

Der Gruppe der Probleme oder der Konflikte sind wohl die meisten Situationen zuzuordnen, in denen es gilt, moralische Entscheidungen zu treffen. Das Wort Problem kommt von dem Griechischen *pro-ballein*, vor-/aufwerfen und bedeutet das Vorgelegte, die gestellte Aufgabe, die Streitfrage. Konflikt heißt Krieg, Kampf und kommt aus dem Lateinischen *con – fligere*, zusammen – schlagen. Beide Worte deuten auf Lösungsmöglichkeiten, wenn sie auch manchmal mit Kampf verbunden sind oder mit dem Widerstreit, den wir zwischen einzelnen Werten mit uns selbst ausfechten müssen. Im Gegensatz zu moralischen Dilemmas, gibt es hier grundsätzlich Lösungen.

Meist ist es nach entsprechender Reflexion und nach sorgfältiger Überprüfung der Fakten möglich, jene Werte herauszuarbeiten, die recht eindeutig in eine bestimmte Richtung weisen und die entsprechenden richtigen und guten Entscheidungen deutlich werden lassen. Dies muß nicht für alle Menschen in dieser oder einer ähnlichen Situation die jeweils gleiche Entscheidung sein. Oft ist die als richtig erarbeitete nicht die einfachste Entscheidung. Nach ihr zu handeln liegt dann jedoch in der Verantwortung des und der jeweils Betroffenen.

Wie soll ich mich entscheiden? Was soll ich tun?

Die Freiheit, moralisch zu handeln

In den ersten Abschnitten dieses Kapitels wurde zunächst deutlich, daß wir gar nicht immer die Möglichkeit haben, moralische Entscheidungen zu treffen, und daß, auch wenn es möglich ist, nicht alle Entscheidungen zu guten und zufriedenstellenden Lösungen führen. Wir haben auch gesehen, daß die Folgen unter gewissen Umständen auch nicht zu verantworten oder wie beim doppelten Effekt schwer zu ertragen sind. Für viele Situationen jedoch können wir mit entsprechender Sorgfalt auch angemessene Lösungen finden.

Es gibt verschiedene Modelle und Problemlösungsstrategien, die in der moralphilosophischen Literatur zur moralischen Entscheidungsfindung angeboten werden (s. Kapitel 3, Lösungsschritte im Sinne des Präferenzutilitarismus). Entscheidungen könnten auch auf der Grundlage von Prinzipien getroffen werden. Dies schlagen Beauchamp und Childress vor. In manchen Situationen ist es sicherlich angemessen und hilfreich zu fragen, ob eines der vorgestellten Prinzipien bei bestimmtem Vorgehen verletzt würde. Wir haben jedoch gesehen, daß dieses Modell der Entscheidungsfindung nicht mehr trägt, wenn ein oder mehrere Prinzipien miteinander im Konflikt stehen.

In der angloamerikanischen Literatur zur Ethik in der Pflege wird seit etwa 20 Jahren eine kontroverse Debatte geführt, ob Pflegepersonen überhaupt frei sind zu moralischem Handeln. Diese Diskussion soll hier kurz dargestellt werden, da sie auch für uns im deutschsprachigen Raum Bedeutung hat.

Einerseits, so heißt es, sind Pflegende den begrenzenden Bedingungen eines Gesundheitssystems und einer hierin herrschenden Hierarchie ausgesetzt. Wir sind nicht frei, moralische Entscheidungen zu treffen, sondern unsere erste moralische Verpflichtung liegt darin, an der Veränderung des Systems zu arbeiten, um uns überhaupt erst moralischen Spielraum zu verschaffen. Damit verbunden sind entsprechende Bestrebungen der Professionalisierung. Pflegende versuchen, ihre Autonomie zu begründen und auf dem Wege von (akademischer) Bildung und gesetzlichen Festlegungen eigene Standorte zu finden.

Andererseits müssen wir unterscheiden zwischen persönlicher, institutioneller und politischer Verantwortung (zu dieser Thematik s. auch Kapitel 1 und 2).

Obwohl politische und institutionelle Bedingungen uns tatsächlich auf mannigfache Weise bestimmte Zwänge auferlegen, bleibt die persönliche Verantwortung für unser pflegerisches Handeln davon unberührt.

Erst die Eingrenzung auf die persönliche Ebene erlaubt ja die konkrete Zuweisung von moralischer Verantwortung für unseren Pflegealltag.

Von dieser persönlichen Ebene können wir sagen, daß Pflegenden Autorität und Macht erwächst, die aus der täglich geleisteten Arbeit an und mit Patienten fließt. Unsere moralische Autorität wächst von innen her, vom pflegerischen Handeln selbst. Und dieses Handeln bestimmt doch letztlich unsere Bedürfnisse nach Veränderung und Reform. Mögen auch äußere Zwänge unsere moralische Verantwortung einschränken: Moralischer Sinn liegt in der pflegerischen Sorge um kranke Menschen.

Die erstgenannte Position besagt, daß äußere Veränderungen, äußere Reform des Gesundheitswesens oder als letzte Konsequenz auch Auswanderung, moralische Bedeutung haben für bessere Pflegemöglichkeiten. In dieser Position stehen die kämpfenden Pflegenden. Allerdings sind sie durch ein akutes Mangelbewußtsein fast gelähmt im Pflegealltag, hier stehen aber auch die sensiblen Schwestern und Pfleger, die den Beruf verlassen, die aufgeben, weil sie dem Druck nichts entgegenzusetzen haben.

Die andere Position besagt folgendes. Praktische Krankenpflege zielt auf das Wohlbefinden von Patienten. Somit liegt die erste moralische Verantwortung in erstklassiger pflegerischer Praxis. Ergebnisse aus dem Bereich der Pflegeforschung haben gezeigt, daß Pflegende die größte Befriedigung und Erfüllung ihrer moralischen Vorstellungen von Pflege erfuhren, als sie in Beziehung traten zu konkreten, einzelnen Patienten, bei denen diese Beziehung auf der Grundlage pflegerischer Fachkompetenz gelingen konnte und nicht zufälliges Ergebnis funktioneller Organisation war. Am wenigsten moralische Zufriedenheit erfuhren Pflegende, wenn Patienten unkooperativ und ablehnend waren.

Die erste Position hätte zur Folge, daß Pflegende sich im Dauerkampf und Dauerstreß gegen das System befinden, wenn sie angemessene Möglichkeiten für ihre Patienten sicherstellen wollen oder eben auswandern! Die zweite Position sucht und erfährt Veränderungen aus dem praktisch-pflegenden Handeln selbst heraus.

Bei der zweiten Position liegt der Schwerpunkt auf dem Vorrang, den die Pflege selbst hat als moralische Kraft. Sicherlich dürfen wir Reform und strukturelle Veränderung nicht aus dem Auge verlieren. Auch Strukturen können unmoralisch sein. Dies zu erkennen, zu beschreiben und Änderung einzufordern ist in sich selbst eine moralische Herausforderung! Dennoch, wir haben in unserer Stellung zwischen ärztlicher Autorität und institutionellen Zwängen immerhin die Handlungsfreiheit zu pflegerischer Exzellenz, die sich in der persönlichen Begegnung zwischen uns und Patienten ausdrückt.

Ethik lebt nicht nur aus abstrakten Begriffen; Ethik ist das Miteinander von Pflegenden und Patienten und das Miteinander von Ärzten und Pflegenden. Und es geht nicht nur um den Kampf gegen Strukturen. Ethisches Denken erschöpft sich sich auch nicht in Prinzipien und Lehrsätzen. Ethik beinhaltet auch die Reflexion über menschliche Beziehungen. Ethik gibt somit auch auf der persönlichen Ebene Antwort auf die Frage „Was soll ich tun?"

Antworten auf diese Frage ergeben sich weniger aus einem rechtgeleiteten Denken, das

sich an Pflichten orientiert. Antworten ergeben sich am ehesten aus gelebten Beziehungen, die sich an ganz kleinen Dingen festmachen.

Der Pflegeprozeß als Strategie zur moralischen Entscheidungsfindung

Für die Pflege wurde verschiedentlich der Pflegeprozeß als Problemlösungsmodell für die ethische Reflexion genutzt (Tschudin 1992, Thompson, Melia, Boyd 1994). Im folgenden werden die Schritte des Pflegeprozesses vorgestellt im Hinblick auf ihre Anwendungsmöglichkeit für moralische Entscheidungen.

Die vier Schritte des Modells sind:
1. *Informationssammlung:* Probleme und Ressourcen
2. *Planung:* Zielerstellung
3. *Durchführung:* praktische Pflegehandlungen
4. *Bewertung:* Qualitätskontrolle

Der Prozeß moralischer Entscheidungsfindung ist:
1. *Informationssammlung:* Klarheit gewinnen über das anstehende Problem
2. *Planung:* Lösungsmöglichkeiten abwägen
3. *Durchführung:* Treffen einer Entscheidung für eine bestimmte Lösungsmöglichkeit; entsprechend handeln
4. *Bewertung:* Überprüfen der Resultate, unter Umständen wieder mit Schritt 1 beginnen

Erster Schritt: Informationssammlung
(Klarheit gewinnen über das anstehende Problem)

Der Schritt der Informationssammlung hat zwei Komponenten:
a) eine lebenspraktische, konkrete und
b) eine ethische, theoretische.

Hierzu können folgende Fragen gestellt werden:
a) Was ist los?
- Auf der sachlichen Ebene?
- Auf der emotionalen Ebene?
- Im rechtlichen Bereich?
- Wer ist betroffen?
- Was ist meine Rolle?

b) Inwiefern kommen die fünf Prinzipien (Kapitel 5) zum Tragen?
1. Achtung vor dem Wert des Lebens,
2. das Gute, das Richtige,
3. Gerechtigkeit,
4. Wahrheit,
5. Autonomie.

Diese Fragen können folgendermaßen konkretisiert werden:

1. Hat das gegenwärtige Problem etwas mit dem Wert des Lebens zu tun?
   Geht es um die Verkürzung oder die Verlängerung des Lebens einer Person?
   Hat es etwas zu tun mit der Lebensqualität eines Patienten, einer Patientin?
   Eines Kollegen, einer Kollegin oder deren jeweiliger Familie?
   Wo und wie sind die sieben Grundwerte des Menschseins angesprochen?

Grundwerte des Menschseins

1) Gesundheit und physische Integrität;
2) die Fähigkeit zu denken, zu lernen, zu erkennen, die Fähigkeit, nach Wahrheit zu streben;
3) die Möglichkeit zu arbeiten und zu spielen, kreativ tätig zu sein, aufbauend zu wirken;
4) die Fähigkeit, ästhetische Werte wahrzunehmen, sich an der Schönheit von Kunst und Natur freuen;
5) Freundschaft und kommunikativer Umgang mit anderen Menschen haben können;
6) die Fähigkeit, das eigene Leben zu planen und den Herausforderungen des Daseins in freier Entscheidung zu begegnen;
7) die Fähigkeit und Möglichkeit zu religiöser Bindung (s. auch Kapitel 5).

2. Was ist das Gute oder das Richtige?
   Wo ist es gefährdet? Welche Person, welche Sache ist gefährdet? Wodurch? Wie?
3. Ist das Problem eine Frage der Gerechtigkeit? Welche Rechte sind gefährdet? Wodurch?
4. Bezieht sich das Problem auf Wahrheit und Ehrlichkeit? Geht es um eine Lüge oder um unehrliches Handeln?
5. Ist die Entscheidungsfreiheit von bestimmten Menschen angesprochen?
   Wollen oder können Betroffene nicht selbst entscheiden?
   Wird das Recht auf freie Entscheidung von anderen in Frage gestellt?
   Wird das Recht zu freier Entscheidung zu einer unerträglichen Bürde?

Die vorgegebenen Fragen überschneiden sich teilweise, sie sind nur Anregungen und müssen nicht als Checkliste verstanden werden. Sie sind auf die konkrete Situation hin zu erweitern oder einzugrenzen. Die Auseinandersetzung mit diesen Fragen sollte aber dazu führen, daß das anstehende Problem klar umrissen ist. Wir müssen uns in diesem ersten Schritt bemühen, sorgfältig alle Fakten zu überprüfen und so viele Einzelheiten wie möglich in Erfahrung zu bringen, die im direkten oder auch indirekten Zusammenhang stehen könnten mit dem anstehenden Problem.

Die Frage: „Was ist los?" ist nicht eine Frage, die unsere Neugier befriedigen soll, sondern diese Frage entspringt moralischer Verantwortung.

Zweiter Schritt: Planung
(Lösungsmöglichkeiten abwägen)

Um eine Handlungsstrategie zu entwickeln, um eine Entscheidung für ein bestimmtes Vorgehen zu treffen, müssen wir wissen, welche Möglichkeiten der Handlung es überhaupt gibt. Auf der Grundlage theoretischen Wissens über moralisches Handeln und ethische Prinzipien und auf der Grundlage einer klaren Vorstellung über die gegebene Situation können die Lösungsmöglichkeiten betrachtet werden. Weiterhin soll hier alles zur Geltung kommen, was über die betroffenen Personen in Erfahrung zu bringen war, sowie die eigene praktische Lebenserfahrung.

Um in dieser Phase des Planens eine gute Lösung zu finden, ist *ethisches Pflegewissen* bedeutsam:

- objektives Wissen
- subjektives Wissen
- inhärentes Wissen

Wie in Kapitel 5 näher erläutert wurde, ergeben sich aus dem ethischen Pflegewissen die *spezifischen Werte ethischen Pflegewissens*:

- von der Dominanz zur Kooperation
- vom Abstrakten Befund zur Gesamtsituation
- von helfender Autorität zum Fördern der Eigenverantwortung

Diese Werte kommen im zweiten Schritt des Entscheidungsfindungsprozesses zum Tragen.

Wir fragen hier grundsätzlich: **„Welche Lösungen sind möglich?"**.

Folgende Aspekte sind für die Lösung zu bedenken:
- ähnliche Geschichten oder Erfahrungen;
- Regeln, Pflichten, Rechte;
- Konsequenzen;

Wir können dann fragen:
- Wer kann handeln?
- Welche Optionen gibt es?
- Welche Folgen hätten diese jeweils?

Unter Umständen gehen wir noch einmal mit jeder Option die Fragen nach den Prinzipien durch, die oben unter Schritt 1 genannt wurden. Dies alles mag einen langen Prozeß der Entscheidungsfindung beinhalten und Zeit und Kraft für einzelne oder für ein Team kosten. Doch es gibt keine Vorschrift, die besagt, daß wir uns eine moralische Entscheidung leichtmachen können oder sollen. Letztlich hilft uns dieser Planungsschritt weiterzugehen zum Schritt der Durchführung.

Dritter Schritt: Durchführung
(Die Entscheidung treffen für eine bestimmte Lösungsmöglichkeit, entsprechend handeln)

Dieser Schritt beinhaltet die Entscheidung für eine bestimmte Vorgehensweise. Eine Debatte über ein moralisches Problem muß darin enden, daß eine Entscheidung getroffen wird. Egal ob eine Person die Debatte mit sich selbst führt, ob sie zwischen zwei Personen abläuft oder ob sie eine Gruppe, zum Beispiel ein Stationsteam, betrifft.

In einer Gruppe kommt es entweder durch die Diskussion zu einer Einigung, und der Weg ist offen, eine Zuordnung für bestimmte Handlungen zu treffen, oder es wird deutlich, daß eine bestimmte Person die letzte Entscheidung trifft. Wenn die Debatte zwischen zwei Personen stattfand, wird in diesem Schritt der Durchführung klar, daß eine Beratungs- oder Begleitungsfunktion hier beendet ist. Die verantwortliche Person muß nun auch die Entscheidung fällen. Hierzu gehört dann auch das konkrete Handeln entsprechend der Entscheidung. Daß bei dem Handeln nach einer bestimmten Entscheidung wiederum Unterstützung, Hilfe und Begleitung nötig sein können, liegt auf einer anderen Ebene. Diese Unterstützung, Hilfe und Begleitung haben dann jeweils auch anderen Charakter.

Schritt 3, der Schritt der Durchführung, hat somit im Rahmen des Prozesses der moralischen Entscheidungsfindung die vier aufgeführten Komponenten:

- Abschließen der Debatte und des Abwägens;
- Identifikation der Entscheidungsträger;
- Entscheidung;
- Handeln entsprechend der Entscheidung.

Vierter Schritt: Bewertung
(Überprüfen der Resultate)

Wie im Pflegeprozeß ist es auch bei der moralischen Entscheidung wichtig, die einzelnen Schritte und letztlich das Resultat des Handelns zu überprüfen. Bei dieser Überprüfung geht es zunächst darum, die Folgen der moralischen Handlung, für die eine Entscheidung gefallen war, wahrzunehmen. Das heißt, wir schauen nach den Konsequenzen und überprüfen, ob das Resultat den Erwartungen entspricht oder schlechter oder besser ist, als erwartet werden konnte.

Dieser Schritt ist bedeutungsvoll, weil die Reflexion der Konsequenzen erlaubt, die Realität mit den theoretischen Vorgaben und den praktischen Erfahrungen, die zu der Entscheidung geführt haben, zu vergleichen. An dieser Stelle werden unter Umständen Vorgehensweisen für zukünftige Handlungen festgelegt, oder es entwickeln sich Regeln und Richtlinien, die in ähnlichen Situationen angewandt werden können.

Andererseits mag es sein, daß bestimmte Aspekte einer Situation oder eines Problems deutlich werden, die zeigen, daß die Entscheidung nicht gut war. Dann sollte die Möglichkeit zur Revision wahrgenommen werden. An dieser Stelle würde dann der Entscheidungsprozeß wieder mit Schritt 1 beginnen, diesmal jedoch auf dem Hintergrund der Erfahrungen, die beim ersten Durchgang gewonnen wurden.

Schritt 4 kann mit folgenden Fragen zusammengefaßt werden:

Fragen zur Überprüfung des Resultates:
- Welche Folgen hatte die Entscheidung?
- Entsprachen die Folgen den Erwartungen?
- Muß die Entscheidung revidiert werden?
- Kann die Entscheidung/das Vorgehen verallgemeinert werden?
- Können wir Regeln oder bestimmte Vorgehensweisen/Verhaltensweisen ableiten und festhalten für die Zukunft?

Zwei weitere Fragen betreffen die eigene Fähigkeit zu reflektieren und reflektiert zu handeln:
- Wie begründe ich meine Entscheidung?
- Was habe ich gelernt?

Der Pflegeprozeß hilft uns, Pflege gezielt und geplant auszuführen und die Resultate der Pflegehandlung auszuwerten. Mit der Anwendung der Schritte der Pflegeplanung auf die moralische Entscheidungsfindung bedienen wir uns eines Instrumentes, das letztlich unseren Pflegealltag und damit die Pflege selbst verbessern kann. Indem wir den Pflegeprozeß um die moralische Dimension erweitern, beziehen wir jene Elemente in die Pflege ein, die Pflege als Sorge umeinander auszeichnet.

Weder der Pflegeprozeß, angewandt in der praktischen Pflege, noch die moralische Entscheidungsfindung auf der Grundlage des Pflegeprozesses stellen eine Theorie oder ein Modell dar. Gleichwie der Pflegeprozeß mit verschiedenen Modellen oder Theorien zur Anwendung kommen kann, braucht auch die moralische Entscheidung den Hintergrund ethischen Denkens und eine gewisse Vertrautheit mit ethischen Theorien und Begriffen. Im Rahmen eines strukturierten Entscheidungsprozesses finden Theorien und Modelle dann ihren Platz.

Dieses Instrumentarium hilft uns, bewußte, reflektierte Entscheidungen zu treffen. Somit sind wir problematischen Situationen, die eine moralische Entscheidung verlangen, nicht mehr ausgeliefert. Wir werden in unseren Handlungsmöglichkeiten gestärkt und letztlich zum Handeln befähigt. Wenn Menschsein heißt, Verantwortung zu übernehmen, dann hilft uns die reflektierte moralische Entscheidung, mehr Mensch zu sein.

Wie allerdings schon einige Male betont und hervorgehoben, reicht es nicht aus, die eigene theoretische Kompetenz zu erweitern. Wie in allen anderen Bereichen führt auch in den Bereichen der Ethik und der Moral die Übung zu Meisterschaft. Nur durch moralisches Handeln lernen wir, moralisch zu sein.

Ethik einüben

Vorbemerkungen

Oft werden schnelle Entscheidungen von uns verlangt, oft bleibt gar nicht die Zeit, lange Reflexionen anzustellen. Wir handeln intuitiv und spontan, und erst später merken wir, dies war eine ethische Entscheidung. Vielfach aber haben wir die Chance, nachzudenken, zu debattieren und uns mit einem Problem auseinanderzusetzen. Wenn solche Gelegenheiten genutzt werden, wenn hier das Entscheiden bewußt eingeübt wird, hat das mit Sicherheit positive Auswirkungen auf jene Situationen, in denen eine Reflexion nicht möglich ist.

Obwohl die meisten Menschen im täglichen Leben und auch in außergewöhnlichen Situationen angemessene moralische Entscheidungen treffen, ohne einen Ethikkurs absolviert zu haben, ist es hilfreich, allein aus der Sicht der Allgemeinbildung, mit einigen theoretischen Hintergründen der Ethik vertraut zu sein. Für die Angehörigen helfender und pflegerischer Berufe jedoch, ist dies nicht nur hilfreich, sondern wesentliche Vorbedingung für die eigene berufliche Identifikation (s. Kapitel 1).

Für Pflegende gehören jene moralischen Probleme zum Berufsalltag, die für viele andere Menschen nur in Verbindung mit Ausnahmesituationen wahrgenommen werden. Für Pflegende sind ethische Bildung und moralische Kompetenz eine grundlegende berufliche Forderung.

Im letzten Abschnitt dieses Kapitels werden einige Möglichkeiten vorgestellt, die im Rahmen der pflegerischen Aus-, Fort- und Weiterbildung, aber auch in der Pflegepraxis das Einüben von moralischen Entscheidungsfindungen fördern und das Bewußtsein im Hinblick auf ethische Reflexion weiterentwickeln können.

Ethikvisite

Im Rahmen des Lernens im Fach Ethik sollte neben der Vermittlung theoretischer Inhalte auch eingeübt werden, wie diese in der Praxis anzuwenden sind. Eine Technik, die sich anbietet, ist die Ethikvisite. Wie bei einer Pflegevisite pflegerische Probleme aufgespürt, analysiert und diskutiert werden, geschieht ähnliches bei der Ethikvisite in bezug auf moralische Probleme.

Es muß kein spezifisches Problem oder Dilemma vorliegen, sondern eine Schülergruppe kann gemeinsam mit einer Unterrichtsperson und eventuell einer verantwortlichen Mitarbeiterin der Station die Situation einzelner Patienten betrachten und anhand der fünf Prinzipien systematisch überprüfen, ob und welche Probleme bestehen. Zu einer solchen Überprüfung können zunächst die internationalen Ethikregeln (s. Anhang) herangezogen werden oder, falls vorhanden, hauseigene Richtlinien. Eine solche Visite schult die Aufmerksamkeit für unter Umständen versteckte Probleme. Sie ermöglicht es, dann moralisch relevante Situationen nach den vier Schritten des Problemlösungsprozesses anzugehen.

Die Grenze zwischen praktisch problematischen Situationen und moralischen Problemen ist oft nicht klar zu sehen. Hier kommt es darauf an, die moralischen Aspekte einer Situation herauszufinden. So kann die Tatsache, daß ein älterer Patient, der sich weigert, eine Zustimmung zur Operation zu unterschreiben, zurückzuführen sein auf eine vergessene Brille. Der Patient kann nicht sehen, was ihm da vorgelegt wird. An diesem Beispiel wird deutlich, wie wichtig eine gut durchgeführte Pflegeplanung ist, in der Informationen über den Patienten festgehalten wurden. Bevor wir anfangen, über die Schwierigkeiten nachzudenken, die sich daraus ergeben könnten, daß ein Patient nicht bereit ist, seine autonome Position wahrzunehmen, sollten wir seine Brille finden!

■ Moralisches Handeln muß geübt werden. Die Vermittlung ethischer Inhalte ist nicht ausreichend. Übungsmöglichkeiten ergeben sich aus der **Ethikvisite.** Hier wird, ähnlich wie bei der Pflegevisite, die Situation von Patienten überprüft im Hinblick auf mögliche Probleme. Diese können dann in der konkreten Situation analysiert und unter Umständen gelöst werden.   ■

Ethikbesprechung

Eine andere Methode, die Ethikbesprechung, setzt voraus, daß ein konkretes moralisches Problem vorhanden und bekannt ist. Es geht um ein Problem aus der Praxis, das zur Lösung ansteht. Eine solche Besprechung kann in der Schule oder auch auf der Station stattfinden. Hier kann wiederum eine Schülergruppe gemeinsam mit einer Lehrperson und Mitarbeitern/Mitarbeiterinnen der Station das anstehende Problem nach den Schritten des Problemlösungsprozesses betrachten, Notizen zu den einzelnen Schritten machen und diese diskutieren.

Es mag sinnvoll sein, dies in verschiedenen Gruppen zu tun und dann die Ergebnisse zu vergleichen. Unterschiedliche Bewertungen einer Situation und unterschiedliche Lösungswege mögen durchaus dazu beitragen, daß wir lernen, eine Vielfalt von Meinungen wahrzunehmen. Dies eröffnet weiterhin die Möglichkeit zu lernen, die eigene Meinung auf der Grundlage von ethischer Argumentation zu vertreten.

Der Unterschied zur Besprechung eines Fallbeispieles liegt in der Realitätsbezogenheit des Vorgehens. In einer konkreten Situation können wir den Problemlösungsprozeß mit allen Schritten durcharbeiten, während bei einem Fallbeispiel der vierte Schritt fiktiv bleiben muß. Auch die Ausgestaltung der Einzelheiten zur Informationssammlung sind teilweise der Phantasie überlassen.

Die beiden ersten Methoden setzen einen Grundkurs in Ethik voraus und eine gewisse Vertrautheit mit ethischen Begriffen. Beide Methoden eignen sich als Bestandteil eines solchen Grundkurses wie auch für die konkrete Praxis, in der sie gemeinsam im Stationsteam anzuwenden sind. Die Verfahren zeigen aber auch auf, an welchen Stellen theoretische Vertiefungen angebracht sind. Es wäre dann die Aufgabe der Kursleitung, diese anzubieten und entsprechende Fragen aufzuarbeiten.

■ Bei der Ethikbesprechung wird ein vorhandenes Problem nach den Schritten des Problemlösungsprozesses in der Gruppe oder im Team bearbeitet.

Ethikvisite und Ethikbesprechung sind in der Praxis wie auch im Rahmen der praktischen Ausbildung von Nutzen.   ■

Ethikkommission

Allgemeine Aspekte

Die institutionalisierte Form der Ethikbesprechung ist die Ethikkommission. Von der Bereitschaft, miteinander zu sprechen und nicht von vornherein im Rahmen betrieblicher Hierarchie die Entscheidungsträger festzulegen, lebt eine Ethikkommission. Alle Mitarbeiter und Mitarbeiterinnen im Gesundheitswesen, sei es in einem Krankenhaus, einem Alten- oder Pflegeheim, einer kleineren oder größeren Spezialklinik oder in einer Sozialstation, sollten sich einer Ethikkommission bedienen können. Die Ethikkommission ist nun kein Entscheidungsgremium an sich, sondern hier trifft sich eine Gruppe von Fachleuten aus verschiedenen Bereichen, um konkrete moralische Probleme zu erwägen.

Zusammensetzung

Es ist noch keine Ethikkommission, wenn sich Pflegedienstleiterin und Pfarrer zusammensetzen, um über ein moralisches Problem zu diskutieren. So sollte einer Ethikkommission auf jeden Fall eine angemessene Anzahl von Vertretern und Vertreterinnen aus dem Pflegebereich angehören. Das heißt je nach Schwerpunkt der Einrichtung Krankenschwestern, Krankenpfleger, Krankenpflegehelfer, Krankenpflegehelferinnen, Hebammen, Altenpfleger, Altenpflegerinnen usw. Es wäre weiterhin gut, wenn Pflegende aus der Praxis, der Schule wie auch aus den Leitungsbereichen vertreten sind. Ebenso sollten Patienten vertreten sein, bzw. um Patienten zu vertreten, sollten medizinische und pflegerische Laien einer Kommission angehören. Es reicht nicht aus, daß Ärzte oder Pflegepersonen damit argumentieren: Wir können ja auch Patienten werden, also kommt mit uns auch die Patientensicht zu Wort. Auch Mitarbeiter aus dem Verwaltungsbereich einer Einrichtung erfüllen nicht die Voraussetzung, ausschließlich Patientenansicht zu vertreten.

Weiterhin gehören zu einer Ethikkommission natürlich auch Experten der Ethik. Dies kann ein Arzt, eine Krankenschwester, ein Philosoph oder eine Theologin sein. Diese sollten dann jedoch ihre Position nicht aus einer spezifisch beruflichen Perspektive, sondern aus neutral ethischer Sicht vertreten.

Auch den Vertretern und Vertreterinnen von Kirchen und kirchlichen Gemeinschaften kommen, entsprechend der Verbreitung einer bestimmten Glaubensrichtung, angemessene Plätze zu.

Die Voraussetzung, Mitglied einer Ethikkommission zu werden, ist nicht ein Philosophiestudium, sondern in erster Linie Expertise im eigenen Fachbereich und die Bereitschaft zu persönlichem Engagement. Gleichwie einer Hygienekommission nicht nur Mikrobiologen angehören, sondern Experten aus den einzelnen Klinikbereichen, die bereit sind, hier Verantwortung zu übernehmen.

Im deutschen Sprachraum sind Ethikkommissionen im beschriebenen Sinn noch selten. Wohl gibt es an Universitätskliniken Kommissionen, die sich mit der ethischen Unbedenklichkeit von Forschungsvorhaben im Bereich der Medizinwissenschaft auseinandersetzen müssen, doch diese sind rechtsbegründete Pflichteinrichtungen, deren Kompetenzen meist begrenzt sind.

Ärzte als Entscheidungsträger

Wir gingen in der Vergangenheit davon aus, daß Ärzten die letzte Verantwortung im medizinischen Bereich zukommt. Dies ist im rechtlichen Raum zur Zeit noch unbestritten. Zweifelsohne ist der Arzt verantwortlich für die Therapie-Anordnungen und für eine entsprechende Durchführung dieser Anordnungen. Allerdings soll hier noch einmal darauf hingewiesen sein, daß Pflege in sich selbst therapeutischen Wert hat. Pflegende tragen die Ausführungsverantwortung für medizinisch-therapeutische Handlungen, die im Auftrag des Arztes ausgeführt werden, wie auch eigenständige Verantwortung für ihr pflegerisches Tun. Wir erliegen leicht der Gefahr, Verantwortungsabgrenzungen ausschließlich in den juristischen Raum zu verlegen. Wir übersehen schnell, daß moralische Verantwortung nicht mit juristischer Verantwortung gleichgesetzt werden kann. Bei moralischen Entscheidungen geht es nicht um rechtliche Verantwortung. Moralische Verantwortung ist weiter zu fassen als jeder Rechtsbegriff.

Aus der natur- und medizinwissenschaftlichen Kompetenz allein kann sich für Ärzte keine umfassende moralische Verantwortung ableiten. Dies gilt ebenso für Pflegende, auch dann, wenn für die Pflege zusätzliche psychosoziale Schwerpunkte gesetzt werden.

Jedoch sind zunächst weder Pflegende noch Ärzte Experten der Moral.

Noch einmal soll darauf hingewiesen werden, daß wir schnell dazu neigen, den Ort eines moralischen Problems bei den Ausführenden im pflegerisch-therapeutischen Raum zu sehen, und gerade deshalb häufig moralische Probleme zu Auseinandersetzungen zwischen Ärzten und Pflegenden aufbauen. Meist aber geht es bei schwerwiegenden moralischen Entscheidungen im Bereich des Gesundheitswesens um Patienten. Diesen kommt dann auch die Entscheidungskompetenz zu (s. Kapitel 5: Verantwortung und Autonomie). Moralische Verantwortung ist nicht übertragbar. Moralische Verantwortung stellt die persönliche und die letzte Verantwortungsinstanz menschlicher Existenz dar. Niemand kann moralische Verantwortung auftragsmäßig übernehmen. Im Bereich der moralischen Verantwortung sind Betroffene allein kompetent. Dies gilt für Ärzte wie für Pflegende, für Patienten wie für Angehörige.

Somit stünde es uns gut an, auch im Gesundheitswesen eine Kultur des Gespräches zu pflegen, in dem ethische Positionen erwogen werden. Gute Entscheidungen sind oft Entscheidungen, denen alle Betroffenen zustimmen können.

Es geht bei gemeinsamen Entscheidungen allerdings nicht um Meinungsumfragen oder um Abstimmungen durch Mehrheitsbeschluß. Gemeinsame Entscheidungen setzen gemeinsame Auseinandersetzung voraus. Daß solche Auseinandersetzungen schwierig sind, ist kein Grund, sich ihnen nicht zu stellen. Es geht dann nicht um das Lippenbekenntnis, daß die Arbeit der Pflegenden unschätzbar sei, auch nicht um die rhetorische Frage nach dem mutmaßlichen Willen eines Patienten. Es geht um den Vollzug von Achtung und Wertschätzung allen Beteiligten gegenüber. Es geht hierbei um gegenseitigen Respekt.

An dieser Stelle mag eine Geschichte zum Nachdenken anregen:

Herr M., ein 55jähriger Geschäftsmann, mußte seine Eigenständigkeit nach dem Konkurs seines Betriebes aufgeben. Er arbeitete zur Zeit seiner Krankenhausaufnahme als Hausmeister einer Schule. Auch sein eigenes Haus hatte er verkaufen müssen. Er lebte mit Frau C., seiner Lebenspartnerin, in äußerst bescheidenen Umständen in einer kleinen Wohnung und hatte keine weiteren Verwandten. Frau C. war selbst nicht sehr gesund, sie litt unter Arthritis.

Herr M. wurde durch seinen Hausarzt ins Krankenhaus eingewiesen mit unklaren abdominalen Beschwerden. Der Hausarzt kannte Herrn M. nicht weiter, eine Vorgeschichte war nicht bekannt. Herr M. war sehr krank, er hatte, so Frau C., seit einiger Zeit keine Nahrung mehr zu sich nehmen können. Die Diagnostik ergab einen perforierten Magenulkus, der reseziert werden konnte.

Die postoperative Phase verlief zunächst unauffällig. Am dritten postoperativen Tag verschlechterte sich jedoch der Zustand des Patienten dramatisch. Er hatte Atembeschwerden und starke Schmerzen. Es hatte sich ein Pleuraerguß ergeben, der nach Thorakotomie mit einer Apexdrainage behandelt wurde, weiterhin wurde eine Laparotomie durchgeführt, bei der sich zeigte, daß drei Perforationen im Oesophagus und eine duodenale Perforation die Beschwerden verursachten. Nach entsprechenden chirurgischen Maßnahmen wurde er mit einer rechtsseitigen Duodenaldrainage, drei Pleuradrainagen, einem arteriellen Zugang, einer Nasensonde und einem Blasendauerkatheter auf eine Intensivstation verlegt. Er wurde assistiert beatmet. Hier wurde Frau Schneider, einer erfahrenen Krankenschwester mit Intensivausbildung, die Verantwortung für die Pflege übertragen.

Frau Schneider berichtet:

Der Zustand des Patienten war zwar noch bedrohlich, aber er erholte sich zusehends. Seine Schmerzen waren erträglich, und er konnte nach zwei Tagen vom Respirator entwöhnt werden. Er war bei vollem Bewußtsein, kooperativ, aber resigniert. Gegen die Atemtherapie protestierte er, aber das war ja kein Wunder, denn die Pleuradrainagen waren sicher unangenehm für ihn.

Am nächsten Tag zeigten die Röntgenaufnahmen der Lunge freie Flüssigkeit und Luft unterhalb des Zwerchfells. Dies deutete auf weiteren Influx aus dem Darm ins Peritoneum. Herr M. fühlte sich sehr unwohl und klagte über starke Schmerzen, die durch intravenöse Dauertropfinfusion mit Analgetika behandelt werden konnten. Am Nachmittag war er bei vollem Bewußtsein, sprach mit den Pflegenden und freute sich über den Besuch von Frau C.

Nach einer abdominalen Ultraschalluntersuchung wurde entschieden, ihn nochmals zu operieren. Hierauf reagierte er aggressiv gegen alle, die zu ihm kamen, er beschimpfte auch Frau C.

Ich bat den Stationsarzt, ihm die Operation zu erklären und seine Unterschrift für das Operationsprotokoll einzuholen. Herr M. weigerte sich zu unterschreiben, er wollte keine Operationen mehr. Auch Frau C. konnte ihn nicht umstimmen, er sagte klar, daß er die Konsequenzen verstünde und er wohl bereit sei zu sterben. Auch der Oberarzt konnte ihn nicht umstimmen, nachdem er ihm recht drastisch geschildert hatte, wie das Sterben ablaufen würde.

Herr M. hatte sich jeder Argumentation entzogen, niemand hatte mehr Zugang zu ihm. Ich konnte ihn wohl verstehen. Nach wochenlangen Beschwerden zu Hause, das für ihn kein richtiges Zuhause mehr war, nach den Schmerzen, den Operationen und der Intensivbehandlung sah er keinen Sinn, für die Gesundung zu kämpfen.

Wir hatten nun zwei Möglichkeiten: seinen Willen zu akzeptieren, ihn mit Schmerzmitteln zu behandeln und ihm die nötige Pflege zukommen zu lassen oder ihn gegen seinen Wunsch zu operieren.

Als letzten Versuch, ihn umzustimmen, bat der Oberarzt ihn, ein Formular zu unterschreiben, mit dem er eine weitere Operation ablehnte und sich der Konsequenzen bewußt sei. Als Alternative legte er ihm wiederum das Formular zur Zustimmung vor. Herr M. weigerte sich weder das eine noch das andere Formular zu unterschreiben.

Hieraus zogen der Anästhesist und der Oberarzt den Schluß, daß sie nun eine Entscheidung für ihn treffen müßten. Zu diesem Zeitpunkt war Herr M. stark sediert, dies könnte seine Entscheidungsfähigkeit beeinflußt haben.

Als Krankenschwester, die auch die Rolle der Fürsprecherin für ihre Patienten zu übernehmen hat, fühlte ich mich in einer denkbar schlechten Position. Es heißt, Pflegende sollten die Entscheidungsfreiheit von Patienten fördern und ihre Selbständigkeit unterstützen. Ich war hilflos sowohl in der Pflege meines Patienten wie auch in der Möglichkeit, eine solche Entscheidung zu unterstützen. Ich hätte einerseits seine Entscheidung den Ärzten gegenüber vertreten können. Es herrschte auf unserer Station ein guter Teamgeist, und wir besprachen auftauchende Probleme interdisziplinär. Andererseits konnte ich seine Entscheidung nicht akzeptieren, denn ich war nicht sicher, ob er wirklich verstand, worum es hier ging.

Letztlich war ich jedoch auch innerlich bereit, die Entscheidung meiner medizinischen Kollegen zu teilen und bei der Anästhesie zu helfen. Ich begleitete Herrn M. in den Operationssaal, nachdem er schlief. Er hatte noch bemerkt, daß wir sowieso mit ihm machen würden, was wir als richtig empfanden, daß seine Meinung und sein Wunsch nichts bedeuteten. Dies war recht traurig für mich, da hierdurch deutlich wurde, daß Herr M. wohl doch verstand, was mit ihm vorging.

Herr M. überlebte die Operation, und nach einigen Tagen war er recht kooperativ. Dies schien zu bestätigen, daß wir die richtige Entscheidung getroffen hatten. Aber es geht ihm jetzt, einige Wochen nach diesen Vorfällen, nicht gut. Es gibt immer noch Probleme mit den Anastomosen, und er muß auf eine Spezialabteilung verlegt werden, damit eine ösophagale Rekonstruktion vorgenommen werden kann. Wir wissen nicht, welche Prognose dies haben wird.

Vielleicht war seine Entscheidung doch richtig?

Mir bleiben einige Unsicherheiten im Hinblick auf meine Rolle bei den Vorgängen. Habe ich wirklich alles getan, um sicherzustellen, daß das Interesse des Patienten an erster Stelle steht? Habe ich den Patienten zunächst ermuntert, eine eigene Entscheidung zu treffen, nur um diese dann zu übergehen? Habe ich letztlich eine Position der Überlegenheit eingenommen? Vor allem: Habe ich ihm zunächst das Recht gegeben, eine Wahl zu treffen, und ihm dann dieses Recht wieder genommen? (Taylor 1995)

Aufgaben einer Ethikkommission

Die wesentliche Aufgabe einer Ethikkommission ist es wohl, konkrete Situationen zu erwägen und die ethischen Positionen zu klären. Weiterhin können Betroffenen Entscheidungsmöglichkeiten aufgezeigt werden. Eine Ethikkommission hat beratende Funktion. Es ist nicht die Aufgabe einer Ethikkommission, Entscheidungen zu treffen oder solche durchzusetzen. Einzelnen Mitgliedern der Ethikkommission mag es dann im Rahmen ihrer beruflichen Position zukommen, einerseits in bestimmten Situationen eine Entscheidung zu treffen, oder auch jene Personen, denen dies zukommt, zu begleiten und sie zu unterstützen bei den Handlungen, die eine konkrete Entscheidung in die Wirklichkeit umsetzen.

Eine weitere Aufgabe mag darin liegen, die Arbeit an Richtlinien oder einem ethischen Kodex für einen bestimmten Bereich zu fördern. Auch die Schulung der eigenen Mitglieder mag zunächst in den Aufgabenbereich einer neugebildeten Ethikkommission gehören. Dies kann besonders zu Beginn der Arbeit wichtig sein. Die Mitglieder müssen sich kennenlernen, müssen ihre eigenen Kompetenzen erkennen und sollten auch ihre jeweiligen Positionen transparent machen. Hierzu dient wohl unter Umständen ein Ethikseminar. Ein gemeinsames Wochenende in einem Bildungshaus, auf ethische Inhalte zentriert, kann eine gute Basis für zukünftige gemeinsame Arbeit schaffen.

Es mag ein guter Anfang für eine Ethikkommission darin liegen, zunächst ein Programm für die eigene Arbeit zu schaffen, diese zu definieren und auch bekanntzumachen.

Literatur

Fitzpatrick, F. J.: Ethics in Nursing Practice. Basic Principles and their Application. The Linacre Centre, London 1988

MacIntyre, A.: Patients as Agents. In: Philosophical Medical Ethics: Its Nature and Significance. Reidel Publishing Company, Dordrecht 1977 (S. 197–212)

Taylor, J.: Turn out the Light. In: Nursing Standard. Nr. 17/1995 (S. 52–53)

Thompson, I. E.; K. M. Melia, K.M. Boyd: Nursing Ethics. 3. Aufl. Churchill Livingstone, Edinburgh 1994

Tschudin, V.: Ethik in der Krankenpflege. Recom, Basel 1988

Williams, B.: A Critique of Utilitarianism. In: Utilitarianism for and against, Cambridge University Press, Cambridge 1973 (S. 77–155)

Ausgewählte ethische Probleme der pflegerischen Praxis

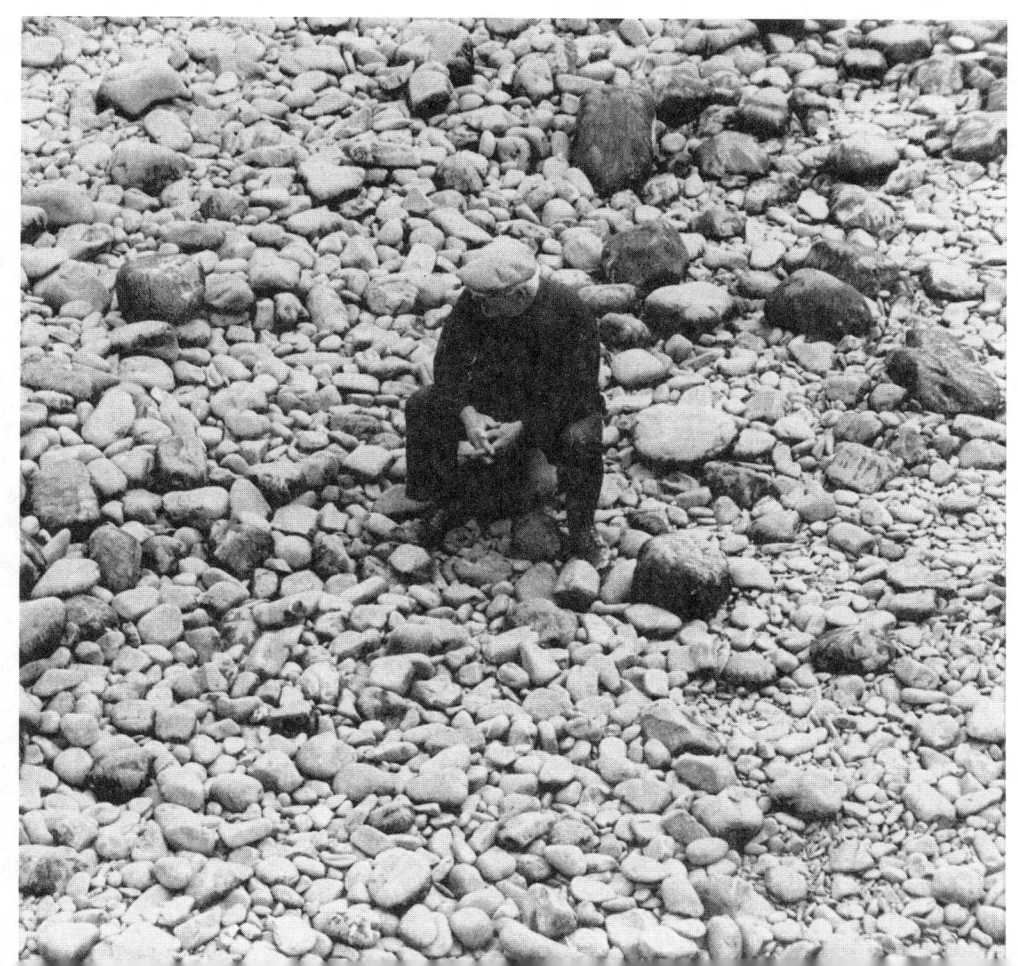

In diesem Buch ist viel die Rede von Verantwortung. Verantwortung im Sinne von Antwort geben setzt voraus, daß wir uns mit jenen konkreten Fragen beschäftigen, auf die wir Antwort suchen. Ein Element moralischen Handelns liegt auch in der theoretischen Auseinandersetzung mit Fragen der Ethik. Diese Auseinandersetzung soll uns ja hinführen zu Antworten, die unsere Handlungen dann bestimmen können. Allerdings sind im Laufe verschiedener Epochen und aus unterschiedlichen Perspektiven Antworten recht divers ausgefallen. Aus neuen Erkenntnissen wissenschaftlicher Forschung ergeben sich oft neue Sichtweisen, die andere Antworten als die traditionellen zuließen. So soll der dritte Teil auch dazu dienen, verschiedenartige Wahrnehmungen und sich ändernde Wertbestimmungen zu erfassen.

Auf den Grundlagen der Darstellungen in Teil 1 und Teil 2 dieses Buches könnten Antworten auf konkrete Fragen in spezifischen Situationen versucht werden. Dieser dritte Teil stellt somit eine Anwendung der ersten beiden Teile dar. Eine entscheidende Möglichkeit, pflegerische Fragen zu beantworten, bietet sich in der Pflegeforschung. Wissenschaftliches Denken in der Pflege und eine wissenschaftliche Grundlegung für die Pflege setzt Forschung voraus. Wenn wir Pflege als Wissenschaft verstehen wollen, ist Forschung eine moralische Forderung. Wenn wir Antworten geben wollen aus einer Haltung der Verantwortung, muß Pflegeforschung einen breiten Raum in der Wirklichkeit des Pflegealltags einnehmen.

Verantwortliche Pflegeforschung ist dann auch unter ethischen Gesichtspunkten zu betrachten. Somit befaßt sich das erste Kapitel dieses dritten Teiles, Kapitel 8, mit der Ethik der Pflegeforschung.

Kapitel 9 erlaubt eine Auseinandersetzung mit pflegerischem Handeln gegen den Willen von Patienten und erschließt Fragen aus dem Bereich der Psychiatrie. Kapitel 10 schließt mit dem Thema Zwangsernährung den dritten Teil ab.

Daß die schematische Anwendung von Prinzipien für moralisches Handeln im Alltag der Gesundheitssorge unzureichend ist, wurde in den Teilen 1 und 2 hervorgehoben. So werden die jeweiligen Themen auch hier nicht ausschließlich auf die Anwendung von Prinzipien hin befragt. Nur aus dem Zusammenhang konkreter Vorkommnisse und wirklicher Situationen können wir die jeweils ethischen Fragestellungen verstehen und aufarbeiten. Um jedoch eine Systematik zu bewahren, die uns bei der Analyse von Problemen und Konflikten leiten kann, wird jeder Themenkreis zurückgeführt auf die fünf Prinzipien einer Ethik der Verantwortung, die in Kapitel 6 beschrieben wurde.

Die Prinzipien *Achtung vor dem Wert des Lebens; das Gute und Richtige; Gerechtigkeit und Fairneß; Wahrheit und Ehrlichkeit; individuelle Freiheit und Selbstbestimmung* haben in je unterschiedlichen Situationen einen anderen Bedeutungsschwerpunkt. Solche Bedeutungsschwerpunkte sind in den einzelnen Kapiteln anhand der genannten Prinzipien herausgearbeitet.

8. Pflegeforschung und Ethik

Allgemeingültige Gesichtspunkte

Wenn wir im Bereich der natürlich-menschlich, pflegerischen Zuwendung und der Sorge um andere, Wissenschaftlichkeit beanspruchen, können wir nicht ohne Forschung auskommen. Pflegewissenschaft braucht Pflegeforschung, und diese wiederum braucht ethische Orientierung, um ihrem gesellschaftlichen Auftrag angemessen zu entsprechen.

Medizinische Forschung ist strengen Regeln und Gültigkeitskriterien unterworfen. Es ist üblich im akademischen Raum, daß Forschungsprojekte von unabhängigen Ethikkommissionen überprüft und genehmigt werden. Dies gilt zumindest für Projekte, die die Teilnahme von Patienten vorsehen. Wir haben uns auf der Seite der Pflege einige Vorschußlorbeeren in diesem Bereich verdient. Die britische Rabbinerin Dr. Julia Neuberger hat eine Untersuchung von Ethikkommissionen in Großbritannien durchgeführt. Sie hat die Arbeit von Ethikkommissionen, die Forschungsprojekte im Bereich des Gesundheitswesens ethisch überprüfen, ihrerseits im Hinblick auf ihre moralische Effektivität untersucht. Ein Resultat dieser Arbeit war, daß statistisch signifikant mehr Projekte abgelehnt wurden von Kommissionen, denen Krankenschwestern angehörten. Es hat sich gezeigt, daß Pflegende besonders sensibilisiert sind im Hinblick auf medizinische Forschungsprogramme. Wenn es um häufige Blutabnahmen geht oder um das Erheben von Vitalzeichen oder auch um die Gabe von Medikamenten, deren Wirkung zu Forschungszwecken genau beobachtet werden muß, spüren wir recht schnell die Stellen auf, an denen Patienten besondere Belastungen ertragen müssen.

In der Pflege führen wir nun keine Forschung an Menschen durch, die schaden oder belasten könnte – so glauben wir. Wir machen ja keine pharmazeutischen Tests oder probieren die Körperverträglichkeit von Transplantationsmaterialien aus. Doch scheint hier eine Schwierigkeit zu liegen. Wir denken oft, daß Pflegeforschung wie von selbst und natürlicherweise immer zum Besten von Patienten sein muß. Wir geben ja keine Placebos, wir belasten Patienten nicht mit endlosen Testreihen wie die Mediziner!

Machen wir uns aber im deutschsprachigen Raum, wo Pflegeforschungsprojekte selten von einer Ethikkommission abgesegnet werden, genügend Gedanken über die Bedeutung, die ein Pflegeforschungsprojekt für einzelne Patienten haben mag? Sind ethische Erwägungen im Hinblick auf die Personenwürde wirklich schon zur Selbstverständlichkeit geworden in unseren Studien? Gehen ethische Erwägungen tief genug? Denken wir daran, daß bestimmte Patientengruppen besonders verletzbar sind, daß verwirrte alte Menschen zum Beispiel einer Information gar nicht folgen können, nicht wirklich verstehen, worum es in einer Befragung geht? Bedenken wir in ausreichendem Maße die gesellschaftliche Bedeutung, die einem Projekt insgesamt zukommt? Oder sind die Forschungsaktivitäten für uns ein Mittel zum Zweck, unsere Professionalität zu demonstrieren? Dies ist eine problematische Frage. Eigene Forschungsmethoden, eine etablierte wissenschaftliche Kommunität sind u. a. die Merkmale der Professionalisierung (s. Kapitel 1). Wo keine Forschung ist, können wir nicht von Wissenschaftlichkeit reden. Wissenschaftlichkeit und damit ein anerkannter beruflicher Status erwachsen nicht aus unkontrollierter Forschungsbegeisterung. Kleine Fragebogenaktionen, die unter der Bezeichnung „Forschung" laufen und die nicht rigorosen Kriterien in Entwicklung, Design und Evaluation unterliegen, können dem Ansehen der Pflege mehr schaden als Nutzen bringen. Die Anerkennung der Pflege als eigenständige Wissenschaft ergibt sich aus einer langsam wachsenden, festen Einbindung in den akademischen Bereich. Hier sollten wir geduldig das Forschungshandwerk erlernen und mit qualifizierter Arbeit die Bedeutung der Pflege umschreiben, begründen und zur Diskussion stellen. Nur so kann aus der Pflegeforschung ein Beitrag erwachsen, der gesellschaftliche Bedeutung gewinnt und auch andere Wissenschaften beeinflussen kann, in gleicher Weise, wie andere Wissenschaften die Pflege beeinflussen.

Es ist eine moralische Forderung für jede Forschung, daß sie koordiniert und überprüfbar ist. Für weite Bereiche wissenschaftlicher, institutioneller oder auch industrieller Forschung trifft dies leider nicht zu. Für die Pflegeforschung wäre es wünschenswert, daß sich stärkere Koordination und Kooperation zwischen einzelnen Pflegewissenschaftlerinnen und auch zwischen mit Forschung befaßten Institutionen etablieren ließe. Dies allerdings ist keine moralische Fragestellung, sondern in Deutschland ein berufspolitisches Problem, dem nur implizit moralische Bedeutung zukommt.

Ethik der Verantwortung und Pflegeforschung

Pflegeforschung stellt einen hohen ethischen Anspruch, dem wir nicht hinreichend mit einem intuitiven, moralischen Vorverständnis (s. Kapitel 1) begegnen können. Pflegeforschung ist mit Verantwortung verbunden. Das heißt, es besteht ein Anspruch auf Antwort.

Im folgenden werden die Prinzipien einer Ethik der Verantwortung und des Antwortgebens, wie sie von Thieroux dargestellt wurden (s. Kapitel 6), auf ihre spezifische Bedeutung für die Pflegeforschung beleuchtet. Hierbei sollen einige grundsätzliche ethische Anforderungen zum Ausdruck kommen, die in der Pflegeforschung an uns gestellt sind. Sie dienen als Voraussetzungen für differenziertere Überlegungen und für die Diskussion von Einzelfragen und stellen eine Zusammenfassung allgemeingültiger Gesichtspunkte dar.

Erstes Prinzip: Achtung vor dem Wert des Lebens

Forschung in der Pflege kann sich ausrichten auf den Wert des Menschseins (s. Kapitel 5). Die Achtung vor dem Wert des Lebens ist das erste und grundlegende Prinzip. Ein wesentlicher Aspekt dieses Prinzips ist die Achtung vor der Personenwürde.

Dies bedeutet in der Forschung allgemein und speziell auch für die Pflegeforschung, daß Patienten informiert sind, wenn sie um Teilnahme an einem Forschungsprojekt gebeten werden. Das Stichwort *informed consent* hat im Rahmen der Bioethik Bedeutung gewonnen. Nehmen wir in unseren Projekten diese Aufklärung und Zustimmung ernst genug?

Auch in einer Universitätsklinik, wenn Patienten generell wissen, daß sie in Forschungsprojekte einbezogen werden können, ist es unumgänglich, jeweils eine Einwilligung einzuholen. Dies bedeutet umfassende Aufklärung über Ziel, Inhalt und Methoden eines Projektes oder des jeweiligen Anteils einer Studie. Die einmalige Zustimmung, an einem Forschungsprojekt mitzuwirken, ist jedoch nicht immer ausreichend. Wenn eine Patientin auch ihre grundsätzliche Bereitschaft, an einer Studie teilzunehmen, schriftlich gegeben hat, mag in einem bestimmten Moment z. B. eine zusätzliche Blutdruckmessung dieser Patientin unangenehm oder belastend für sie sein. Oder die zusätzliche Frage in einem Interview mag in einer konkreten Situation einen Patienten überfordern. Wenn Patienten in konkrete Forschungsaktivitäten einbezogen sind, muß eine Teilnahme an einzelnen Maßnahmen immer wieder neu ausgehandelt und im Hinblick auf die aktuelle Situation abgestimmt werden. Ethik hat eine kommunikative Struktur; es geht nicht ausschließlich um das Einhalten von Ethikregeln. Eine gültige Zustimmung zu einzelnen Forschungsmaßnahmen ist nur in der persönlichen Beziehung zu den Probanden oder den Teilnehmern einer Studie, im aufklärenden Gespräch zu erhalten. Solche Gespräche müssen nicht ausschließlich das Forschungsprojekt oder die Studie zum Inhalt haben. Sie erfordern auf jeden Fall Zeit, Ruhe und Geduld und sind wichtige Voraussetzung zum Aufbau und zur Erhaltung einer vertrauensvollen Beziehung zwischen Forscherin und Patienten. Die Zustimmung zur Teilnahme an Forschung geschieht auf dem Hintergrund von Aufklärung über das entsprechende Vorhaben. Eine einmal gegebene Zustimmung ist jedoch kein Blankoscheck für die Dauer eines Projektes. Die Zustimmung muß auf der Grundlage einer vertrauensvollen Beziehung laufend eingeholt und gesichert sein. In diesem Sinn haben das aufklärende Gespräch und die persönliche Beziehung, in der dieses Gespräch gepflegt wird, moralische Bedeutung für die Pflegeforschung.

Mit einer Befragung, einer teilnehmenden Beobachtung oder mit Interviews greifen wir immer ein in den persönlichen Lebensbereich von Patienten. Dies gilt gleichermaßen für quantitative Messungen und Erhebungen. Es ist eine der Aufgaben der Pflege, Leben zu schützen, zu fördern und zu bewahren. Die Pflegeforscherin muß sich fragen, inwieweit sie in ihrer Rolle als Forscherin ihre Identität als Pflegende in den Hintergrund stellen kann. Das Fragen und Beobachten muß eindeutig im Dienst der Lebensqualität für Patienten stehen. Dies kann schwierig sein, wenn einzelne Patienten keinen direkten Wert für sich selbst und für ihre eigene momentane Leidenssituation durch ihre Teilnahme an einem Projekt erkennen können. Dies ist ein konkretes moralisches Problem, das in einzelnen Situationen wahrgenommen werden muß, das sogar unter Umständen zu einem unlösbaren Dilemma werden kann. Patienten müssen in erster Linie Patienten sein dürfen und nicht zu Beforschten werden.

Wenn es bei dem ersten Prinzip um die Achtung vor der menschlichen Würde geht, ist damit nicht ausschließlich die Würde von Patienten angesprochen. Auch Pflegenden, die als Probanden an einer Studie teilnehmen, ist die entsprechende Achtung entgegenzubringen. Es ist nicht selbstverständlich, daß Kollegen und Kolleginnen bereit sind, sich für ein Forschungsprojekt zur Verfügung zu stellen. Gerade wenn es um die Untersuchung des Berufsalltags geht, mag dies Ängste auslösen und Unsicherheiten hervorrufen. Wer läßt die eigene Berufspraxis schon gern von anderen auf dem Prüfstand beleuchten? Gerade dann, wenn die Forscherin zum Zeitpunkt des Projektes nicht in der praktischen Pflege selbst aktiv tätig ist, mag sich eine Kluft zwischen Pflegewissenschaftlerinnen und Vertretern der Pflegepraxis auftun. Hier ist große Sensibilität vonnöten.

Zweites Prinzip: Das Gute und das Richtige

Das zweite Prinzip einer Ethik der Verantwortung heißt: Das Gute/das Richtige tun.

Hierbei geht es um Regeln und Gesetze. Es geht um eine konkrete Antwort auf die Frage: *„Was muß ich tun?"* Nach Kants Verständnis geht es um die Pflicht, so zu handeln, daß meine Handlung zu einem allgemeinen Gesetz werden kann. Es geht aber auch um die Nützlichkeit einer Handlung. Hier fragen wir: *„Was kommt dabei heraus?"* Beide Fragen stellen sich immer auch den Forderungen nach Benefizienz und Nonmalefizienz nachzukommen; also dem anderen wohlzutun und keinen Schaden zuzufügen.

Tun wir mit der Durchführung unserer Projekte immer das Gute und das Richtige? Sind wir immer sicher, daß wir keinen Schaden bewirken? Tragen wir mit unserem Forschen bei zum konkreten Wohlbefinden einzelner? Oder nehmen wir es in Kauf, daß Patienten und Kolleginnen und Kollegen unser Fragen und Suchen, unser Beobachten, unsere Präsenz in Situationen

extremer eigener Belastung ertragen müssen, weil dies für unser Forschungsprojekt bedeutsam ist?

Wir sollten gut überlegen, ob und wieweit ein Interview gerechtfertigt ist. Wir sollten sicher sein, daß wir mit unserem Fragen nicht Erwartungen wecken, die wir nicht erfüllen können. Besonders bei qualitativen Ansätzen, wenn wir in den Lebensraum anderer Menschen eintreten, können Hoffnungen auf Nähe entstehen, die wohl angemessen und gewünscht in unterschiedlichen Krankheitssituationen sind, die aber von Pflegenden in der Rolle der Forscherin, des Forschers nicht durchgetragen werden können. Dies ist gleichermaßen bedeutsam für Patienten, Angehörige oder Pflegende.

Forschung soll aufdecken, soll tiefere Bedeutungen zu Tage fördern. Hierbei können Menschen verletzt werden, können zu Schaden kommen. Es ist aber meist nicht der Zweck eines Projektes, Beratungsgespräche zu führen und Krisenmanagement zu üben. Dennoch müßte auch hierfür Raum sein. Wie oft aber lassen wir Mitwirkende allein mit den Fragen, die in ihnen aufbrechen? Um in solchen Situationen das Richtige, das Gute tun zu können, braucht es guter Voraussicht und Vorausplanung. Es kann notwendig werden, die Intervention eines psychologischen Beratungsdienstes zu suchen oder sicherzustellen.

Auch in diesem Fall geht es nicht nur um Patienten als Mitwirkende bei Forschungsprojekten. Es können gleichermaßen Pflegende betroffen sein, wenn zum Beispiel bei einer Qualitätsstudie den Mitarbeitern einer Station klar wird, daß es weitere und andere Möglichkeiten für Organisation und pflegerisches Handeln gibt. Das Gefühl der Insuffizienz und der moralischen Lähmung mag schmerzlich aufbrechen, wenn Pflegende in ihrem Tun verunsichert werden. Dies kann aber auch heilsam sein und vielleicht sogar ein geplanter Schritt eines Projektes sein. Doch müssen angemessene Vorkehrungen getroffen werden, daß alle Beteiligten ihre Ängste äußern und bearbeiten können. Zum Beispiel kann die Einführung eines neuen Dokumentationssystems auf einer Station mit einem begleitenden Forschungsprojekt verbunden sein. Hier sind dann angemessene Zeiten zu berücksichtigen für Teamkonferenzen und Besprechungen, die den begleitenden Charakter einer Studie deutlich machen. An dieser Stelle wird deutlich, daß es eine moralische Forderung an Forschende ist, selbst über pflegerisches Können, über menschliche und pädagogische Fähigkeiten zu verfügen.

Dies ist besonders schwierig, wenn Forschungsprojekte von jüngeren Studentinnen durchgeführt werden, die damit eine Diplomarbeit bestreiten wollen. Es braucht einerseits moralische Feinfühligkeit im Hinblick auf das Gute und das Richtige bei der Planung und Durchführung eines Projektes. Andererseits ist angemessene Kompetenz notwendig in dem speziellen Bereich, in dem das Projekt durchgeführt wird. Aber es braucht auch die entsprechende Begleitung der Forschenden durch Vertreter der Institution, für die eine Arbeit angefertigt wird.

Drittes Prinzip: Gerechtigkeit und Fairneß

Im Hinblick auf Pflegeforschung kommt diesem Prinzip eine besondere Rolle zu. Oft empfinden Patienten die Teilnahme an einer Befragung als besondere pflegerische Zuwendung. Lassen wir genug Raum für Patienten, die nicht in das Befragungs- oder Beobachtungsprogramm aufgenommen wurden? Bei einer Studie zur Pflege von Apoplexiepatienten wurde eine ausgewählte Gruppe von Patienten mit einer besonderen Form der Lagerung und der Rehabilitation bedacht. Dürfen wir einige Patienten *besser* pflegen, auch wenn es gilt, zunächst eine Hypothese zu beweisen? Dies ist ein moralisches Dilemma. Letztlich gibt es keine Antwort die eine zufriedenstellende Lösung verspricht, gerade wenn es um die Begründung zur Veränderung und Verbesserung der Pflege geht.

Unter Umständen wecken wir auch Erwartungen bei Patienten und Angehörigen, die dann als Vorwurf den anderen Mitgliedern eines Stationsteams wieder begegnen. So sagte eine Patientin, die in eine Studie zum Kontinenztraining einbezogen war, recht vorwurfsvoll: *„Die andere Schwester aber, die gestern, die hatte mal richtig Zeit für mich, und die war wirklich nett, für alles hat sie sich interessiert."*

In einem weiteren Bereich können wir der Gefahr begegnen, das Prinzip der Gerechtigkeit und der Fairneß zu verletzen. Um Ansprechpartnerinnen für die Teilnahme an einem Projekt zu gewinnen, ist es oft notwendig, mit leitenden Personen einer Einrichtung Vorverhandlungen zu führen. Für eine Pflegedienstleiterin kann es verlockend sein, eine Studie an ihrem Haus durchführen zu lassen, um Mißstände zu beheben. In einem Forschungsvorhaben, bei dem es um Medikamentenfehler ging, meinte die leitende Krankenschwester einer Abteilung, sie könne die geplanten Interviews des Projektes zum Anlaß nehmen, Probleme zu klären, die im Nachtdienst im Zusammenhang mit Medikamenten aufgetreten waren. So wollte sie in erster Linie die Schwestern des Nachtdienstes interviewen lassen, um Unregelmäßigkeiten aufzudecken. Solch ein Ansinnen muß abgelehnt werden, auch auf die Gefahr hin, daß der Forscherin der Zugang zu anderen Pflegenden in diesem Haus nicht mehr gestattet würde. Abgesehen davon, daß hier das Gebot der Vertraulichkeit verletzt würde, wäre es unfair, durch diese Art von Kooperation Zutritt zum Forschungsfeld zu gewinnen.

Viertes Prinzip: Wahrheit und Ehrlichkeit

Dieses vierte Prinzip kann im Hinblick auf die Forschung als das Hausprinzip bezeichnet werden. Sicherlich muß jede Studie auf Überprüfbarkeit, auf Validität und Reliabilität angelegt sein. Und doch gibt es in jedem Projekt immer wieder Einzelheiten, die keiner Überprüfung zugänglich sind, obwohl das erste Ziel jeder Forschung ist, alle Schritte der Datenerhebung und der Analyse offenzulegen und kontrollierbar zu gestalten. Kontrollierbarkeit ist ja Gütesiegel der Wissenschaftlichkeit einer Arbeit. Die Absicherung durch Überprüfbarkeit macht äußerste Sorgfalt nötig, die manchmal bis zur Akribie gesteigert werden muß, um über jeden Verdacht der Datenmanipulation erhaben zu sein.

Trotz aller Sicherungen, die bei der Datenerhebung und Analyse eingebaut werden, kann auf die persönliche Integrität von Forscherinnen und Forschern nicht verzichtet werden. Bei statistischen Erhebungen und Auswertungen gibt es Situationen der Versuchung. Soll dieser Rechenvorgang noch einmal wiederholt werden? Ist die Stelle hinter dem Komma wirklich so wichtig?

Wahrheit und Ehrlichkeit sind besonders im Bereich der qualitativen Forschung, in dem Beobachtung und retrospektive Aufzeichnungen die Basis der Datensammlungen sind und keine Tonbänder oder Filme und keine Fragebogen für die Verazität bürgen, von Bedeutung.

Alle Forscherinnen und Forscher wissen von Gewissenskonflikten zu berichten, wenn Daten auftauchen, die nicht ins Konzept passen. Nur um einen Bericht rechtzeitig fertigzustellen, dürfen weder Daten unterschlagen noch verfälscht werden. Aber auch dort, wo wir schriftliches Datenmaterial oder Tonträger benutzen, hat das Prinzip der Wahrheit und der Ehrlichkeit eine große Bedeutung. Das beginnt mit der Transkription von Interviewbändern. Ein Satz, ein Wort nicht genau gehört – wer wird es je nachprüfen? Da eine Ungenauigkeit in der Wiedergabe kaum je auffallen wird, ist hier die Versuchung groß, die Aussagen der Teilnehmenden zu manipulieren. Die Versuchung mag besonders groß sein, wenn Interviewpartner in einer Mundart sprechen, die der Forscherin nicht geläufig ist.

Wenn es zum Beispiel um die deskriptive Interpretation von Daten geht, ist die unbefangene Meinung von Außenstehenden wichtig. Es ist gut, weitere Kollegen und Kolleginnen zu bitten, erste Analysen und Interpretationen von Text oder Daten zu lesen und zu kommentieren, auch wenn ein Forschungsprojekt noch in den Anfangsphasen ist. Wir wollen ja dem Kern der Wahrheit einer Aussage näherkommen, wenn wir im qualitativen Sinn nach der Bedeutung eines Phänomens fragen. Eine gute Regel ist hier sicherlich, je mehr Köche, desto besser wird der Brei, auch, wenn dadurch der Aufwand des Zusammenkochens größer wird! Um der Wahrheit willen ist solcher Aufwand nicht nur gerechtfertigt, sondern um der Wahrheit willen wird solcher Aufwand sogar gefordert.

Fünftes Prinzip: Individuelle Freiheit und Selbstbestimmung

Das Prinzip der individuellen Freiheit und der Selbstbestimmung soll für alle Beteiligten die Freiheit für persönliche Entscheidungen sicherstellen. Damit wird aber auch allen bei einem Forschungsprojekt Mitwirkenden, Verantwortung für ihre Zustimmung zur Teilnahme aufgebürdet. Sind die Mitwirkenden bei einem Pflegeforschungsprojekt solcher Verantwortung immer gewachsen?

Die Frage der Autonomie, die Frage der Freiheit und der Selbstbestimmung tritt im Rahmen der Pflegeforschung grundsätzlich auf, wenn es um die Teilnahme an Forschungsprojekten geht. In der Rolle der Projektleiterin haben Forschende in der Pflege mitunter einen recht großen Machtspielraum. Patienten, Kolleginnen oder Schülern und Schülerinnen kann auf subtile Art und Weise der Eindruck vermittelt werden, daß die Teilnahme an einer Studie Vorteile bringen könnte. Dies ist ein moralisches Problem, das in den Bereich des fünften Prinzips fällt. Es verlangt große Feinfühligkeit und vorbereitende Sorgfalt, potentielle Probanden nicht in ihrer Entscheidung zur Mitwirkung oder Ablehnung der Mitwirkung an einer Studie zu beeinflussen.

Ethische Probleme mögen weiterhin entstehen, wenn Mitwirkende von Forschungsprojekten sich plötzlich entscheiden, ihre Kooperation zurückzunehmen. Niemand kann und darf gegen den eigenen Willen beeinflußt werden, an einem Projekt mitzuarbeiten, auch wenn dadurch eine gut laufende Studie zurückgeworfen wird und die Arbeit von Monaten umsonst scheint.

Eine Voraussetzung für die freie Entscheidung zur Teilnahme an einem Forschungsvorhaben ist genaue und umfassende Information der potentiell Mitwirkenden. Wie schon im Zusammenhang mit dem ersten Prinzip erwähnt, gehören hierzu Hinweise auf alle wesentlichen Aspekte des Projektes. Es muß den Teilnehmern aber auch deutlich gemacht werden, daß Forschung ja nur dann sinnvoll ist, wenn die Resultate eine möglichst weite Verbreitung erfahren. Für Patienten oder auch für Pflegende mag es akzeptabel und sogar im Moment hilfreich sein, wenn ihre Geschichte im Rahmen einer qualitativen Studie für eine Weile zum Gegenstand des Interesses der Forscherin wird. Mit der Langzeitwirkung, die aus späteren Veröffentlichungen erwächst, mögen Teilnehmer nicht rechnen. Daher muß bei den Vorarbeiten zu Interviews deutlich auf die Möglichkeit späterer Veröffentlichung hingewiesen werden.

Im Rahmen des Autonomieprinzips geht es auch um den Datenschutz. Daß Namen und Situation in Forschungsberichten unkenntlich gemacht werden müssen, ist selbstverständlich. Dies ist auch kein großes Problem, wenn es um eine statistische Erhebung anonymer Art geht oder um Befragungen eines größeren Personenkreises. Im qualitativen Bereich könnten Probleme auftauchen, wenn die Gruppe der Informanden klein war und wenn es sich um Themen handelt, bei denen die einzelnen Narrativen kaum verfremdet werden können, ohne an Sinngehalt zu verlieren. Dies ist ein Dilemma, das nicht zu Lasten von Informanden entschieden werden darf. Kann ein bestimmter Beitrag veröffentlicht werden, auch wenn allen Lesern trotz der Verfremdung (zum Beispiel *ein Krankenhaus der Grundversorgung, Schwester X*) klar ist, um welches Krankenhaus, um welche Personen es sich hier handeln muß? Sorgfältiges Abwägen aller Gesichtspunkte wird uns helfen, zu einer akzeptablen Entscheidung zu kommen, die entweder das Prinzip der Wahrheit oder das der Freiheit und der Selbstbestimmung in den Vordergrund stellt. Eine Dilemma-Situation entsteht ja, wenn zwei Prinzipien miteinander in Konflikt treten und beim Respektieren des einen, das andere verletzt werden muß.

Ein weiterer Punkt im Hinblick auf die Vertraulichkeit muß in diesem Zusammenhang erwähnt werden. Unser Daten- und Arbeitsmaterial darf keinen unbefugten Personen zugänglich sein. Die sichere Aufbewahrung von Tonbändern und Kassetten, von Tagebüchern und Fragebögen in abschließbaren Aktenschränken sind eine moralische Forderung, die den Schutz der Informanden gewährleistet. Alle Informationen, die wir im Rahmen einer Studie erhalten, sind vertraulich.

Zusammenfassung – Prinzipien

Es bieten sich viele Ansatzpunkte für ethisches Denken, wenn es um moralisches Handeln in der Pflegeforschung geht. Es wird eine Möglichkeit aufgezeigt und nach den fünf Prinzipien einer Ethik der Verantwortung, einer Ethik des Antwortgebens, gegliedert. Diese Ethik erachtet den Wert menschlichen Daseins und menschliches Leben als wesentliches Gut. Dies ist eine Ethik, die von der Wirklichkeit von Werten ausgeht. Eine solche Ethik wird nicht allein bestimmt von Kosten-Nutzen-Rechnungen (s. auch Kapitel 3). Die utilitaristische Frage: *„Was kommt dabei heraus?"* steht hier nicht im Vordergrund. Diese Frage ist zwar eine Grundfrage aller Forschung, und im Hinblick auf die Legitimation eines Projektes darf und muß sie wohl gestellt werden. Aber Forschung geschieht nicht um ihrer selbst willen und auch nicht zur Profilierung der Forscher und Forscherinnen. Bevor wir ein Projekt entwickeln, sollten wir die Frage nach der Motivation unseres Forschens beantworten können.

Kontextuelle Ethik

Prinzipien repräsentieren ein Element traditionellen ethischen Denkens. Sie stammen aus dem theoretischen Bereich der Ethik und dienen als analytische Werkzeuge. Im Rahmen einer Ethik der Verantwortung, einer Ethik des Antwortgebens zeigen sich aber auch Problemfelder, in denen eine Antwort wohl nicht immer möglich ist. Wir können uns allerdings ethischen Fragestellungen noch von einer anderen Seite her nähern.

Dem Chor der traditionellen Stimmen der Moralphilosophie haben sich in den letzten dreißig Jahren die Stimmen von Frauen zugesellt, die neben Recht, Pflicht, Fairneß und Nützlichkeit eine Ethik der Fürsorge, des Mitgefühls, der Anteilnahme und der Zuwendung vertreten.

Solcher *Care-Ethik* geht es nicht um abstrakte Probanden, denen generell Gerechtigkeit zukommen muß oder deren Autonomie im allgemeinen nicht verletzt werden sollte. Einer Ethik der Anteilnahme geht es um Kontextdenken, Empathie und um konkrete Menschen in konkreten Situationen. Wir können feststellen, daß qualitative Forschung deutlich von den Vorgaben kontextueller Ethik beeinflußt wurde (s. Kapitel 4).

Moralisches Handeln nach den Prämissen einer Ethik des Füreinander-Sorge-Tragens sieht die konkreten anderen. Moralische Entscheidungen dieser Ethik sehen Zusammenhänge und Beziehungsgefüge; diese Entscheidungen beziehen die Gesamtsituation ein. Das moralische Empfinden wird bestimmt durch das Mitempfinden, durch das „Sorgen für" und das „Sich sorgen um", durch empathische Hinwendung zu den Fragen und Bedürfnissen anderer Menschen. Hier geht es nicht um rationales Abwägen von Rechten und Pflichten. Das moralische Sollen wird nicht bestimmt von abstrakt-faktischen Gegebenheiten oder von verallgemeinernden Prinzipien. Wir können auf die Anforderungen konkreter Situationen eingehen und die Menschen, die betroffen sind, werden wahrgenommen; die Geschichten und Erfahrungen der Beteiligten werden gehört und mitfühlend in die ethische Beurteilung einbezogen.

Gerade darum haben neuere, interpretative Methoden der Sozialforschung in der Pflegeforschung großen Anklang gefunden. Ethnomethodologie, Biographieforschung und Diskursanalyse zum Beispiel bieten Grundlagen, auf denen brauchbare Forschungsmethodik von Pflegewissenschaftlerinnen weiterentwickelt wurde. Besonders im angloamerikanischen Sprachraum ist zu beobachten, wie Forschungsansätze, die auf dem Hintergrund phänomenologischen Denkens entstanden sind und im sozialwissenschaftlichen Bereich Bedeutung gefunden haben, durch die Pflegewissenschaft neue Impulse enthalten, vertieft und verfeinert wurden.

Die traditionelle moralphilosophische Argumentationsweise begründet die Richtigkeit moralischer Entscheidungen durch hohe Abstraktion und theoretisch-unpersönliche Klassifikation. Wo die traditionelle Einstellung behauptet, moralisches Verstehen vertieft sich je größer Systematisierung und Verallgemeinerung, da sieht kontextuelle oder feministische Ethik solches Verständnis schwinden. Auch diese Ethik gibt uns nicht immer klare Antworten und Handlungsanweisungen. Diese Ethik ist aber bereit, mit unbeantworteten Fragen zu leben, diese

Ethik kann Reste akzeptieren, denn sie orientiert sich an der gelebten Wirklichkeit und an den Erfahrungen des Daseins. Die Erfahrungen des Alltags sind eben keine abgeschlossenen, klaren Systeme, sie haben keine kategorischen Antworten, diese Erfahrungen sind oft mehr Fragen als Antworten.

Die Bereitschaft, wirkliche andere Menschen mit ihren konkreten Erfahrungen wahr- und ernstzunehmen, ist die Voraussetzung für das Gelingen jeder Forschung, die sich auf Menschen und auf menschliche Bedürfnisse ausrichtet. Wenn wir nach der Bedeutung von Ethik in der Pflegeforschung fragen, sollten ergänzend zu den klaren und sicherlich hilfreichen Strukturen und Prinzipien analytischer Philosophie auch die wirklichkeitsnahen, warmen konkreten Anteile einer Ethik der Fürsorglichkeit unser Denken und Handeln bestimmen.

Die Auseinandersetzung mit Ethik wird uns oft nicht genau und eindeutig die Frage beantworten: *„Was soll ich tun?"* Doch wird diese Auseinandersetzung uns sensibel machen für Konfliktsituationen, in denen wir letztlich den Mut brauchen, eine Entscheidung zu treffen, auch dann, wenn uns ein Dilemma bewußt geworden ist. Es ist besser, die Probleme zu kennen, als blind in einem neugewonnenen Forschungsenthusiasmus wesentliche Fragen gar nicht wahrzunehmen.

Fragen zur Überprüfung eines pflegewissenschaftlichen Forschungsprojekts

Polit und Hungler haben eine Liste mit 10 Fragen aufgestellt, die hilfreich sind, wenn es darum geht, ein pflegewissenschaftliches Forschungsprojekt im Hinblick auf ethische Ansprüche zu überprüfen:

1. Könnten die Mitwirkenden der Studie durch ihre Teilnahme physischen oder seelischen Schaden erleiden? Sind sie Unannehmlichkeiten ausgesetzt? Wurden angemessene Schritte unternommen, solchen Schaden zu vermeiden oder ihm zu begegnen?
2. Wurden die Mitwirkenden aufgeklärt über konkrete Risiken und über mögliche Gefahren? Wurden Ziel und Zweck der Studie eindeutig erläutert?
3. Überwiegen die positiven Resultate für die Mitwirkenden jegliche Risiken oder Unannehmlichkeiten? Wurden alle Risiken minimalisiert?

4. Sind die erwarteten Ergebnisse für die Gesellschaft insgesamt so wichtig und positiv, daß sie unter Umständen Unannehmlichkeiten für die an der Studie Mitwirkenden rechtfertigen?
5. Werden die Daten von hinreichend qualifizierten Mitarbeitern erhoben?
6. Wurde irgendeine Form von einflußnehmendem Zwang ausgeübt, um Mitwirkende für die Studie zu gewinnen? Gehören die Adressaten der Studie zu einer besonders verletzbaren Personengruppe wie alte Menschen, Verwirrte, Kinder, Schwangere oder institutionell Abhängige?
7. Wissen alle Mitwirkenden, daß sie an einem Forschungsprojekt teilnehmen? Haben sie die Möglichkeit, die Teilnahme abzulehnen? Konnten alle Aspekte der Studie offengelegt werden?
8. Wurde *informed consent* schriftlich von den Mitwirkenden oder von ihren gesetzlichen Vertretern erhoben? Gibt es einen zu rechtfertigenden Grund, wenn dies nicht geschah?
9. Wurden angemessene Schritte unternommen, die die Persönlichkeitsrechte und die Privatsphäre der Mitwirkenden schützen?
10. Wurde die Studie von einer offiziellen Stelle genehmigt, und wird der Verlauf angemessen protokolliert? (Polit und Hungler 1993, S. 368, Übersetzung der Autorin).

Polit und Hungler definieren Ethik im Zusammenhang mit Pflegeforschung als die Qualität des Forschungsablaufes im Hinblick auf die professionellen, rechtlichen und sozialen Verpflichtungen gegenüber Forschungssubjekten (Polit und Hungler 1993, S. 435).

Bei der wiedergegebenen Übertragung wird bewußt der Begriff *Mitwirkende* benutzt, obwohl im Original von Probanden oder von Subjekten die Rede ist. Personen, die sich bereit erklären, an einer Studie teilzunehmen, sind letztlich Partner mit entsprechenden Bedürfnissen, Personen mit Erfahrungen und Rechten. Wo wir anderen Menschen Rechte zugestehen, nehmen wir entsprechende Pflichten auf uns. Im Sinne einer kontextuellen Ethik tun wir dies besser im Hinblick auf die konkreten Menschen, die uns im Rahmen unserer Forschungsarbeit begegnen.

Literatur

Benhabib, S.: Selbst im Kontext. Kommunikative Ethik im Spannungsfeld von Feminismus, Kommunitarismus und Postmoderne. Suhrkamp, Frankfurt/M. 1995

Munhall, P.: Ethical Considerations in Qualitative Research. Western Journal of Nursing Research. 10(2), 1988 (S. 150–162)

Notter, L., J. R. Hott: Grundlagen der Pflegeforschung. Verlag Hans Huber, Bern 1991

Polit, D. F., B. P. Hungler: Essentials of Nursing Research. Methods, Appraisal and Utilization. 3rd edition. Lippincott Company, Philadelphia 1993

9. Ethik und Pflege in der Psychiatrie

In diesem Kapitel werden einige Fragen besprochen, die sich zum moralischen Handeln im Bereich der Psychiatrie ergeben. Es wurde in vorstehenden Kapiteln wiederholt hervorgehoben, daß moralisches Handeln in der Pflege in engem Zusammenhang mit pflegerischer Exzellenz stehen. So reichte eigentlich ein gutes Lehrbuch der psychiatrischen Pflege aus, ethische Normen für dieses Gebiet zu umschreiben. Wenn dennoch der Pflege in der Psychiatrie ein eigenes Kapitel gewidmet ist, dann deshalb, um einzelne Fragen der Ethik speziell herauszuarbeiten. Dies kann natürlich ein Lehrbuch nicht ersetzen. In diesem Kapitel werden auch nicht die zahlreichen einzelnen Fragen abgehandelt, die in der psychiatrischen Krankenpflege im Zusammenhang mit der Ethik auftauchen können.

Hier wird zunächst eine Geschichte erzählt, die dem Alltag der psychiatrischen Krankenpflege entstammt. Die Probleme dieser Geschichte werden dann im Hinblick auf ihre moralische Bedeutung untersucht. Sie mögen exemplarisch sein für andere Geschichten und Erfahrungen, die jede Pflegeperson in der Psychiatrie machen kann. An dieser Stelle möchte die Autorin Roland und seiner Mutter danken, daß sie tiefen Einblick zugelassen haben in die Tragik ihrer Erfahrungen und bereit waren, wenn auch aus Datenschutzgründen in leicht verfremdeter Form, in diesem Kapitel aufzutreten.

Der Fall Roland F.

Roland F. ist 19 Jahre alt. Nach seinem Hauptschulabschluß begann er eine Ausbildung als Heizungstechniker in einer deutschen Großstadt. Er wohnte bei seiner Mutter in einem Vorort der Stadt, 30 km von seinem Ausbildungsplatz entfernt. Rolands Mutter, Gudrun F. war seit 10 Jahren geschieden und arbeitete als Bibliothekarin in einer Zweigstelle der Stadtbibliothek nahe ihrer Wohnung. Es war notwendig, daß sie nach der Scheidung eine Ganztagsstelle annahm. So war Roland in den letzten beiden Schuljahren oft sich selbst überlassen. Die Beziehung zu seiner Mutter war ge-

spannt, die zu seiner Großmutter, die im selben Haus wohnte, war sehr gut. Er verbrachte viel Zeit in der Wohnung seiner Großmutter. Diese kochte oft für ihn, manchmal schlief er auch dort, besonders wenn er in den frühen Morgenstunden nach Hause kam und seiner Mutter nicht begegnen wollte. Seinen Vater sah er selten.

Im letzten Schuljahr hatte er begonnen, mit Freunden Diskotheken zu besuchen, in denen Drogenkonsum üblich war. Der Besitz von Haschisch führte zu einer Jugendstrafe, die zur Bewährung ausgesetzt war. Roland pflegte zunächst einen losen Kontakt zu seinen Diskothekfreunden weiter. Mit dem Beginn der Ausbildung, so hofften Mutter und Großmutter, würden sich seine Probleme legen.

Es zeigte sich, daß Roland im ersten Jahr seiner Ausbildung tatsächlich viel mehr in seiner Freizeit zu Hause war. Er saß meist in seinem Zimmer und hörte Musik oder spielte Computerspiele. Mit Beginn des zweiten Ausbildungsjahres ließen seine Leistungen in der Berufsschule nach. Er begann von „Aufträgen" zu sprechen und kam ganze Nächte nicht nach Hause und ging entsprechend spät oder gar nicht zu seiner Arbeit bzw. zur Berufsschule. In dieser Zeit führte er lange Gespräche mit seiner Großmutter über den Sinn des Lebens, über unsichtbare Mächte und über seine „Aufträge", die er jedoch nie konkret benannte. Gudrun F. glaubte, er sei wieder in der Drogenszene der Stadt aktiv.

Eines Tages verkaufte er seinen Computer und seine Musikanlage mit der Erklärung, daß die Strahlen ihm seine Konzentrationsfähigkeit nähmen. Nun saß er fast nur noch in seinem Zimmer und schrieb Notizhefte voll, die er jedoch weder seiner Großmutter noch seiner Mutter zeigen wollte. Nach den Ferien in diesem zweiten Ausbildungsjahr ging er nicht mehr in seine Firma, ohne jedoch das Ausbildungsverhältnis zu beenden. Den Besuch bei einer Beratungsstelle oder beim Arzt lehnte er ab. Er sprach kaum noch. Die Situation entwickelte sich über ein halbes Jahr, und es wurde deutlich, daß eine schwere Störung vorliegen mußte.

Ein Gespräch, das Gudrun F. mit dem Hausarzt führte, ergab, daß dieser nichts tun könne, denn Roland gefährde weder sich noch andere, man müsse abwarten.

Roland begann nun, viel spazierenzugehen, die Ausbildung wurde durch Kündigung von Seiten der Firma abgebrochen, und er erhielt nun Arbeitslosengeld. Im Frühjahr des nächsten Jahres ging es ihm besser, und er sprach davon, sein Fachabitur zu machen. Er meldete sich auch selbst in der Fachoberschule an, um im Oktober den zweijährigen Kurs zu besuchen. Der Juli brachte dann eine dramatische Wende. Roland hatte deutliche Wahnvorstellungen und Halluzinationen. Er ging selbst zum Hausarzt, der ihn an einen Psychiater überwies. Dieser verschrieb ihm Medikamente, die Roland jedoch nicht nahm. Für Gudrun begann eine Woche, die sie später als „die Hölle" bezeichnete. Sie wagte es nicht, Roland allein zu lassen, meldete sich krank, so daß sie nicht in die Bücherei gehen mußte. Es waren Stunden und Tage des Redens, sinnlosen Argumentierens und des brütenden Schweigens. In der zweiten Woche nach dem Arztbesuch wurde Roland aggressiv, er bedrohte Gudrun mit einem Messer, verschanzte sich dann in seinem Zimmer und schrie und „diskutierte" mit seinen „Auftraggebern", die er „vor dem Arzt schützen mußte". Dieser machte letztlich einen Hausbesuch.

Es folgte die freiwillige Einweisung in eine psychiatrische Universitätsklinik und dann die Unterbringung auf der Grundlage des Gesetzes zur „Unterbringung psychisch Kranker". Eine traumatische Situation für alle Beteiligten. Hier erlebte Gudrun F. die Brutalität eines Systems, das letztlich selbst hilflos ist, wenn es darum geht, schnell und unbürokratisch zu helfen. Gudrun hatte gehofft, daß mit der Einweisung in eine Spezialklinik therapeutische Möglichkeiten zur Verfügung stünden, die Roland bisher verweigert hatte. Statt dessen bedeutete der aufnehmende Arzt, daß er nicht befugt sei, Medikamente zwangsweise zu geben, da noch keine Diagnose gestellt sei und man außerdem zunächst auf eine richterliche Entscheidung zur Unterbringung warten müsse, die so bald wie möglich

innerhalb der nächsten 24 Stunden erfolgen sollte.

Roland schrie und tobte, der Arzt ordnete die mechanische Fixierung an. Ein Pfleger und eine Krankenschwester der Aufnahmestation, selbst offensichtlich recht betroffen von der gesamten Situation, wurden gerufen, um Roland mit Arm-, Bein und Bauchgurten zu fixieren. Hierzu überwältigten sie Roland gemeinsam mit dem Arzt, indem sie ihm ein Bein stellten und ihn zum Stolpern brachten. Gudrun stand hilflos dabei, sah Rolands verängstigten Blick und die Einsamkeit, zu der niemand Zugang fand. Sie wurde dann von dem Arzt aus dem Zimmer gedrängt und erhielt zwei Valiumtabletten mit der Bitte, am nächsten Tag gegen Mittag anzurufen.

Für Gudrun brachte die Nacht Tränen der Verzweiflung; sie fühlte sich verlassen. Trotz des Traumas, das mit der Fahrt in die Psychiatrie verbunden war, erlebte sie eine gewisse Befreiung und Erleichterung. Sie hätte die Verantwortung für Roland nicht länger tragen können.

Am nächsten Tag wurde Gudrun gegen 10 Uhr von lautem, ununterbrochenem Klingeln geweckt. Roland stand vor der Tür und sagte, er sei entlassen worden. Eine telefonische Nachfrage in der Klinik ergab, daß er sich beruhigt hätte und der Richter eine Einweisung nicht vornehmen wollte und Roland einen freiwilligen Klinikaufenthalt und eine Behandlung ablehne. Er mußte entlassen werden. Eine Woche lang war Roland wieder zu Hause, die Situation setzte sich fort, war jetzt jedoch angereichert mit Rolands Vorwürfen Gudrun gegenüber, sie wolle ihn ja doch nur abschieben und im „Todeskasten" allein lassen. Gudrun nahm Urlaub und kümmerte sich um seine äußeren Bedürfnisse.

Letztlich kam es zu einer erneuten freiwilligen Einweisung, einer 4monatigen Behandlung mit Neuroleptika, therapeutischen Gesprächen und Soziotherapie. Eine Diagnose wurde gestellt: psychotische Zustände auf dem Hintergrund einer schizophrenen Veränderung. Während des Klinikaufenthaltes lernte Roland eine 12 Jahre ältere Frau kennen. Petra war ebenfalls zur Behandlung einer Schizophrenie dort. Nach seiner Entlassung – den Aufenthalt in einer Tagesklinik lehnte er ab – zog Roland gemeinsam mit einem anderen jungen Patienten in Petras Wohnung. Roland und Petra sprachen davon zu heiraten.

Zweieinhalb Jahre nach dieser ersten Episode erzählte Gudrun zurückblickend von den Ereignissen:

Es war ein ständiges Auf und Ab. Roland zog nach zwei Monaten wieder zu mir in die Wohnung, dann wieder aus. Schlimm war es, als Mutter plötzlich starb. Es gab in den vergangenen Jahren drei weitere Klinikaufenthalte für Roland, doch sowie es ihm etwas besser ging, ließ er sich entlassen. Zu Hause nahm er dann keine Medikamente mehr. Er versuchte verschiedene Arbeiten, zwei Monate auch wieder die Schule, doch nichts war von Dauer. Zwischendurch wohnte er auch einmal fast 9 Monate bei Petra, zu der ich eigentlich ein ganz gutes Verhältnis habe.

Mir selbst geht es gesundheitlich und psychisch ziemlich schlecht. Einmal, als Roland in der Klinik war, konnte ich zur Kur, aber im Grunde weiß ich nicht, wie es weitergehen soll. Glücklicherweise habe ich verständnisvolle Kollegen und einen sehr guten Chef. Mit einer Kollegin bin ich gut befreundet. Wenn sich wieder eine Krise ankündigt, kann ich Urlaub nehmen oder mich auch krankschreiben lassen. Aber ich weiß nicht, wie lange der Arbeitgeber das alles mitmacht. Ich nehme an regelmäßigen Gesprächsabenden einer Gruppe von Angehörigen psychiatrisch Erkrankter teil. Meine Situation ist ja kein Einzelfall. Aber ich bemerke, daß die Episoden häufiger und schlimmer werden. Man kann jetzt kaum noch mit Roland ein normales Gespräch führen. Was ist das für ein Leben für ihn? Natürlich gibt es auch bessere Augenblicke, in denen alles fast wieder normal erscheint. Aber ich habe Angst, wie das weitergehen soll.

Petra war inzwischen wieder in der Klinik. Sie war schwanger gewesen, hatte aber die Schwangerschaft abbrechen lassen. Vom Heiraten sprachen die beiden jetzt nicht mehr. Teils wohnte Roland bei seiner Mutter, teils bei Petra. Er hatte wieder einmal begonnen die Fachschule zu besuchen, seit 6 Wochen sogar regelmäßig. Wie lange das anhält, weiß niemand, *sagte Gudrun*. Wir müssen jeden Tag nehmen, wie er kommt.

Ethische Beurteilung

Die Situation ist alltäglich, und Pflegende in der Psychiatrie sind nicht selten mit Patienten wie Roland konfrontiert. Die therapeutischen und pflegerischen Möglichkeiten zur Intervention sind begrenzt, und Pflegende wie auch Therapeuten fühlen sich oft recht hilflos, wenn Patienten aus dem sicheren Umfeld der Klinik entlassen werden müssen, wohl wissend, daß es nicht lange dauern wird, bis eine neue Einweisung bevorsteht. Wie können Pflegende mit diesem Alltag leben und den Mut zu beruflichem Engagement behalten? Ist es möglich, in der Psychiatrie zu arbeiten, ohne selbst zu verzweifeln oder abzustumpfen und auszubrennen?

Aus der skizzierten Geschichte ergeben sich eine Reihe von ethischen Fragestellungen, die nun im Lichte der fünf Prinzipien einer Ethik der Verantwortung zu betrachten sind. Hier kann eine solche Betrachtung nur andeutungsweise erfolgen. Doch sollen Fragen angestoßen werden, die eine tiefere Diskussion und Auseinandersetzung im Rahmen eines strukturierten Ethikunterrichtes leiten können.

Prinzip Achtung vor dem Wert des Lebens

Gudrun sagte in einem Gruppengespräch einmal, daß Roland oft davon spricht, sich umbringen zu müssen. Mit den anderen Menschen käme er nicht zurecht und diese nicht mit ihm, und es gäbe ja keine Chancen für *"einen so wie mich."*

Wäre es besser, es gäbe Roland nicht?

Die Realität unseres Lebens ist recht bunt. Niemand lebt ohne Probleme. Niemand lebt wohl in einer Umgebung, die nicht auch von Krankheit und Leid berührt wird. Eine Tatsache unseres Lebens ist wohl die Unvollkommenheit und die Gebrochenheit unseres körperlichen und geistigen Daseins.

Für Gudrun ist es schwierig, in Roland nur einen Fall zu sehen, der Probleme aufwirft. Gudruns Alltag wird seit 19 Jahren geprägt von Rolands Dasein. Mit ihm sind die Erinnerungen an die ersten Jahre ihrer Ehe verknüpft. Sie hat den Säugling Roland versorgt und gepflegt, seine Kinderkrankheiten mit durchgestanden, mit ihm den ersten Schulweg gemacht. „Er ist mein Junge", sagt sie. Die letzten zweieinhalb Jahre stand seine Krankheit im Vordergrund ihres Lebens. „Er soll wissen, daß er immer zu mir kommen kann, wenn er mich braucht, und daß ich ihn liebe, wie er ist."

Wir mögen geneigt sein, Gudrun Ratschläge zu geben. Wir mögen glauben zu wissen, was ihr helfen könnte, wenn es ihr schwer wird, mit Ärzten, Richtern, Psychologen zu verhandeln. Den Wert, den Rolands Leben hat, kann eigentlich nur sie ermessen. Gerade dann, wenn Roland den Wert seines Lebens aus seiner Krankheit heraus selbst in Zweifel zieht, kann Gudrun den gesunden Anteil seiner Persönlichkeit auch in der Wirklichkeit eines schizophrenen Schubes sehen.

Hier wird deutlich, daß die Krankengeschichte eines Patienten in der Psychiatrie immer zutiefst mit der Geschichte einer Familie verknüpft ist. Dies mag nicht immer so deutlich werden wie in Rolands Geschichte. Natürlich ist die Einbindung in den familiären Rahmen für alle Menschen bedeutsam und muß als individuelles Merkmal eines Patienten in allen Bereichen der Pflege Beachtung finden. In der Psychiatrie kommt dieser Einbindung jedoch eine gesonderte Rolle zu. Ein Patient ist immer auch die Mutter, die sich um ihn sorgt, der Vater, der abwesend ist, die Großmutter, deren Tod ihn traurig gemacht hat. Zu Roland gehören die Diskothekfreunde gleichwie die Einsamkeit. Zu ihm gehört die Sehnsucht nach eigener Lebensgestaltung, nach Beziehung und nach Leben. Darum gehört auch zu Roland seine Beziehung zu Petra. Und zu ihm gehört sein Kampf mit der Krankheit, die er nicht akzeptieren kann. Der Wert seines Lebens kann nicht gemessen werden an schulischem oder beruflichem Erfolg. Sowie niemandes Wert an seinen Leistungen, an Gaben oder Fähigkeiten gemessen werden kann.

Der Wert, den Rolands Leben hat, liegt wohl in seinem Dasein überhaupt, liegt darin, daß er dieses Dasein mit allen Einschränkungen, mit allen inneren und äußeren Zwängen lebt. Rolands Situation zeigt uns, daß es letztlich die Bewältigung eines jeden neuen Tages ist, die für alle mit ihm Verbundenen einen Wert bringt. Seine Situation zeigt uns auch, wie bedeutsam die unterschiedlichen stützenden und helfenden, aber auch die gestörten und zerstörerischen Beziehungen sein können, die ein Leben mit anderen verknüpfen.

Für Gudrun ist das Verständnis ihres Chefs in der Bibliothek die Grundlage ihrer beruflichen Sicherheit. Gudruns Arbeit ist ja die Voraussetzung für ihre und Rolands materielle Lebensgestaltung. Hierzu gehört auch die Freundschaft mit einer Kollegin, die ihr in langen Gesprächen Mut macht und die auch praktische Hilfen gibt. Rolands Beziehung zu Petra mögen wir kritisch betrachten, doch diese Beziehung ist für ihn wichtig, und für Gudrun stellt sie in mancher Hinsicht eine Entlastung dar.

Der Wert von Rolands Leben läßt sich nicht festmachen an möglichen therapeutischen Erfolgen. In der Psychiatrie gibt es wohl so viele therapeutische Ansätze, wie es Patienten gibt. Viele Ansätze versprechen zunächst Erfolg, doch

oft müssen wir Situationen hinnehmen, die nicht zu beeinflussen sind. Vielleicht findet sich eine Medikamentenkombination, die Roland hilft; vielleicht entsteht eine therapeutische Beziehung im privaten oder im Klinikbereich, die heilend wirkt. Vielleicht übernimmt aber seine Krankheit eines Tages die Führung, und er taucht nicht wieder an die Oberfäche eines Daseins, das er mit uns teilen kann. Der Wert seines Lebens ergibt sich aus der gelebten Erfahrung eines jeden Tages, einer jeden Begegnung.

Die Mehrzahl dieser Tage mag mit Belastungen ausgefüllt sein, die für ihn und für die Menschen in Rolands Umgebung kaum zu tragen sind. Die Begegnungen, die Beziehungen mögen schmerzlich sein, doch liegt der Wert des Lebens im Leben selbst und nicht in äußeren Leistungen. Diese Tatsache muß ausreichend sein als Motivation für pflegerisch-therapeutisches Handeln in der Psychiatrie. Sie muß ausreichen als Begründung, alles zu tun, das Leben zu schützen und zu bewahren.

Das Prinzip des Guten und Richtigen

Was ist das Gute, was ist das Richtige in Rolands Situation?

Diese Frage können wir sicherlich nur im Zusammenhang mit den Fragen beantworten, die sich aus den drei sekundären Prinzipien ergeben (s. Kapitel 6, Gerechtigkeit, Wahrheit und Autonomie).

Benefizienz, Wohltun und Nonmalefizienz, Schaden vermeiden sind Aspekte, die in vielen einzelnen Situationen im Zusamenhang mit Rolands Krankheit anzusprechen sind. In der Situation der Aufnahme bzw. der Einweisung in ein Landeskrankenhaus scheint es gut für Roland zu sein, wenn er zunächst einmal ruhiggestellt würde. Doch im Hinblick auf die individuelle Freiheit sind dem Arzt zunächst die Hände gebunden. Hier geht es darum, einen größeren Schaden zu vermeiden, der durch eine erzwungene Behandlung entstehen könnte.

Hier hat unsere Rechtsprechung die Freiheit der Person als primäres Gut angesehen. So mußte Gudrun ertragen, daß Roland nicht mit Zwang medikamentös behandelt wurde. Sie mußte es aber mit ansehen, wie er mit physischer Gewalt daran gehindert wurde, sich selbst oder anderen Schaden zuzufügen.

In einem späteren Gespräch mit dem Pfleger, der Roland bei seiner ersten Aufnahme fixieren mußte, stellte sich heraus, daß der Pfleger durch dieses und ähnliche Vorkommnisse so sehr belastet war, daß er um Versetzung auf eine andere

Abteilung gebeten hatte, auf der er mit solchen Situationen nicht konfrontiert würde. Die Versetzung war für den Pfleger eine wichtige moralische Entscheidung, der im institutionellen Rahmen der Klinik entsprochen wurde. Für ihn war es das Richtige, zumindest für eine Zeitlang, nicht mehr in der Aufnahme tätig zu sein.

Zwar legitimieren sich ärztliche Anordnungen aus rechtlichen und aus therapeutischen Perspektiven, doch ist damit nicht die Frage nach der moralischen Legitimation beantwortet. Wir werden allerdings in der Psychiatrie immer wieder mit Konfliktsituationen konfrontiert, in denen Zwang die einzige Handlungsmöglichkeit darstellt. Und nur als solche, wenn es keine Alternative gibt, ist Zwang zu akzeptieren. Hierbei ist es wichtig für einzelne Pflegende, die eigene Rolle bei derartigen Vorkommnissen zu reflektieren und sich selbst Rechenschaft zu geben über die eigene Beteiligung.

Die ethische Perspektive liegt hier nicht in der Frage, ob Zwang anzuwenden ist oder nicht. Dies wird aus rechtlicher und aus therapeutischer Sicht zu entscheiden sein und ist vom Arzt im Rahmen seiner Anordnungen zu verantworten. Da der Arzt jedoch die Durchführung seiner Anordnung nicht in ihrer ganzen Konsequenz erlebt, hat es moralische Bedeutung, daß eine solche Anordnung immer mit allen Beteiligten gemeinsam überlegt wird. Da derartige Überlegungen in einem Notfall aber keinen Raum haben, ist die grundsätzliche Reflexion eines Stationsteams über das Fixieren von Patienten in einem ruhigen Moment eine moralische Forderung. In diese Reflexion sollte auch das Nachdenken über die drei Bereiche der moralischen Entscheidung einfließen (s. Kapitel 2). Der persönliche und der institutionelle Bereich stehen hier in sehr engem Zusammenhang.

Daß persönliche Entscheidungen auf den Grundlagen ethischer Reflexion Auswirkungen auf der institutionellen Ebene haben können, zeigt sich an einem Beispiel aus einer psychiatrischen Einrichtung in der Schweiz: Im Rahmen der innerbetrieblichen Fortbildung wurde als krankenhausinterne Regelung beschlossen, daß keine Schwester und kein Pfleger in der Behandlungspflege eine Verordnung ausführen muß, die gegen ihre ethischen und pflegerischen Prinzipien verstößt. Hiermit soll Pflegenden geholfen werden, ihre Handlungen und Entscheidungen zu rechtfertigen. Die bedeutet eine bewußte Übernahme von Verantwortlichkeit für die eigenen pflegerischen Handlungen.

Solche Regelungen können den moralischen Streß wesentlich reduzieren, den Pflegende gerade in der Psychiatrie oft erleben (aus „Klinikrevue des Pflegedienstes", St. Urban: Der Berufsfindungsprozeß der Pflege ..., S. 4).

Für Gudrun als Mutter war die Erfahrung der ersten Einweisung so traumatisch, daß sie bei einer späteren Situation, die sich ähnlich entwickelt hatte, entschied, nicht mit in die Klinik zu fahren. Sie sagte, ein zweites Mal könne sie nicht mit ansehen, wie Roland fixiert würde. Beim ersten Mal war es das Richtige für Gudrun, bei Roland zu bleiben, sie hatte Angst um ihn und konnte ihn nicht allein lassen. Später allerdings warf dieser ihr wiederholt vor, daß sie verantwortlich sei für seine Zwangseinweisung. Roland verknüpfte die gewalttätige Situation mit der Anwesenheit seiner Mutter. So war es richtig für Gudrun, beim zweiten Mal Roland allein mit der Polizei in die Klinik fahren zu lassen. Allerdings bereitete ihr dies auch Probleme, da sie sich vorwarf, Roland in einer kritischen Situation allein gelassen zu haben. Ein ausführliches Gespräch mit einer Schwester der Station einige Tage später half ihr zu sehen, daß das scheinbar Richtige (bei Roland zu bleiben) nicht unbedingt das Gute sein muß. Größerer Schaden war letztlich vermieden durch Gudruns Abwesenheit. Es war später viel leichter, wenn sie ihn besuchte, auch die Beziehung nach der Entlassung war weniger belastet.

Prinzipien der Gerechtigkeit und Fairneß, der Wahrheit und Ehrlichkeit und der Autonomie

War es nicht eine unfaire Zumutung, daß Roland bei der ersten Episode seiner Krankheit nach 24 Stunden wieder entlassen wurde? Diese Frage kann nur beantwortet werden mit dem Hinweis auf das fünfte Prinzip, das der Autonomie, der Freiheit und der Selbstbestimmung.

Zu häufig wurde dieses Prinzip in der Geschichte der Psychiatrie mißachtet. Dort, wo Krankheit vermeintlich einem Menschen die Fähigkeit zur Selbstbestimmung raubt, meinte die Gesellschaft bzw. die medizinische Lehrmeinung, müßten wir diese Freiheit mit Zwangsmaßnahmen noch weiter einschränken.

Inzwischen besteht in unserer Psychiatriekultur vielfach Angst davor, Verantwortung für einen anderen Menschen zu übernehmen. Die moralische Entscheidung wird verdrängt durch legale Absicherung und den Prozeß der richterlichen Einweisung. Es scheint einfacher zu sein, die Belastung, die aus dem Leben mit einem psychotischen Patienten erwächst, den Angehörigen zuzumuten als einer überlasteten Aufnahmestation. In der geschilderten Situation mit

Roland sehen wir die Kehrseite des Schutzes vor dem Mißbrauch psychiatrischer Internierung und Aufbewahrung bei der einem psychisch Kranken keine Rechte zugestanden wurden. Wieweit in Rolands Fall der Richter und die verantwortlichen Therapeuten aus Unerfahrenheit und Angst gehandelt hatten oder wieweit Roland wirklich keine Symptome mehr zeigte, die eine Einweisung nötig machten, ist nicht mehr festzustellen. Es ergab sich jedoch aus Gesprächen in der Angehörigengruppe, der Gudrun sich angeschlossen hatte, daß ähnliche Erfahrungen bekannt waren. Gudrun erhielt den Rat, die Suizidgefährdung Rolands hervorzuheben. Der eindeutige Hinweis auf suizidale Äußerungen ist ein wichtiges Merkmal für eine psychiatrische Unterbringung.

In den Jahren seit seinem ersten Klinikaufenthalt ist Gudrun sehr sensibel geworden im Hinblick auf Rolands Zustand. Sie weiß inzwischen sehr früh, wenn sich ein Schub ankündigt. Sie weiß auch, daß der frühzeitige Zugang zu ärztlicher Behandlung wichtig ist und eine Episode auch abgefangen werden kann. Sie hat gelernt, die verschiedenen Aussagen und Verhaltensweisen Rolands für Arzt und Richter so zu interpretieren, daß entweder ihre eigene Gefährdung durch seine Aggressivität hervorgehoben wird oder eine immanente Suizidgefährdung zum Ausdruck kommt.

Wird hier das Prinzip der Ehrlichkeit verletzt? Wenn es darum geht, Roland so früh wie möglich einer Therapie zuzuführen, die dieser meist ablehnt, muß die Antwort „nein" lauten, im Sinne vom Vermeiden von größerem Schaden ist es in dieser Sache wohl gerechtfertigt, Suizidgefährdung vorzugeben, auch wenn diese nicht eindeutig ist.

Drei Bereiche der moralischen Entscheidung im Hinblick auf Pflege in der Psychiatrie

Die Geschichte von Roland, Gudrun und Petra hinterläßt das Gefühl der Ohnmacht, des Gefangenseins in einem Dickicht von Problemen, die aufgeworfen werden durch die Krankheit einerseits und durch die Bedingungen unserer psychiatrischen Institutionen sowie durch gesetzliche Regelungen andererseits. Sicherlich kann das empathische Mitfühlen und Verstehen von Pflegenden, Therapeuten und Juristen hilfreich sein, wenn es darum geht, das moralisch Richtige und das Gute zu tun.

Es ist nützlich, wenn den Beteiligten an einer solchen Situation in reflexiver Weise deutlich werden kann, daß moralischem Handeln in verschiedenen Bereichen unterschiedliche Verantwortungsgrade zukommt (s. Kapitel 2). Die gesetzlichen Regelungen, die im vorliegenden Fall eine rechtzeitige Einweisung verzögerten, haben Bedeutung im politischen und im institutionellen Bereich. Weder den Pflegenden und den Therapeuten noch den Angehörigen ist viel Spielraum gegeben. Hier liegt zunächst auch kaum die Verantwortung bei den Beteiligten.

Im persönlichen Bereich jedoch sind immer wieder Entscheidungen zu fällen, die einen direkten Einfluß haben auf den Fortgang einer Episode. Gudrun muß ihr Vorgehen abwägen, wenn sie um den Zugang zu therapeutischen Maßnahmen für Roland kämpft. Hierbei geht es um das Gute, das Richtige, um Fairneß und um Wahrheit. Der Pfleger der Aufnahmestation hat ebenfalls im persönlichen Bereich eine Entscheidung getroffen, wenn er seinen Arbeitsbereich so verändert, daß er nicht wieder mitwirken muß bei einer Situation, die ihn persönlich zu stark belastet. Die Arbeit der Selbsthilfegruppe ist nur möglich, weil betroffene Angehörige im persönlichen Bereich Entscheidungen getroffen haben, einander Hilfe zu geben und sich für eine humanere Psychiatrie zu engagieren. Natürlich auch mit dem Ziel, auf den institutionellen und den politischen Bereich einzuwirken. Auch die Einstellung von Gudruns Chef und von ihren Kollegen kommen im persönlichen Bereich solcher Entscheidungen zum Ausdruck. Es wird aber auch hier deutlich, daß diese Entscheidungen Rückwirkungen haben auf die anderen Bereiche.

In der psychiatrischen Krankenpflege wird die gesellschaftliche Relevanz moralischen Handelns besonders deutlich. Gerade hier bekommen die Prinzipien einer Ethik der Verantwortung eine besondere wirklichkeitsverändernde Bedeutung.

Moralisch handeln durch pflegerische Exzellenz

Gerade in der Psychiatrie sind Sensibilität, Wissen und pflegerisches Können miteinander zu verbinden. Hier finden sich die Grundlagen pflegerischer Exzellenz, wie sie Patricia Benner beschreibt. Eine gute Beziehung zu Patienten hat gerade in der Psychiatrie therapeutische Bedeutung. Diese Erkenntnis war leitend für die Entwicklung von Hildegard Peplaus Konzept der interpersonellen Beziehung in der Pflege.

Wenn aber die Bedingungen der personellen Besetzung, der Zusammenarbeit und der therapeutischen Ansätze dazu führen, daß gute Pflegekräfte lieber abwandern als sich an den nicht zu erfüllenden Anforderungen aufzureiben, müssen unsere Überlegungen dahin gehen, wie die Situation in der Psychiatrie grundlegend verändert werden kann. Hier liegt eine besondere moralische Verpflichtung. Diese Verpflichtung haben aktiv Beteiligte an Selbsthilfe Organisationen ernst genommen.

Auf einer Tagung verschiedener Selbsthilfe-Organisationen in Wittenberg im Frühjahr 1995 wurden elf Thesen erarbeitet, die als Forderungen und Vorschläge geeignet sind, Bedingungen zu schaffen, in denen Therapie und Pflege moralisches Handeln verwirklichen können.

Bei den Wittenberger Thesen geht es um Vorschläge, wie psychiatrische Notfallsituationen im Hinblick auf die Aufnahme in ein psychiatrisches Krankenhaus besser zu bewältigen sind. Hier werden die Bedürfnisse von Pflegenden und anderen Mitarbeitern angesprochen gleichwie auch die Voraussetzungen, die notwendig sind, damit Patienten bei Einweisungssituationen als Menschen behandelt werden. Auf sehr eindeutige Weise werden die Mängel unserer psychiatrischen Behandlungssysteme angesprochen. Es werden aber auch Vorschläge gemacht, wie ein erster Kontakt mit der Psychiatrie aussehen könnte. So heißt es: „In einer schweren seelischen Krise ist die übliche Akutstation eines psychiatrischen Krankenhauses der denkbar schlechteste Ort. (...) Der Weg aus einer psychotischen Krise kann sehr verschieden sein." Hier wird deutlich gemacht, daß die eigenen Ressourcen eines jeden Menschen Beachtung finden müssen. Es wäre wichtig, „... die Selbstbewußtheit wiederzugewinnen, die Psychose nicht abspalten zu müssen, die eigenen Frühwarnzeichen kennenzulernen, sich der eigenen Ressourcen zu vergewissern und den Kontakt zur Realität wiederherzustellen. Die Grenzen zwischen stationärer Versorgung und ambulanter Behandlung sollten fließend sein." Beispielhaft werden weiterhin neuere Impulse aus der Sozialpsychiatrie angeführt.

Die Thesen sind im Anhang wiedergegeben. Sie zeigen, wie eng therapeutische Ansätze mit moralischem Handeln verbunden sind.

Fazit

Gudruns Erfahrungen haben ihr ein tiefes Bewußtsein vermittelt von dem, was Gerechtigkeit und Fairneß sind. Sie fragt sich oft, ob es gerecht ist, daß Roland schizophren ist. Sie hat diese Wahrheit angenommen. Gudrun akzeptiert Roland in seiner Individualität und versucht, für ihn und für sich selbst den Alltag so zu gestalten, daß sie jeweils das Gute und das Richtige tut, obwohl dies oft nicht gelingt, weil die Krankheit in die Freiheit und die Möglichkeit zur Selbstbestimmung eingreift.

Literatur

Benner, P.: Stufen zur Pflege-Kompetenz (From Novice to Expert). Verlag Hans Huber, Bern 1994

Dörner, K., U. Plog: Irren ist menschlich. Psychiatrie Verlag, Bonn 1992

Grond, Erich: Die Pflege verwirrter alter Menschen. Lambertus, Freiburg 1991

Peplau, H.: Interpersonal Relations in Nursing. A Conceptual Frame of Reference for Psychodynamic Nursing. Putnam's Sons, New York 1952

10. Zwangsernährung

Die zwangsweise Nahrungszufuhr bei Menschen, die sich weigern, selbst zu essen, ist ein Thema, mit dem Pflegende sich nicht selten konfrontiert sehen. Meist geht es um gestörte Patienten in der Psychiatrie oder in der Gerontopsychiatrie, doch kommt es auch auf allgemeinen Stationen bei zunächst unauffälligen Patienten zu Krisen, die durch das Ablehnen von Nahrung gekennzeichnet sind. Hier handelt es sich meist um vorübergehende Reaktionen, die mit entsprechender Zuwendung so gelöst werden können, daß es nicht zu Handlungen gegen den Willen von Patienten kommen muß.

Neben dieser krankheitsbedingten Nahrungsverweigerung gibt es weitere Umstände, in denen einzelne oder Gruppen von Gleichgesinnten die Verweigerung von Nahrung als Mittel einsetzen, um bestimmte Ziele zu erreichen. Mit dieser Problematik müssen die meisten Pflegenden sich nicht im Arbeitsalltag auseinandersetzen. Dennoch sind einige Anmerkungen zur Frage der Zwangsernährung bei Hungerstreik sinnvoll, werden doch gerade hier gesellschaftlich bedeutsame Fragen aufgeworfen, über deren moralische Konsequenzen Pflegende sich eine eigene Meinung gebildet haben sollten.

Neben Patienten, die das Essen verweigern, können zwei Gruppen von Hungerstreikenden unterschieden werden. Im Strafvollzug, besonders in der Terroristenszene oder bei politischen Gefangenen, ist es nicht selten, daß versucht wird, durch Hungerstreik unter Einsatz des eigenen Lebens bestimmte Ziele zu erreichen. Da diesen Personen die äußere Freiheit genommen ist, auf ihre Probleme aufmerksam zu machen und sich mit politischen Mitteln Handlungsspielraum zu erwerben, setzen sie die Verfügungsgewalt, die sie über das eigene Leben und die Gesundheit haben, als Kampfmittel ein.

Eine andere Gruppe von Hungerstreikenden sind jene, die in Freiheit sind und die durch ihr Hungern Solidarität demonstrieren wollen mit den Problemen anderer Menschen oder die durch ihr Hungern aufmerksam machen wollen auf gesellschaftliche oder politische Mißstände.

Von der Ausführung der Maßnahme unterscheidet sich die zwangsweise Ernährung bei Hungerstreikenden grundsätzlich nicht, außer daß die erste Gruppe meist in den Krankentrakten von Haftanstalten behandelt wird, wenn es zur Zwangsernährung kommt, und die zweite Gruppe unter Umständen in ein Allgemeinkrankenhaus eingewiesen wird.

Es liegt also durchaus im Rahmen des Möglichen, daß eine Krankenschwester oder ein Krankenpfleger den Auftrag erhält, mitzuhelfen, einem Patienten, einer Patientin zwangsweise Nahrung oder lebenserhaltende Flüssigkeiten zuzuführen.

■ Die Zwangsernährung hat unterschiedliche Bedeutung in Situationen, die von entscheidungsfähigen Menschen selbst bestimmt werden, und in Situationen, die krankheitsbedingt sind.

Im Falle des Hungerstreiks kommt der autonomen Entscheidung in der Regel die Priorität zu. Dies wird auch von rechtlicher Seite unterstützt. Patienten, die in verwirrtem oder psychotischem Zustand das Essen verweigern, bedürfen pflegerisch-therapeutischer Zuwendung, die manchmal auch die Ausübung von Zwang einschließen kann. ■

Es werden zunächst einige Fakten zur Problematik des Hungerstreiks zusammengefaßt dargestellt, alsdann wird die Situation einer Patientin mit Anorexia nervosa beschrieben, und letztlich wird die Problematik der Zwangsernährung auf dem Hintergrund der Prinzipien einer Ethik der Verantwortung betrachtet.

Die rechtliche Lage im Hinblick auf Zwangsernährung bei Gefangenen

In der Deklaration des Weltärztebundes von Tokio 1975 (s. Anhang), bei der es um *Richtlinien für Ärzte bei Folterungen, Grausamkeiten und andere unmenschliche oder die Menschenwürde verletzende Handlungen oder Mißhandlungen in Verbindung mit Haft oder Gefangenschaft geht*, heißt es:

Wenn ein Gefangener die Nahrungsaufnahme verweigert, der Arzt ihn aber für fähig hält, sich ein unbeeinflußtes und vernünftiges Urteil über die Folgen einer freiwilligen Nahrungsverweigerung zu bilden, so soll er nicht künstlich ernährt werden. Die Entscheidung über die Urteilsfähigkeit des Gefangenen in dieser Hinsicht sollte von mindestens einem weiteren unabhängigen Arzt bestätigt werden. Der Gefangene soll über die Folgen der Nahrungsverweigerung belehrt werden.

Aus diesem Text geht hervor, daß der freie Wille eines Menschen entscheidend sein muß, auch wenn dem Menschen daraus negative, ja sogar tödliche Folgen erwachsen. Die Berufung auf das Recht zu autonomen Entscheidungen im Falle von Häftlingen oder Gefangenen scheint logischer Betrachtung nicht standzuhalten. Es ist in den allermeisten Fällen ja auch nicht auf der Grundlage einer freiwilligen Entscheidung, daß jemand sich dem Zwang eines Gefängnisaufenthaltes aussetzt. Wenn Freiheit über allem stünde, dürfte es keine Haftstrafen geben. Diese Argumentation ist schnell entkräftet durch den Hinweis, daß die Freiheit des einzelnen begrenzt wird durch den Freiheitsanspruch aller. Diese Grundfrage nach der Begründung moralischen Handelns wurde in den ersten drei Kapiteln ausführlich behandelt. Allerdings ist für ärztliches Handeln an Gefangenen folgendes hervorzuheben: Wenn auch von staatlicher Seite ein Zwang ausgeübt wird, der meist legitimiert ist durch jeweilige Rechtsprechung, stellt die Erklärung von Tokio zunächst grundsätzlich die menschliche Freiheit in den Vordergrund. Dies gilt auch für alle, die medizinische Handlungen unterstützen oder sie auf Anordnung eines Arztes durchführen.

Im deutschen Strafvollzugsgesetz ist eine wichtige Entwicklung zu vermerken.

In § 101 der Fassung von 1976 heißt es:

(1) Medizinische Untersuchung und Behandlung sowie Ernährung sind zwangsweise nur bei Lebensgefahr, bei schwerwiegender Gefahr für die Gesundheit des Gefangenen oder bei Gefahr für die Gesundheit anderer Personen zulässig (...) Zur Durchführung der Maßnahmen ist die Vollzugsbehörde nicht verpflichtet, solange von einer freien Willensbestimmung des Gefangenen ausgegangen werden kann, *es sei denn, es besteht akute Lebensgefahr.*
(3) Die Maßnahmen dürfen nur auf Anordnung und unter Leitung eines Arztes durchgeführt werden, unbeschadet der Leistung erster Hilfe für den Fall, daß der Arzt nicht rechtzeitig erreichbar und mit einem Aufschub Lebensgefahr verbunden ist (BGBl 1 S. 581).

In den Erläuterungen zu diesem Paragraphen wird deutlich, daß 1976 eine Verpflichtung der Vollzugsbehörde, die hier vorgesehenen Maß-

nahmen der zwangsweisen medizinischen Untersuchung und Behandlung sowie Ernährung durchzuführen so lange nicht besteht, wie von einer freien Willensäußerung des Gefangenen ausgegangen werden kann *außer im Falle akuter Lebensgefahr*; nur dann muß ihm die Maßnahme aufgezwungen werden.

In der revidierten Fassung des Strafvollzugsgesetzes fällt beim § 101 der letzte Satz in Absatz (1) weg. Es heißt seit 1985 nur:

(...) Zur Durchführung der Maßnahmen ist die Vollzugsbehörde nicht verpflichtet, solange von einer freien Willensbestimmung des Gefangenen ausgegangen werden kann (Strafvollzugsgesetz §101 [1], Februar 1985).

Mit der Änderung des § 101 wird ein größeres Zugeständnis an die Möglichkeit gemacht, daß unter Umständen ein Hungerstreik auch tödlich ausgehen kann. In der Praxis lautet die ethische Argumentation so, daß auch, wenn jede Art von Zwangsmaßnahme im Strafvollzug oder in der Psychiatrie rechtswidrig ist und gegen das ethische Prinzip der Freiheit und der Selbstbestimmung verstößt, dann, wenn durch die Folgen des Hungerns eine so starke Schwächung des Organismus eingetreten ist, für eine künstliche Ernährung argumentiert werden kann. In einem Zustand absoluter Schwächung bzw. bei Bewußtlosigkeit wäre es nicht mehr rechtswidrig – sondern sogar ethisch geboten – Leben zu retten.

Arzt und mitwirkende Personen können damit argumentieren, daß niemand im gegebenen Moment der Bewußtlosigkeit wissen könne, ob der oder die Hungerstreikende wirklich bis zur letzten Konsequenz die Nahrung verweigern würde. Somit sei der Beginn einer Behandlung in Form von meist intravenöser Gabe von Nährlösungen und/oder die Ernährung über Magensonde gerechtfertigt.

Hungerstreik

In der Praxis des Umgangs mit den Häftlingen der Rote-Armee-Fraktion (RAF) in den 60er Jahren ergab sich auf der Grundlage der oben beschriebenen Argumentation ein sich wiederholender Kreislauf. Sowie ein Häftling wieder die Kraft dazu hatte, entfernte er Infusion und Magensonde und hungerte weiter. Im deutschen Strafvollzug erreichten die Terroristen auf diese Weise die unterschiedlichsten Forderungen der Hafterleichterung.

In Nordirland dagegen wurde es zugelassen, daß 1981 drei Häftlinge der IRA im Hungerstreik starben.

Im Sommer 1995 starb eine junge Kurdin in Berlin während eines Hungerstreiks.

Wir erleben, daß in den meisten Fällen, in denen Menschen ihren eigenen Körper benutzen, um bestimmte Ziele zu erreichen, die Bereitschaft wächst, in Verhandlungen und Gesprächen Kompromisse zu erzielen.

Die ethische Beurteilung der Verantwortlichkeit für die physischen Schäden, die Menschen ihrem Körper durch das Hungern zufügen, ist schwierig. Tragen die Vollzugsbeamten der staatlichen Macht die Verantwortung für die Folgen des erklärten Willens von Häftlingen?

Nelson Mandela, seit 1994 Präsident der südafrikanischen Republik, erzählt in seiner Autobiographie über die menschenunwürdigen Bedingungen, unter denen die politischen und die kriminellen schwarzen Gefangenen auf Robben Island existieren mußten. Mandela verbrachte über 30 Jahre seines Lebens in südafrikanischen Gefängnissen. Die Begebenheiten im Zusammenhang mit einem Hungerstreik im Jahre 1966 sind von besonderem Interesse. Die Sträflinge, die als Kriminelle zu lebenslangen Strafen nach Robben Island verbannt waren, protestierten mit der Verweigerung von Nahrungsaufnahme gegen die schlechte Qualität der Ernährung. Trotz der Abschottung der politischen Gefangenen erfuhren diese davon und begaben sich aus Solidarität ebenfalls in den Hungerstreik. Die Situation spitzte sich zu, als das Wachpersonal sich ebenfalls weigerte, in der Kantine zu essen. Der Streik des Wachpersonals war nicht aus Solidarität mit den Gefangenen begonnen worden, sondern als Anregung übernommen. *„Wenn die Sträflinge und die Gefangenen für ihre Rechte hungern, können wir dies auch"*, war das Motto. Das Hungern zeigte sich in diesem Fall erfolgreich: Die Nahrungsversorgung auf Robben Island wurde für alle dort Lebenden verbessert. Der Erfolg war aber nur möglich, weil Presseberichte erschienen und die südafrikanische Bevölkerung über die Zustände auf Robben Island und über die Hungerstreiks informiert wurden.

■ Das Mittel des Hungerstreiks als gewaltloses Mittel der Macht der Machtlosen ist nur sinnvoll und effektiv, wenn es entsprechend publik gemacht wird.   ■

Eine Patientin verweigert das Essen

Corinna ist 24 Jahre alt, sie wurde mit einem Gewicht von 48 kg in erheblich geschwächtem Zustand in die psychosomatische Abteilung eines kleinen Krankenhauses eingewiesen. Ein intravenöser Zugang wurde gelegt und eine leichte, flüssige Diät verordnet. Corinna schluckte jedoch nichts, obwohl ihr vom Pflegepersonal mit viel Geduld die verschiedensten Speisen immer wieder angeboten wurden. Pudding, Suppe, Kartoffelbrei ließ sie sich zwar eingeben, aber dann wieder aus dem Mund herauslaufen. Dabei verschluckte sie sich. Sie aspirierte Kartoffelbrei, und drei Tage nach ihrer Aufnahme bekam sie eine Temperatur von 39,4. Ihr Atem ging rasselnd, und sie hatte starken, gelblich gefärbten Auswurf. Eine Lungenentzündung wurde diagnostiziert. Es ging Corinna sehr schlecht. Sie verweigerte bald auch die Aufnahme von Flüssigkeiten. Am fünften Tag nach ihrer Aufnahme wurde das Legen einer Nasensonde verordnet, um damit die Ernährung sicherzustellen.

Solange eine Patientin sehr geschwächt ist, kommt den Pflegenden das Verabreichen von Nahrung über eine Nasensonde kaum wie Zwang vor. Doch in dem Moment, in dem Patienten physisch dazu in der Lage sind und sich nach Kräften wehren und unter Umständen auch aggressiv werden, ist die Anwendung von Zwang kaum vermeidbar. Corinnas Fall ist hierfür ein Beispiel.

Aber auch in anderen Bereichen begegnen wir dem Phänomen der Nahrungsverweigerung. Es ist denkbar, daß ein dreijähriges Kind in der Kinderkrankenpflege auf die Abwesenheit der Eltern mit Nahrungsverweigerung reagiert oder sich eine eigentlich geistig rege Patientin in einem Altenheim im Rahmen einer depressiven Gesamtstimmung entscheidet, daß das Leben für sie nicht mehr lebenswert ist. Da auch kaum Appetit zum Essen anregt, kann es bei dem Dreijährigen wie auch bei der alten Dame zum Gewichtsverlust kommen. Die Pflegenden und die anderen therapeutisch tätigen Mitarbeiter könnten dann vor der Frage stehen, wie ein Patient zur Nahrungsaufnahme zu bewegen ist.

Wir haben also eine Palette von unterschiedlichen Situationen, in denen Nahrungsabstinenz Gesundheit und Leben bedrohen.

Im Falle psychischer Erkrankung oder Veränderung fehlt die Einsicht in das Geschehen, das Hungern wird in diesem Fall nicht in freier Entscheidung bewußt und überlegt eingesetzt, um andere unter Druck zu setzen. Die Bewußtmachung von Zusammenhängen, Zwängen und Motivationen und die Wahrnehmung der eigenen Willensfreiheit wäre schon ein therapeutischer Erfolg, der eine Nahrungsverweigerung nicht mehr nötig machte.

Somit kann es durchaus ethisch geboten sein, bis zum Eintritt eines Therapieerfolges in den geschilderten Situationen das Leben eines Menschen mit Zwangsmaßnahmen zu erhalten. Letztlich wird kein Zwang ausgeübt gegen einen freien Menschen, sondern der Zwang gilt der Krankheit, die diesem Menschen die Freiheit verweigert.

Prinzipien und Zwangsernährung

Zwangsernährung im Hungerstreik

Im Fall des politisch motivierten Hungerstreiks liegt eine freie Entscheidung vor, das Hungern als einziges verbleibendes Mittel menschlicher Entscheidungsfreiheit einzusetzen. Dies mag geschehen, um ein legitimes Recht einzufordern oder auch, um politische Ziele zu erreichen, die gesellschaftlichen Konsens entbehren.

In dieser Situation mögen Pflegende vor der Frage stehen, was ethisch geboten ist. Soll und darf pflegerisches Handeln einem anderen Menschen aufgezwungen werden, wenn dieses offensichtlich gegen seine erklärten und einsichtigen Willen geht, aber zur Erhaltung eines Lebens notwendig ist?

Im folgenden wird diese Frage im Licht der **fünf Prinzipien einer Ethik der Verantwortung** betrachtet (s. Kapitel 6).

Auch das Leben eines Strafgefangenen oder eines politischen Gefangenen ist wertvoll. Somit wäre die menschenwürdige Unterbringung und Behandlung im Rahmen der allgemeinen Menschenrechte legitim einzufordern. Von der Seite der Behandelnden und der Pflegenden steht jedoch im Extremfall das *Prinzip der individuellen Freiheit und der Selbstbestimmung* dem *Prinzip der Achtung vor dem Wert des Lebens* entgegen.

Die Antworten auf die Frage, ob wir zusehen dürfen, wie ein Mensch freiwillig zum Märtyrer wird und verhungert, fallen unterschiedlich aus. Für Pflegende stellt sich sicherlich das Problem

der Solidarisierung oder der Ablehnung mit den zur Debatte stehenden politischen oder gesellschaftlichen Forderungen. Doch dürfen diese die Entscheidung von Pflegenden nicht beeinflussen. Das Tätigwerden oder die Verweigerung der Mitwirkung bei der Zwangsernährung muß zunächst getrennt werden von den Zielen, die mit einem Hungerstreik verfolgt werden. Pflegende dürfen im politischen Rahmen durch ihr Tun weder zum Werkzeug der Macht noch der Ohnmacht werden.

So sollten Pflegende zunächst die grundsätzliche Entscheidung durchdenken, ob sie gegebenenfalls bereit wären, an einer Zwangsernährungsmaßnahme teilzunehmen. Sicherlich kommt hierbei auch der Gedanke an das *Prinzip des Guten und des Richtigen* zum Tragen. Doch ist das Gute und das Richtige für eine pflegeethische Entscheidung keinesfalls mit dem Guten oder Schlechten politischer Motivation zu verwechseln oder mit dem Richtigen oder Falschen gesellschaftlichen Handelns.

Dennoch stellt sich die Frage, ob z. B. ein Pfleger mitwirken kann bei der zwangsweisen Verabreichung von Nahrung, wenn er selbst das Ziel und die Motivation der Hungerstreikenden unterstützt. Das Ablehnen der Mitwirkung in einer solchen Situation entspräche unter Umständen der Solidarisierung mit dem Ziel der Hungerstreikenden. Es wäre dann zu entscheiden, ob dieses Ziel höher einzuschätzen ist als die Identität als Krankenpfleger. In einem solchen Fall mag eine Gewissensentscheidung geboten sein. Hier kommt dann das *Prinzip der Wahrheit und Ehrlichkeit* sich selbst gegenüber zum Tragen.

Kann ein Krankenpfleger oder eine Krankenschwester auf der Grundlage einer ärztlichen Anweisung oder im Hinblick auf einen vorhandenen Arbeitsvertrag, der die Weisungsbefugnis von Vorgesetzten festschreibt, zu einer Handlung gezwungen werden, die er oder sie als Verstoß gegen das *Prinzip der Autonomie* versteht? Oder hat das *Prinzip der Achtung vor dem Wert des Lebens* in jedem Fall den Vorrang?

Welche Alternativen gibt es hier? Das Handlungsspektrum ist nicht sehr groß, besonders dann, wenn die Extremsituation eingetreten ist, in der es um das erzwungene Leben oder um den Tod eines Menschen durch Verhungern geht.

Sicherlich ist es bedeutsam, Entscheidungen zu treffen, bevor es zu einer Entweder-oder-Situation kommt. Das Hungern des Gefängnispersonals in Nelson Mandelas Geschichte, auch wenn es nicht aus Sympathie für die schwarzen Gefangenen geschah, hat dennoch die Wirkung des Hungerstreiks 1966 auf Robben Island verstärkt und die Bereitschaft zu Veränderungen gefördert. Es scheint wesentlich, daß wir lernen, potentielle Extremsituationen zu erkennen, um Möglichkeiten des miteinander Redens rechtzeitig auszuloten und wahrzunehmen. Dies aber fällt nicht in den Bereich der persönlichen moralischen Entscheidung von Pflegenden, wenn es um die Mitwirkung bei Zwangsernährung geht.

Zwangsernährung bei Patienten, die das Essen verweigern

Für die Beurteilung der Zwangsernährung im psychiatrischen Bereich oder in anderen Bereichen, in denen es um Patienten geht, die die Folgen ihrer Weigerung nicht einschätzen können, gilt der letzgenannte Punkt in besonderer Weise.

Der guten Beziehung zwischen Corinna und einer Krankenpflegeschülerin war es zu verdanken, daß Corinna, gerade wenn diese Schülerin im Dienst war, jeweils ein leichtes Frühstück aß und bei sich behielt. Die Geduld in Situationen, die es vermag, Aggressionen aufzufangen, ist hier wohl entscheidend.

Zum *Wert des Lebens* psychotischer Patienten wurde im vorhergehenden Kapitel ausführlich Stellung genommen. Es gilt, dieses Leben zu erhalten und zu schützen. Pflegende und Ärzte machten sich unterlassener Hilfeleistung schuldig, wenn ein psychotischer Patient verhungerte. Somit ist in erster Linie eine rechtliche Seite zu sehen, wenn es um die Notwendigkeit der forcierten Nahrungsgabe geht. Es ist allerdings eine moralische Frage, wie solch ein Zwang ausgeübt wird und wann es unumgänglich wird.

Das Gute und das Richtige tun wir sicherlich, wenn wir zunächst nach dem Schaden fragen, den eine ausgefallene Mahlzeit für eine etwas verwirrte Patientin in einem Pflegeheim haben könnte. Gerade bei alten Menschen kommt es häufiger vor, daß die Nahrungsaufnahme sehr variiert. Die Erfahrung vieler Altenpfleger und Altenpflegerinnen hat gezeigt, daß wir durch die

persönliche Zuwendung und die „Verhandlungsbereitschaft" Konfliktsituationen im Entstehen vermeiden und entschärfen können. *Wahrheit und Ehrlichkeit* spielen hier im aufrichtigen Umgang mit Patienten und Bewohnern eine Rolle; sie werden grundgelegt in der *Achtung vor der Selbstbestimmung und Autonomie.*

Bei psychisch Kranken und Verwirrten, bei Kindern und alten Menschen stellt sich die Frage nach einer möglichen Zwangsernährung eigentlich immer schon, bevor es zur Nahrungsverweigerung kommt. So konfrontiert uns zum Beispiel das Nichtbewältigen des Frauseins bei der Anorexia-Patientin mit der eigentlichen moralischen Frage pflegerischer Zuwendung. Ein Gleiches gilt für das Nichtverkraften der Einsamkeit im Falle des kleinen Kindes wie auch im Falle von alleinstehenden Patienten in einem Pflegeheim.

Zusammenfassung

Die Zwangsernährung hat unterschiedliche Bedeutung in Situationen, die von entscheidungsfähigen Menschen selbst bestimmt werden, und in Situationen, die krankheitsbedingt sind.

Im Falle des Hungerstreiks kommt der autonomen Entscheidung in der Regel die Priorität zu. Dies wird auch von rechtlicher Seite unterstützt. Patienten, die in verwirrtem oder psychotischem Zustand das Essen verweigern, bedürfen pflegerisch-therapeutischer Zuwendung, die manchmal auch die Ausübung von Zwang einschließen kann.

Literatur

Mandela, N.: Der lange Weg zur Freiheit. Eine Autobiographie. Fischer, Frankfurt/M. 1995
Illhardt, F. Y.: Medizinische Ethik. Springer Verlag, Berlin 1985
Deklaration von Tokio 1975

Was soll ich tun?
Pflegerische Fragen im Zusammenhang mit Leben und Tod

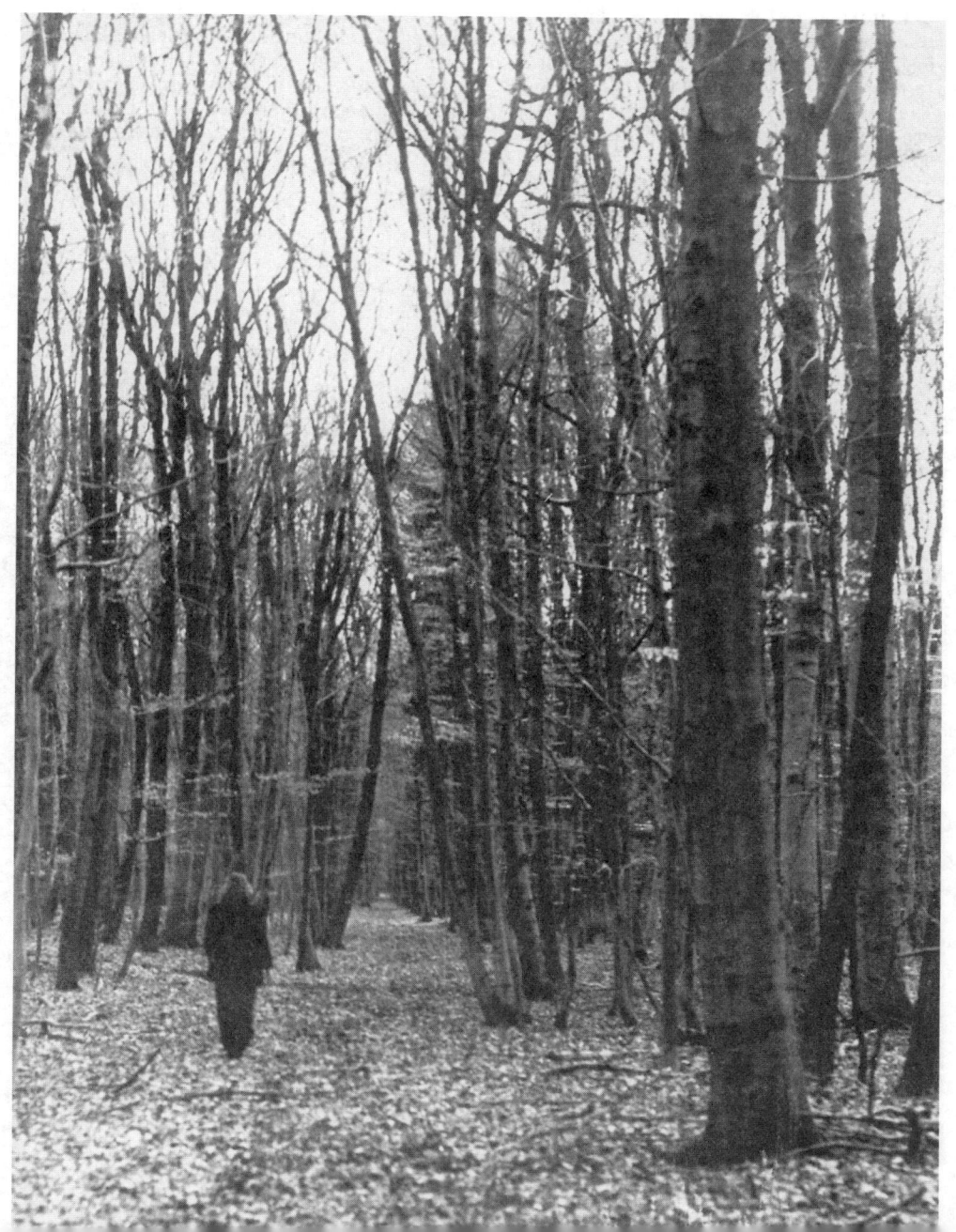

Auch in diesem Teil werden die Prinzipien einer Ethik der Verantwortung angewandt. Die großen „Lebens- und Todes-Fragen" der medizinischen Ethik sind auch für die Pflege von wesentlicher Bedeutung. In unterschiedlichen Zusammenhängen wurden in den ersten beiden Teilen dieses Buches bereits verschiedene Aspekte der Transplantationschirurgie, der Abtreibung und der Euthanasie angesprochen. Es wurden meist Fallbeispiele aus den genannten Bereichen vorgestellt, um grundlegende Begriffe, Theorien oder Prinzipien zu erläutern. In den hier folgenden Kapiteln sollen die Themenkreise selbst nun jeweils im Vordergrund stehen und aus der Sicht der Pflege besprochen werden.

Mit dem Thema Suizid nähern wir uns in Kapitel 11 den komplexen Fragestellungen zu Leben und Tod. In den Kapiteln 12, 13 und 14 ist drei großen Themen der medizinischen Ethik – der Organtransplantation, der Euthanasie und der Abtreibung – Raum gegeben.

Zu den genannten Themen gibt es eine Fülle von Literatur aus moralphilosophischer, medizinethischer und rechtlicher Perspektive. Hier wird keine erschöpfende und zusammenfassende Darstellung der aktuellen Diskussion angestrebt. Die vorgelegten Ausführungen zeigen die speziellen pflegerischen Perspektiven auf und können zu vertiefender Beschäftigung mit weiteren vorhandenen Arbeiten anregen.

II. Suizid

Suizid und die Prinzipien einer Ethik der Verantwortung

Suizid als das Phänomen letzter menschlicher Freiheit, die sich in der Entscheidung über das eigene Leben ausdrücken könnte, hat immer wieder Dichter und Philosophen beschäftigt. Wittgenstein fragt, ob nicht der Suizid außerhalb von Gut und Böse stehe oder ob der Akt der Selbsttötung die elementare Sünde sei (Wittgenstein, Notizbücher, 1914–1916).

David Hume entgegnete zu der Überzeugung, daß Selbstmord ein Akt gegen die von Gott geschaffene Natur sei, daß es darum genauso unnatürlich sein müßte, wenn wir etwas für die Erhaltung von Leben täten. Die Antwort auf die Frage, ob ein Mensch sich selbst töten darf, wird von David Hume bejaht, wenn bei einer schweren unheilbaren Krankheit der Tod dem Leben vorzuziehen sei. Damit taucht im medizinisch-pflegerischen Bereich eines der größten Konfliktfelder auf; es wird weiter auf diese Thematik im nächsten Kapitel (Euthanasie) eingegangen.

Dostojewski läßt Kirillow im Abschluß des dritten Kapitels seines Romans „Die Dämonen" eine lange Rede halten über den Suizid. Kirillow endet damit, daß er sagt: „... es gibt keine größere Freiheit." Er macht deutlich, daß ihn das Nachdenken über den freiwilligen Tod sein ganzes Leben lang begleitet hat, daß Gott ihn damit quält. Allerdings läßt Dostojewski den Gesprächspartner Kirillows sagen: „Natürlich, ein Verrückter!"

Die Selbsttötung als freie Entscheidung und Ausdruck menschlicher Autonomie beschäftigt wohl jeden Menschen an bestimmten Schnittstellen der eigenen Biographie. Inwieweit es sich bei einem sog. Bilanz-Suizid jedoch wirklich um eine freie Entscheidung handelt, ist wohl zu hinterfragen. Abschiedsbriefe von Menschen, die diesen Schritt getan haben, sprechen oft deutlich über äußere Bedingungen, unter denen ein Weiterleben unmöglich geworden sei. Somit liegt die Vermutung nahe, daß auch der Bilanz-Suizid eine Handlung unter Zwang ist bzw. eine Handlung, die angesichts anderer unerträglich scheinender Zwänge als die angemessenste Alternative erscheint. Ob die Selbsttötung also wirklich ein „Freitod" ist, wird nur sehr schwer zu beantworten sein.

Antworten der Religion

Die moralische Frage, die es in diesem Zusammenhang zu erwägen gilt, ist: *Dürfen wir selbst Hand an uns legen?* Die Abrahamitischen Religionen, also das Judentum, das Christentum und der Islam, machen eindeutige Aussagen über die Unverfügbarkeit menschlichen Lebens. Wir können weder über das Leben anderer noch über das eigene Leben verfügen. So, wie unter bestimmten Umständen die Tötung eines anderen Menschen als Mord bezeichnet wird, wurde auch die Selbsttötung bis zur Wandlung der Rechtsauffassungen in diesem Jahrhundert als Selbstmord bezeichnet. Auf der Synode von Orléans (533) wurde festgehalten, daß ein Mensch durch den Selbstmord die absolute Trennung von Gott vollzieht und sich somit auch aus der Gemeinschaft der Menschen herausnimmt. Infolgedessen wurden s.g. Selbstmörder in der „Selbstmörderecke" von Friedhöfen begraben. Für sie gab es eigene Begräbnisriten.

Diese Praxis ist abgeschafft, seit uns psychische Hintergründe suizidaler Handlungen bekannt sind. So hat wohl angesichts der Tatsache, daß auch ein Bilanz-Suizid nicht als Freitod gelten kann, kaum ein Priester oder ein Pastor in den letzten 30 Jahren einem Menschen, dessen Suizidhandlung tödlich verlief, das christliche Begräbnis verweigert, sofern darum gebeten wurde.

Die Kirchen zeigen inzwischen ein großes Verständnis für die Notwendigkeit therapeutischer Intervention im präsuizidalen Stadium wie auch in der Begleitung von Selbstbetroffenen und deren Angehörigen, gleich ob ein Suizid gelungen ist oder ob er als Ruf nach Hilfe und Zuwendung einem Überlebenden eine neue Chance eröffnet. Nach einer grundlegenden Überarbeitung und Neufassung des kanonischen Rechts im Jahre 1983 verbietet die katholische Kirche die christlichen Begräbnisriten nicht mehr. Wir sprechen heute auch nicht mehr von Selbstmord, sondern von der Selbsttötung oder von einer suizidalen Handlung. Dieser Wandel brachte es mit sich, daß auch ein sog. Bilanz-Suizid heute meist mit einer psychischen Veränderung oder einer krisenhaften Kurzschlußhandlung verbunden wird.

Suizid als Lösung einer psychischen Krise

Die meisten Suizide oder Suizidversuche sind jedoch Ausdruck einer psychischen Veränderung oder einer manifesten psychiatrischen Erkrankung. Die Suizidforschung der letzten 20 Jahre lehrt uns aber auch, daß ein Selbsttötungsversuch meist appellativen Charakter hat. Das heißt, hier ruft jemand um jene Hilfe, die von den Lebensumständen verweigert wird.

Die suizidale Handlung aus einer Krisensituation heraus oder auf dem Hintergrund depressiver Veränderungen wirft andere ethische Probleme auf als eine Selbsttötung aus „freier" Entscheidung.

Nun ist nachgewiesen, daß die Zahl der Suizidversuche die der gelungenen Selbsttötungsakte weit übertrifft. Somit ist es im Rahmen des Nachdenkens über ethische Fragen im Zusammenhang mit Suizidhandlungen viel bedeutsamer, über pflegerische und therapeutische Aspekte nachzudenken.

Wie im vorigen Kapitel deutlich wurde, ist die Voraussetzung für eine zwangsweise Unterbringung in der Psychiatrie zum Schutz der Person gerechtfertigt, wenn Selbsttötungsabsichten bestehen. Die „geschlossene Abteilung", die ständige Aufsicht und Kontrolle sollen dann selbstschädigende Akte verhindern. Die Begründung für derartige Einschränkungen der *Freiheit und Selbstbestimmung* einer Person liegt in der Tatsache, daß eine krankhafte psychische Veränderung wie Schizophrenie oder auch ein psychotischer Zustand unbekannter Genese eine solche Handlung zu einer unfreien werden läßt. Hier ist die Fähigkeit der Selbstbestimmung von der Krankheit eines Menschen beeinflußt.

Diese Erkenntnis war entscheidend für eine Wandlung der rechtlichen Auffassung, die eine Suizidhandlung in Deutschland noch bis zum Ende des 18. Jahrhunderts zu einer Straftat machte. In Großbritannien war sogar ein Suizidversuch bis 1961 strafbar.

Die *Achtung vor dem Wert des Lebens* verpflichtet uns zunächst zu medizinisch-pflegerischer Aktion und Hilfeleistung, völlig ungeachtet der Ursachen, die solche Behandlung und Hilfe nötig machen. Es ist aber weiter zu fragen, ob Hilfe oder Nachsorge einzig im psychiatrisch-medizinischen Bereich angesiedelt sein muß.

Angesichts medizinischer Verstehensweise werden Patienten nach einer suizidalen Handlung heute meist einer psychiatrischen Behandlung zugeführt. Dies ist in vielen Fällen sicherlich sinnvoll und auch hilfreich, doch wäre zu überlegen, ob Beratung und Hilfe auf dem sozialen oder dem religiösen Sektor nicht ebenso wichtige Rollen zukämen. Suizidprävention und Erkennen von präsuizidalen Situationen ist eine wichtige Anforderung, die nicht nur im medizinisch-pflegerischen Bereich bedeutsam ist.

Aus der Perspektive von Medizinern und Pflegenden stellt sich zunächst nicht die Frage, ob eine Suizidhandlung *richtig oder falsch* ist. Aus dieser Sicht stellt sich auch kaum die Frage, ob wir als Menschen jemals frei sind, Leben oder Tod zu wählen. Hier zählt allein die Gefährdung eines Lebens, der durch medizinische und pflegerische Hilfe begegnet werden kann.

Allerdings kann ein Mensch bei vollem Bewußtsein und mit uneingeschränkter Einsichtsfähigkeit in die eigene Lebenssituation sehr wohl in die Lage kommen, gerade wegen dieser Einsichtsfähigkeit dem Leben ein Ende machen zu wollen. Es ist im Rahmen einer Medizinalisierung menschlicher Stimmungen kaum noch zugelassen, lebensmüde zu sein. Sehr schnell wird in einer Zeit, in der Erfolg und lebendig-dynamisches Handeln im Vordergrund stehen, der reflexive, mit dem Tempo nicht mithaltende Mensch als krank beurteilt. Existentielle Auseinandersetzung läßt den Verdacht auf Suizidgefährdung aufkommen. Selbsttötung und Suizidversuch werden zunächst als medizinisches oder konkreter als psychiatrisches Problem gesehen.

Letztlich läßt sich die Frage nach der moralischen Bewertung der Selbsttötung auf die Bedeutung von menschlicher Freiheit zuspitzen. Es geht aber einerseits um die Freiheit und um das Recht, über das eigene Leben in Freiheit verfügen zu können, andererseits um die Hilfe, die notwendig werden kann, wenn wir in der eigenen Unfreiheit gefangen sind. Es ist die Spannung auszuhalten zwischen der Möglichkeit, über das eigene Leben und den eigenen Tod zu entscheiden und der Ohnmacht und Hilflosigkeit, die unser Leben bestimmen können. Zwischen beidem zu unterscheiden ist gleichermaßen schwierig, ob wir uns gesund oder krank fühlen, ob wir als gesund oder krank angesehen werden.

Wert menschlichen Lebens

Menschliches Leben ist unendlich wertvoll. In Krisensituationen, in der existentiellen Auseinandersetzung mag der Wert des eigenen Lebens verdunkelt sein. Das Nachdenken über die Möglichkeit der Selbsttötung ist eine menschliche Erfahrung schlechthin.

Wo Pflegende mit Menschen zusammentreffen, die eine suizidale Handlung überlebt haben, ist jedes Urteilen unangebracht. Freiheit und Selbstbestimmung lassen auch Raum für Akte gegen das Leben. Wieweit solche Akte allerdings wirklich freie Akte sind, muß in Frage gestellt werden. Bei einem großen Teil von Menschen, die einen Suizidversuch oder einen Suizid begehen, sind psychische Veränderungen oder psychiatrische Krankheitsbilder, z. B. Depressionen, verantwortlich für die Handlung.

Aus pflegerischer Sicht sind verständnisvolle Zuwendung im Umgang mit suizidalen Patienten und deren Angehörigen genauso angebracht wie bei allen anderen Patienten. In lebensbedrohlichen Situationen im Intensivbereich oder in der Patienten-Aufnahme kann nur eine professionelle Haltung, die jeden weiteren Schaden für einen Patienten, eine Patientin vermeiden wird, als angemessen angesehen werden. Das Richtige und das Gute ist auch hier, dem Patienten wohlzutun. Über die Sorge um das physische Wohlergehen hinaus ist gerade bei wieder aufwachenden Patienten besondere Feinfühligkeit notwendig. Es kommt Pflegenden, Therapeuten und anderem medizinischen Personal nicht zu, Patienten auf irgendeine Weise Ablehnung spüren zu lassen. Pflegerische oder therapeutische Handlungen dürfen nicht den Charakter der Strafe annehmen. Es ist unangemessen, zum Beispiel bei einer Magenaushebung weniger vorsichtig mit einem Patienten umzugehen, *damit ihm die Lust vergeht, noch einmal zu viele Tabletten zu schlucken.*

Literatur

Andreas, M., G. Siegmund-Schultze: Recht auf den eigenen Tod. Strafrecht im Spannungsverhältnis zwischen Leben und Tod. In: Die Schwester – der Pfleger 01/26. Kohlhammer, Stuttgart 1987 (S. 56)

Oehlschlägel, J.: Der Suizidpatient im Krankenhaus. DKZ-Beilage 11/42. Kohlhammer, Stuttgart 1989

Pflegezeitschrift, Heft 1/1994 (Thematik Suizid)

Ringel, E.: Das Leben wegwerfen. Herder, Freiburg 1990

Sporken, P.: Suizid aus der Sicht der Ethik und die Aufgabe zur Begleitung. In: Die Schwester – der Pfleger 01/30. Kohlhammer, Stuttgart 1991 (S. 36–39)

Welz, R.: Epidemiologische Aspekte von Suizid und Suizidversuch. DKZ 04/39, Kohlhammer, Stuttgart 1986 (S. 222–225)

Winter-von Lersner, Ch.: Einstellung von Helfern zu Suizidpatienten DKZ-Beilage 01/44. Kohlhammer, Stuttgart 1991

12. Euthanasie

Der Fortschritt menschlichen Wissens und Könnens rückt vieles von dem, was einst schicksalhaft hinzunehmen war, in den Bereich menschlicher Steuerung und damit menschlicher Verantwortung. Mit jedem technischen Problem, das gelöst wird, wird ein ungelöstes moralisches Problem neu aufgeworfen, und je neuartiger und unüberblickbarer die Konsequenzen der technischen Innovation, um so geringer die Aussichten, den neuen moralischen Problemen mit dem Rückgriff auf bewährte und akzeptierte Leitlinien begegnen zu können. (Birnbacher in Sass: Medizin und Ethik, S. 212)

Diese Aussage gilt es für die Pflege zu interpretieren. Gerade für pflegerische Fragen im Zusammenhang mit Leben und Tod müssen wir Antworten versuchen, die über die Parameter technischen Fortschritts hinausgehen oder vor diesen liegen.

Dürfen wir alles tun, was wir tun können? Ist die alte Frage, die es je neu zu beantworten gilt und die immer wieder, mit jedem neuen Fortschritt neu zu stellen ist. Wenn auch neue Probleme durch den Fortschritt von Medizinwissenschaft und Medizintechnik gerade durch ihre Komplexität immer schwerer der ethischen Bewertung zugänglich sind, muß dies nicht in allen Bereichen für die Pflege gleichermaßen zutreffen. Das Nachdenken über Ethik in der Pflege darf nicht im Keim erstickt werden, bevor wir recht begonnen haben, unsere eigenen pflegerischen Positionen für ethische Fragen zu formulieren, nur weil Medizintechnik an moralische Grenzen stößt. Ethik in der Pflege ist nicht mit Medizinethik oder mit Ethik in der Medizin gleichzusetzen (s. Kapitel 2). Die Fragen Pflegender zu ethischen Problemen am Beginn und am Ende des Lebens sind andere Fragen als die der Medizinethik. Darum können wir uns auch nicht auf die Antworten oder auf noch ausstehende Antworten der Medizinethik berufen, wenn wir uns der Aufgabe stellen, über pflegerische Gesichtspunkte der Ethik nachzudenken. Für Pflegende hat die Frage nach einem Behandlungsabbruch bei terminaler Erkrankung sicherlich eine ganz andere Bedeutung als für einen Arzt oder für einen Patienten. Dieser ganz anderen Bedeutung wird hier nachgegangen, und wir können sehen, daß mit der spezifisch pflegerischen Betrachtung ethischer Fragestellungen ein Beitrag geleistet werden kann zur Entwicklung und zum Selbstverständnis der Pflege als Beruf. Überlegungen zur Ethik aus der Perspektive der Pflege, können aber auch Impulse geben, die wiederum medizinethische Aspekte in neuem Licht erscheinen lassen. Solche Impulse können uns wohl helfen, gemeinsam im Bereich von Medizin und Pflege neue Schritte zu gehen, die bedeutsam sind für das Erleben von Gesundheit und Krankheit, für Leben und Sterben.

Freiwillige Euthanasie

Der „Schöne Tod"

Schmerzen und Leid mildern, Krankheit und Tod bekämpfen waren und sind die Inhalte und die Zielsetzung von medizinischem und pflegerischem Handeln. Wo aber keine Heilung oder Besserung mehr zu erhoffen ist, wo Schmerzen und andere Symptome nicht mehr kontrolliert werden können, werden kurative Bemühungen sinnlos. Dort werden Pflegende mit einem spezifischen Auftrag konfrontiert.

Es gibt Krankheitssituationen, die von Patienten und deren Angehörigen nicht mehr ertragen werden können, und der Wunsch nach Beendigung solcher Situationen wird dann von Kranken als Wunsch nach Euthanasie ausgedrückt. Wenn schon keine Heilung, wenn schon kein Besserwerden, dann wenigstens ein Ende des Elends, so lautet ein Begehren. Auch angesichts moderner, palliativer Behandlungsmöglichkeiten und neuen Techniken der Schmerzbekämpfung wird der Wunsch nach einem „schönen Tod" immer wieder an Ärzte, Pflegende oder Angehörige herangetragen.

Leidende, sterbende Menschen haben ein Recht auf Hilfe und Pflege, wobei neben der Schmerzbekämpfung meist personaler pflegerischer Zuwendung größte Bedeutung zukommt.

Im Rahmen der sog. Hospizbewegung, die in Großbritannien in den 60er Jahren einen Anfang nahm, wurden palliative Behandlungsmöglichkeiten wie auch die besondere Pflege Sterbender weiter entwickelt. Auch in Deutschland, Österreich und in der Schweiz gibt es inzwischen Hospize oder Hospizstationen. Hier wird dem verzweifelten Ruf nach Hilfe im nicht mehr allein bewältigten terminalen Stadium einer Erkrankung entsprochen – nicht, indem ein „schöner Tod" durch Medikamente angeboten wird; mit pflegerischer Zuwendung auf höchstem Niveau, mit ärztlich-therapeutischen Maßnahmen, soweit sie entlastend sind, und mit seelsorglicher Hilfe einem sterbenskranken Menschen Begleitung angeboten und das Sterben in Würde ermöglicht.

Die rechtliche Legitimation von Euthanasiehandlungen

In Deutschland, Österreich und in der Schweiz ist die Tötung auf Verlangen wie auch die Beihilfe zum Suizid ein krimineller Akt, der strafrechtlich verfolgt wird.

In Holland wurde im November 1993 ein Gesetz verabschiedet, daß es Ärzten ermöglicht, unter bestimmten Sorgfaltskriterien „Sterbehilfe" zu leisten, ohne sich einer Strafverfolgung auszusetzen.

Die Sorgfaltskriterien schließen ein, daß ein ausdrückliches Verlangen der Betroffenen mehrfach, unter Umständen sogar schriftlich geäußert wurde. Betroffene müssen an einer nach derzeitigen medizinischen Erkenntnissen nicht heilbaren Krankheit leiden, und dieses Leiden muß so unerträglich sein, daß ein Weiterleben als sinnlos empfunden wird. Die Betroffenen müssen sich ihrer Situation bewußt sein und selbst in der Lage sein, eine Entscheidung zu treffen. Es darf keine Alternativen geben, die die Situation der Betroffenen wirksam verbessern. Der Arzt, von dem die Sterbehilfe verlangt wird, muß die Krankengeschichte des Betroffenen genau kennen, und er muß in seiner Entscheidung von einem weiteren Arzt unterstützt werden. Die Entscheidungsfindung muß protokolliert werden und ist an die Staatsanwaltschaft weiterzugeben. Der Arzt selbst darf keinen Totenschein ausfüllen, sondern die Entscheidung, ob ein „Notstand" im Sinne des neuen Gesetzes vorlag, dem Richter überlassen. Dieser kann, sofern die genannten Sorgfaltskriterien erfüllt sind, von einer Stafverfolgung absehen.

Neuere Berichte aus Holland deuten inzwischen einen Anstieg von Euthanasie-Handlungen an. Nun ist die Frage zu stellen, ob hiermit eine bisher im verborgenen gepflegte Praxis kontrolliert wird oder ob tatsächlich auf dem Hintergrund des Gesetzes von 1993 die Euthanasie zugenommen hat?

Zur Euthanasiepraxis hat die Holländische Königliche Gesellschaft der Pharmazeuten ein Handbuch herausgegeben, das vor der Königlichen Medizinischen Gesellschaft Anerkennung gewann. Hier werden einzelne Medikamente und zugleich deren Applikationsart empfohlen, die einen „guten Tod" herbeiführen. Auch Pflegende können im Rahmen der Assistenz an Euthanasiehandlungen beteiligt sein. Auf dem Hintergrund des Gesetzes sind sie keiner Strafverfolgung ausgesetzt, wenn die genannten Kriterien nachvollziehbar eingehalten werden.

Wie sollen Pflegende sich verhalten, wenn sie mit entsprechenden extremen Situationen konfrontiert werden? In Holland zeigten sich unterschiedliche Reaktionen unter Pflegenden. Einerseits wird das Gesetz begrüßt – es wird Klarheit in einem lange umstrittenen Raum geschaffen; andererseits ist das Gesetz auch auf heftigen Widerstand gestoßen, und es gibt Anlaß zu Auseinandersetzungen.

Hier kommt der Gedanke zum Tragen, daß jeder Mensch die Freiheit der eigenen Entscheidung hat. In einem durch Krankheit würdelos gewordenen Zustand gilt es, eine menschliche Lösung zu finden. Wo nun die Möglichkeit von Euthanasie grundsätzlich bejaht ist, werden Pflegende auch Mithandelnde sein müssen.

Viele Pflegende lehnen jedoch aktive Euthanasie ab mit der Begründung, daß gerade dann, wenn keine therapeutischen Angebote mehr greifen, Pflege Möglichkeiten aufweist, in besonderer Weise die Würde und die Autonomie eines Menschen zu wahren und in persönlicher Zuwendung Begleitung im Sterben anzubieten.

Diese Pflegenden haben gegen das neue holländische Recht protestiert. Sie sehen es als eine moralische Herausforderung für die Pflege an, auf die veränderten gesellschaftlichen Gegebenheiten mit neuen pflegerischen Konzepten zu reagieren. Sie argumentieren, daß das Töten von leidenden Menschen nie zu rechtfertigen sei. Eine höhere Zahl multimorbider, älterer Menschen, die Auflösung von familiären Strukturen, in denen bis vor 50 Jahren noch das Sterben zu Hause möglich und auch selbstverständlich war, und unsere hochtechnisierten Kliniken und Krankenhäuser, die mehr auf Wiederherstellung ausgerichtet sind als auf die Sorge um sterbende Menschen, erfordern andere gesellschaftliche Reaktionen als die rechtliche Legitimation von Euthanasie.

Gesellschaften für freiwillige Euthanasie

Im Zusammenhang mit dem Themenkreis Suizid wurde in Kapitel 11 die pathologische Seite der Selbsttötung hervorgehoben. In diesem Abschnitt sollen einige Anmerkungen zu rationalen Überlegungen im Hinblick auf die Euthanasie betrachtet werden.

In den Jahren 1990–1994 hat ein deutscher Verein immer wieder Schlagzeilen gemacht durch gesetzwidrige Aktivitäten in diesem Bereich. Menschen in extremer Not wurden finanziell ausgebeutet, als sie Hilfe zur Beendigung eines durch Krankheit unerträglich gewordenen Lebens suchten. Gegen Zahlung von bis zu 10000 Mark verkauften Mitglieder dieses Vereins Zyankalikapseln, die entweder von Angehörigen oder Freunden terminal Kranken gegeben oder von diesen selbst eingenommen wurden. Der Geschäftsführer eines deutschen Vereins wurde inzwischen rechtskräftig verurteilt. Hiervon wollen sich die sog. Gesellschaften für freiwillige Euthanasie deutlich abgrenzen.

Die Gesellschaften für freiwillige Euthanasie bilden inzwischen ein internationales Netzwerk. Sie unterwerfen sich strengen Regeln und verstehen sich in erster Linien nicht als „Euthanasievereine". Diese Gesellschaften sind meist auf dem Hintergrund des humanistischen Welt- und Menschenbildes ihrer Mitglieder entstanden, wobei allerdings nicht nur Atheisten zu ihren Mitgliedern zählen. Das entscheidende Moment in der Propagierung von freiwilliger Euthanasie ist hier das Recht auf Selbstbestimmung einerseits und die Wahrung der Menschenwürde andererseits. In Würde zu dem Zeitpunkt den Tod zu ermöglichen, der angesichts unheilbarer Krankheit für einen Menschen richtig erscheint, ist das Ziel für diese Vereinigungen, die sich in Deutschland *Gesellschaft für Humanes Sterben* und in der Schweiz *Exit* nennen. Zu den Aktivitäten gehören die Bemühungen um die Legalisierung der Euthanasie, wie auch die Versuche, den *Patiententestamenten* oder *letzten Verfügungen zum Abbruch intensivmedizinischer Behandlung* einen verbindlichen Rechtsstatus zu geben. Weitere Ziele liegen im Austausch von internationalen Nachrichten wie auch in der Information von Patienten über ihre Rechte, aber auch in der Trauerarbeit mit Hinterbliebenen.

Alternativen zur freiwilligen Euthanasie

Sicherlich ist es notwendig, darüber nachzudenken, welchen Wert und welche tiefere Bedeutung der Begriff *Würde* in unserer Zeit hat. Ist menschliche Würde wirklich nur an die Möglichkeit geknüpft, das Leben so zu führen, wie es den eigenen Vorstellungen entspricht? Wenn sich die Lebensqualität nicht mehr mit dem verbreiteten gesellschaftlichen Klischee von Jugendlichkeit, Selbstverwirklichung und Gesundheit deckt, wenn wir nicht mehr alles bekommen, was wir uns wünschen, muß das Leben dann als *würdelos* bezeichnet werden? Ist das Leben nicht mehr *lebenswert*, wenn wir Körper und unter Umständen auch Geist nicht mehr selbst kontrollieren können?

Dies sind Fragen, die wir dringend beantworten müssen. Was ist der Sinn unseres Lebens? Vielleicht liegt auch Sinn in der Machtlosigkeit, vielleicht müssen wir auch lernen, die Ohnmacht angesichts des Todes auszuhalten. Vielleicht kann es menschlicher Würde auch entsprechen, der Herausforderung der leiblichen und geistigen Zerstörung standzuhalten und in mitmenschlichem Miteinander zu tragen? Sicherlich sollten wir auch Alternativen denken und weiterentwickeln, die nicht die Lösung menschlicher Grenzerfahrung in Krankheit und Leid durch einen *„schönen Tod"* suchen.

Inzwischen hat sich als Gegeninitiative eine Internationale Gesellschaft für Sterbebegleitung und Lebensbeistand gebildet. Diese Vereinigung hat es sich, wie der Name sagt, zur Aufgabe gemacht, jenen Hilfe zu sichern, denen das Sterben zur schweren Last wird, und dort Beistand zu geben, wo das Leben angesichts schweren Leides unerträglich wurde. Diese Gesellschaft fördert die Einrichtung von Hospizen und von palliativen Stationen. Sie organisiert Lehrgänge für Pflegepersonen und für Angehörige, in denen Hilfe vermittelt wird, die Pflege Sterbender nach modernen Gesichtspunkten angemessen zu gestalten.

Sterben lassen

Eine wesentliche Frage wird oft in der Diskussion um das holländische Gesetz oder im Rahmen der Diskussion um Euthanasiegesellschaften nicht berücksichtigt. Das ist die Frage nach dem „Sterbenlassen" von unheilbaren Kranken und bewußtlosen Patienten (s. auch Kapitel 5 –

Die Wertwirklichkeit unseres Daseins, hier wird der Fall der Frau S. in Kempten dargestellt).

In Großbritannien erging 1992 ein Urteil des Obersten Gerichtshofes zum Abbruch der Therapie bei einem konkreten Patienten, Tony B. Er war einer der Verletzten nach der Katastrophe im Fußballstadion von Hillsborough. Dreieinhalb Jahre lang war der 18jährige nach schwerem Schädel-Hirn-Trauma bewußtlos. Tonys Eltern gingen gemeinsam mit seinen Ärzten durch die gerichtlichen Instanzen, bis der Oberste Gerichtshof entschied, daß die Zufuhr von Nahrung und Flüssigkeiten eine medizinische Behandlung darstellt, die eingestellt werden kann, um sein Leiden zu beenden. Das Urteil war in der Begründung so formuliert, daß hier kein Präzedenzfall geschaffen sei, sondern einzig und allein die spezifische Situation von Tony B. beurteilt wurde. Tonys Ernährung wurde ausgesetzt, er starb elf Tage später.

Im Fall von Tony B. schien es, daß wegen der eindeutigen Ablehnung der Pflegenden, Tony verhungern zu lassen, die Gerichte die Ernährung durch eine Magensonde als ärztliche Tätigkeit deklarierten. Erst diese Definition stützte das Urteil und ermöglichte den „Abbruch einer als sinnlos empfundenen Behandlung".

Auf dem Hintergrund der Erfahrungen mit Tony wurde in Zusammenarbeit mit dem britischen Pflegerat (UKCC) und dem königlichen Pflegeverband (RCN) für das britische Oberhaus ein ausführlicher Bericht zusammengestellt. Dieser Bericht bildete die Grundlage für die 1993 verkündete Entscheidung des House of Lords, daß Euthanasie weiterhin in Großbritannien illegal sei.

Viele Pflegende in Großbritannien begrüßten diese Entscheidung, und es zeigte sich, daß das höchstrichterliche Urteil, nach dem die Zufuhr von Nahrung durch eine Nasensonde als medizinische Behandlung gesehen wurde, von den maßgeblichen Pflegeverbänden nicht geteilt wurde.

Eine ähnliche Situation ergab sich 1995 in Irland, wo ein Gericht verfügte, daß die Ernährung einer seit 25 Jahren bewußtlosen Frau eingestellt werden dürfe. Die Pflegenden weigerten sich, dem Urteil Folge zu leisten. Die Angehörigen bemühten sich, die Patientin in ein anderes Krankenhaus verlegen zu lassen. Der Fall ist bisher nicht entschieden, und die Frau wird weiter versorgt.

Hier stellt sich nun die Frage, ob eine Krankenschwester anzuklagen sei wegen Körperverletzung, wenn sie einem Urteil nicht Folge leistet, das die Ernährung eines komatösen Patienten aussetzt und ob sie in einem Disziplinarverfahren zu maßregeln sei. Es scheint, als ob die britischen und irischen Krankenschwestern in den genannten Situationen anderer Meinung waren als ihre ärztlichen Kollegen und als die Angehörigen der Patienten. Sie konnten die Frage nach dem Wert des Lebens nicht in der gleichen Weise beantworten wie die Gerichte. Die ethischen Handlungsgrundlagen für Pflegende in Irland wie auch in Großbritannien besagen, daß Pflegende in erster Linie das Leben, ob geboren oder ungeboren, schützen und erhalten müssen.

Allerdings muß hervorgehoben werden, daß in der britischen Fachpresse keine einheitliche Position aller Pflegenden deutlich wird. Wenn auch die Fachverbände die Aussetzung von Nahrung dem aktiven Töten eines Patienten gleichsetzen, gibt es auch in der angelsächsischen Pflegewelt unterschiedliche Stellungnahmen hierzu.

Ethische Beurteilung

Achtung vor dem Wert des Lebens

Gerade bei der Frage nach der Achtung vor dem Wert des Lebens geraten wir in Schwierigkeiten. Extrem leidende Patienten, die ihrem eigenen Leben keinen Wert oder Sinn mehr beimaßen, nahmen bei angemessener Schmerztherapie und Begleitung ihren Wunsch nach aktiver Sterbehilfe zurück. Auch im Rahmen der Forschung, die aus der Hospizbewegung hervorging, zeigte es sich, daß der Todeswunsch in den meisten Fällen aus Angst vor Schmerzen und physischer Einsamkeit erwuchs. Die Achtung vor dem Wert des Lebens drückt sich aber auch aus in der Annahme des Todes, wenn dieser unausweichlich erscheint.

Das Gute und das Richtige

Wenn wir uns fragen, was ist *das Gute und das Richtige* in einer Situation, die medizinisch aussichtslos erscheint, könnte vielleicht eine Antwort, die auf der Ebene therapeutischer, pflegerischer und menschlicher Zuwendung gegeben wird, anders ausfallen als die Bejahung aktiver Euthanasie. Es sollte deutlich werden, daß Sterbehilfe in erster Linie **Hilfe beim Sterben** ist und

nicht Hilfe zum Sterben. Sterben ist ein Teil des Lebens, wenn auch der letzte, so doch vielleicht der wichtigste. Pflegende sind dem Leben verpflichtet und damit auch verlöschendem Leben.

Menschsein im moralischen Sinn ist ausgerichtet auf Werden. Menschsein heißt immer auch Mensch werden. Die Pflege hat die Möglichkeit, Menschsein in bestimmter Weise zu fördern, denn Gesundheit ist ein Aspekt menschlichen Seins. Wo aber Gesundheit im physiologischen oder im psychologischen Sinn nicht möglich ist, ist es Aufgabe der Pflege, das Menschsein in aller Verletztheit und Unzulänglichkeit zu fördern und zu bewahren.

Gerechtigkeit und Fairneß

Welche Bedeutung haben nun *Gerechtigkeit und Fairneß* im Zusammenhang mit der Hilfe beim Sterben? Angesichts begrenzter Ressourcen einerseits und fast unbegrenzter technischer und medizinisch-therapeutischer Möglichkeiten andererseits müssen wir uns die Frage stellen, ob jegliche Art von Therapie in allen Situationen gerechtfertigt ist.

In diesem Zusammenhang wird häufig der Begriff von „außerordentlichen therapeutischen Möglichkeiten" angesprochen. Es besteht sicherlich kein Handlungszwang, alle zur Verfügung stehenden Mittel im Bereich der Medizin in einer aussichtslosen Situation einzusetzen. Ist Pflege jedoch ein außerordentliches Mittel? Eine Antwort wird hier deutlich bezogen sein auf unser Verständnis von Pflege. Wo Pflege als ärztliche Assistenz verstanden wird, muß sie entsprechend den verordneten Maßnahmen in fach- und sachgerechter Weise der Therapie folgen. Dies ist gerade im Intensivbereich bedeutsam.

Pflegerische Aufgaben haben einerseits technischen Inhalt und sind therapieorientiert, andererseits sind sie ausgerichtet auf In-Beziehung-Treten. Wenn Therapie aber sinnlos erscheint und eigentlich nur der Tod Änderung verspricht, können Pflegende letztendliches Werden begleiten, fördern und ermöglichen. Wo außerordentlicher therapeutischer Aufwand nicht mehr gerechtfertigt scheint, gibt es aber keinen Grund, auch pflegerische Zuwendung zu verweigern. Gerade die Pflege eröffnet Möglichkeiten des fairen und gerechten Handelns, wenn Therapie hoffnungslos und unsinnig wird.

Wahrheit und Ehrlichkeit

Das Obenstehende bringt uns zum Prinzip der Wahrheit und Ehrlichkeit. Sicherlich ist die Frage der Wahrheit am Krankenbett viel diskutiert und mit Vorurteilen und Kontroversen belegt. Die Rechtsprechung verlangt von Ärzten die Aufklärung über Diagnose, Prognose und Therapie. Aber nicht selten werden Pflegende mit Fragen von terminal erkrankten Patienten konfrontiert, die deutlich machen, daß diese die Wahrheit ihres Zustandes nicht kennen. Eigentlich geht es in solchen Konfliktsituationen weniger darum, ob Pflegende Patienten „die Wahrheit" sagen dürfen. Meist ist das grundlegende Problem in der Beziehung zwischen Pflegenden und Medizinern zu suchen.

Ein behutsames Hinführen zur Wahrheit einer terminalen Diagnose ist gleichermaßen ärztliche wie auch pflegerische Aufgabe, die nur gemeinsam gelöst werden kann. Nur, wenn zwischen den pflegerisch und therapeutisch Tätigen eine Atmosphäre des Vertrauens und der gegenseitigen Achtung besteht, können alle Beteiligten dem moralischen Anspruch von Wahrheit und Ehrlichkeit gerecht werden. „Aufklärung" ist meist nicht mit einem Arztgespräch „zu erledigen". Es braucht einen kontinuierlichen Prozeß, in dem die Wahrheit langsam von einem Patienten aufgenommen werden kann. Für diesen Prozeß tragen Pflegende wie Ärzte gemeinsame Verantwortung.

Freiheit und Selbstbestimmung

Auf diesem Hintergrundverständnis sollte das fünfte Prinzip angesprochen werden, das der Autonomie. Spannungen und Konflikte zwischen den Mitgliedern eines therapeutischen Teams können nur durch ruhige Gespräche gelöst werden. Das wiederum setzt die Anerkennung der autonomen Bedeutung des Pflegeberufes von Seiten der Ärzte voraus. Pflegende können aber auch viel selbst dazu beitragen, daß solche Anerkennung gerechtfertigt ist. Fachkompetenz und Sicherheit im Rahmen pflegerischen Handelns sind Vorbedingungen.

Eine pflegerische Aufgabe ist es aber auch, die Selbstbestimmung und Eigenständigkeit von Patienten zu fördern. Diese Aufgabe angemessen zu erfüllen, erwächst aus je größerem pflegerischen Selbstverständnis.

Die Bedeutung der Autonomie für Patienten wird hervorgehoben mit der im Anhang wiedergegebenen *„Deklaration der Menschenrechte Sterbender"*, die im Rahmen eines Workshops zum Thema „Der Todkranke und der Helfer" erarbeitet wurde.

Entscheidungen über Therapie und moralische Verantwortung

Die Entscheidung über Therapie und Therapieabbruch wirft jedoch eigene ethische Probleme auf, die nicht einfach mit einem Hinweis auf traditionelle Kompetenzabgrenzungen zwischen Pflegenden und Ärzten zu lösen sind. Es mag bezeichnend sein, daß in dem oben erwähnten Fall des Tony B., Ernährung als Therapie deklariert wurde und hiermit aus dem Kompetenz- und Entscheidungsbereich der Pflege herausgenommen wurde.

Pflegende, die mit großem Einsatz Patienten mit apallischem Syndrom gepflegt haben, wissen, daß der Wert des Lebens nicht ausschließlich abhängt von der Möglichkeit, im kognitiven Sinn zu kommunizieren. Auch bei schwer hirngeschädigten Patienten konnten Erfahrungen persönlicher Beziehungen gewonnen werden, die das Erhalten und Pflegen des Lebens nicht als sinnlose Therapie erscheinen ließen.

Aus dem Zusammenhang mit den geschilderten Fällen erwuchs in Irland und in Großbritannien die Forderung, daß Pflegende und andere Mitarbeiter im Gesundheitsteam in entsprechende Entscheidungsfindungen in sehr verstärktem Maße einzubeziehen sind. Dies gilt für die ethische Diskussion auf der politischen, der institutionellen wie auch auf der persönlichen Ebene (hierzu s. Kapitel 2).

Es geht bei vielen Fragen der Ethik um sehr viel mehr als um die bioethischen Aspekte, die im Intensivbereich so deutlich hervortreten. Die moralischen Fragen, die sich aus Grenzsituationen ergeben, sind vielleicht im medizinischen Umfeld angesiedelt, aber sie sind an dieser Stelle keinesfalls ausreichend zu diskutieren und zu entscheiden.

Wenn auch Entscheidungen über Therapie und über Therapieabbruch entsprechend der gültigen Rechtsprechung vom Arzt getroffen werden, heißt dies nun nicht, daß den Pflegenden die Verantwortung für ihr persönliches Handeln abgenommen ist. Im Gegenteil, es lohnt sich, den Begriff der **Verantwortung**, die Ärzten und Pflegenden im Gesundheitswesen zukommt, und den relevanten gesellschaftlichen Kontext, näher zu untersuchen.

Nach gängiger Rechtsprechung ist es eindeutig, daß dem Arzt Entscheidungen für Therapie und für die entsprechende Durchführung dieser Therapie zukommen. Davon unbenommen müssen Pflegende pflegerische Entscheidungen treffen. In diesem Zusammenhang zeichnen sich auch im rechtlichen Bereich neue Perspektiven ab. 1993 wurde in einem Urteil des Bundessozialgerichtes festgehalten, daß zur Feststellung des Hilfebedarfs bei Pflegebedürftigkeit medizinisch-ärztlicher Sachverstand weder erforderlich noch vorrangig zuständig ist (Aktenzeichen RK 1/92 vom 30. 9. 1993). Dieses Urteil ist in Verbindung mit dem Pflegeversicherungsgesetz von besonderer Bedeutung.

Allerdings beziehen sich viele Pflegehandlungen gerade im Bereich der Intensivpflege auf medizinische Entscheidungen. Es ist notwendig, die rechtliche Seite zu verstehen, die sich aus unterschiedlicher Entscheidungskompetenz ergibt. Sozialrechtlich ist Pflege, gerade im Krankenhaus, ein Teil der medizinischen Versorgung von Patienten. Unter Krankenhausbehandlung fallen nach der gültigen Reichsversicherungsordnung „alle Leistungen, die im Einzelfall nach Art und Schwere der Krankheit für die medizinische Versorgung der Versicherten im Krankenhaus notwendig sind, insbesondere ärztliche Behandlung, Krankenpflege, Versorgung mit Arznei-, Hilfs- und Heilmitteln, Unterkunft und Verpflegung" (s. Kommentarliste zu § 39,1, Satz 3, SGB V). Mit seiner Entscheidungskompetenz im Rahmen der Krankenhausbehandlung übernimmt ein Arzt die sog. Anordnungsverantwortung. Für Pflegende ergibt sich daraus die eigenständige Verantwortung für die Durchführung einer einmal übernommenen Tätigkeit. Obwohl es nun für den Bereich der Krankenhausbehandlungen keinen arztfreien Raum gibt, sollten dennoch Ärzte den therapeutischen Wert der Pflege sehen und anerkennen.

Mit rechtlichen Bestimmungen sind eben nicht die moralischen Verantwortungsbereiche abzustecken. Ungeachtet, daß moralische Ansprüche im Recht als Normen festgeschrieben sind, reicht moralische Verantwortung über Fragen des Rechts hinaus. Dies wird besonders deutlich im österreichischen Krankenanstaltengesetz von 1993. Hier werden „Patientenrechte" eindeutig hervorgehoben und ausformuliert (s. Anhang). Im Zusammenhang mit dem Leistungsangebot eines Krankenhauses werden Ärzte, Pflegende und Träger gleichermaßen in die Pflicht genommen, diese Rechte zu gewährleisten.

Dennoch ergeben sich über alle rechtlichen Bestimmungen hinaus unterschiedliche moralische Forderungen. Hiervon wäre die kooperative

Zusammenarbeit zwischen allen im Gesundheitswesen Arbeitenden eine der ersten. Wenn wir den Aussagegehalt vom therapeutischen Wert der Pflege ernst nehmen, ergibt sich daraus weiterhin die moralische Forderung, diesen Wert glaubwürdig im Rahmen von Pflegeforschung zu belegen. Wir können die Eigenständigkeit der Pflege nicht allein aus der psychosozialen Gefühlsarbeit ableiten und in Ergänzung zu den natur- und medizinwissenschaftlichen Kompetenzen der Ärzte verstehen. Medizinische wie auch pflegerische Arbeit gründet in naturwissenschaftlicher Erkenntnis gleichwie in sozialwissenschaftlicher Erkenntnis. In je unterschiedlichen Arbeitsbereichen mögen dann die Schwerpunkte einmal auf medizintechnischem Handeln oder auf sozialpsychologischem Verstehen liegen. Für beide Berufsgruppen, für Pflegende wie auch für Ärzte, ergibt sich die moralische Verantwortung jedoch nicht ausschließlich aus den Kompetenzen in einem bestimmten Wissenschaftsbereich.

Wir müssen zwischen wissenschaftlich begründeter Entscheidungskompetenz und moralischer Verantwortung unterscheiden. Zunächst müssen wir uns darauf beschränken, pragmatisch, sachliche Probleme auf der pragmatisch, sachlichen Ebene zu sehen. Dies muß aus der therapeutisch-pflegerischen Perspektive, wie auch aus der Sicht der Patienten geschehen. Die objektive wie auch die subjektive Betrachtung ermöglichen gemeinsam begründete Entscheidungen auf der pragmatischen Ebene.

Die Entscheidung, welche Therapie für einen Patienten aus medizinischer Sicht angemessen ist, liegt aber auf anderer Ebene als die Entscheidung, ob und unter welchen Bedingungen therapiert werden sollte. Die erste Entscheidung ist die des Mediziners, der objektive und subjektive Kriterien berücksichtigt. Bei der existentiellen, der ethischen Entscheidung jedoch, ob und unter welchen Bedingungen therapiert werden kann, haben alle Beteiligten ethisches Wissen, das einzubringen ist (s. auch Kapitel 5 – Ethisches Pflegewissen).

Wir müssen lernen, Probleme, die sich aus einem traditionellen Hierarchieverständnis entwickelt haben, als solche zu benennen. Wir sollten nicht jene Fragen, die sich aus der sozialen Machtproblematik zwischen Medizinern und Pflegenden ergeben, als medizinethische Fragen verkleidet im Raum von Pflege und Therapie ansiedeln.

Eine solche Vermischung ergebe dann absurde Machtkampfsituationen, in denen das Recht auf der Seite der Medizinwissenschaft zu stehen scheint und Pflegende sich zurückziehen auf *Ich-spritze-nicht-IV-Positionen*. In den 80er Jahren weigerten sich Krankenschwestern und Pfleger, Blutentnahmen durchzuführen und intravenöse Injektionen zu geben, um damit deutlich zu machen, daß sie nicht bereit sind, ärztliche Tätigkeiten zu übernehmen, wenn es an Personal fehlt, pflegespezifische Aufgaben korrekt durchzuführen.

Prinzipien der Ethik gelten gleichermaßen für Mediziner, für Pflegende und andere Angehörige medizinischer Heilberufe wie auch für jene, die im bürokratischen System eines Gesundheitswesens im Verwaltungsbereich arbeiten. Allerdings kommt Pflegenden aus moralischer Sicht eine besondere Position zu. Wo Medizinwissenschaft und Medizintechnik eindeutig positivistischen Paradigmen verpflichtet sind, aber dennoch eine Ausrichtung auf die persönlich, emotionale Ebene des Menschseins nicht ausschließen, finden sich Pflegende in einem umgekehrten Anspruch. Gerade in den letzten 10 Jahren fanden Pflegende neue Sinnansprüche im Bereich des persönlich, emotionalen Verstehenshorizontes der Pflege, doch dürfte eine Zuordnung zum positivistischen Paradigma, zur naturwissenschaftlichen Einbindung der Pflege hierunter nicht leiden.

Somit finden sich Pflegende in einer Position zwischen medizinwissenschaftlich, medizintechnischem Anspruch, dem Anspruch eines Gesundheitssystems, das Kosten sparen muß, und dem Anspruch von Menschen, die Heilung, Besserung oder Begleitung suchen. Dieser Position in der Mitte werden wir kaum gerecht durch Grabenkämpfe um moralische Verantwortung. Es steht außer Frage, daß uns allen Verantwortung zukommt, und es wird deutlich, daß verantwortete Entscheidungen praktische Konsequenzen haben.

Es wurde hervorgehoben, daß medizinische Entscheidungen und pflegerische Entscheidungen sich voneinander abheben, aber im Rahmen der Sorge um Patienten aufeinander verwiesen sind. Der Verantwortung für moralische Entscheidungen müssen sich alle Mitarbeiter im Gesundheitswesen stellen. Aber moralische Entscheidungen sind nicht mit medizinischen oder pflegerischen Entscheidungen zu verwechseln. Bei moralischen Entscheidungen mögen wir uns zwar auf Expertenwissen berufen; wir brauchen darüber hinaus aber auch Wissen im Bereich der Ethik und spezifische Kompetenzen zur moralischen Entscheidungsfähigkeit. Objektives und subjektives Wissen sind bei der moralischen Entscheidungsfindung nicht ausreichend, wie in

Kapitel 5 aufgezeigt wurde. Ethisches Pflegewissen ist weiter zu fassen; und ethisches Wissen ist nicht auf Fachwissen in bestimmten medizinischen oder pflegerischen Bereichen beschränkt.

Im angloamerikanischen Sprachraum ist es inzwischen vielfach selbstverständlich geworden, daß neben fachlichen Dienstbesprechungen auch Ethik-Visiten stattfinden, an denen dann neben allen Betroffenen auch ein Moralphilosoph oder eine Moraltheologin teilnimmt (s. auch Kapitel 7 – Ethik einüben).

Aus dem deutschen Sprachraum berichten Pflegende einerseits, daß sie selbstverständlich mit den Ärzten absprechen, wie viele Betten belegt werden können; selbstverständlich werden Mindestpersonalbesetzungsregeln von den Medizinern respektiert; selbstverständlich ist das Ineinandergreifen der einzelnen Klinikbereiche mit den verantwortlichen Pflegenden zu koordinieren, damit ein Betrieb erfolgreich und reibungslos laufen kann. So werden Verlegungen in den Intensivbereich bzw. Entlassungen selbstverständlich im Lichte der Personalkapazitäten gemeinsam von Ärzten und Pflegenden entschieden.

Pflegende berichten von kollegialem, gegenseitigem Helfen, das getragen ist von gegenseitigem Verstehen um die Arbeitsschwerpunkte – auch getragen von vertieftem und besserem Wissen der Pflegenden im medizintechnischen Bereich und von größerer Einfühlungsfähigkeit vieler Ärzte. Intensivpflegende und Intensivmediziner berichten von echter Teamarbeit, ohne die eine Intensivstation nicht gut funktioniert.

Ein Bereich, in dem Pflegende auch im deutschsprachigen Raum zunehmend ihre Verantwortung geltend machen, ist der Bereich, in dem über Therapie oder über Therapieabbruch entschieden wird. Hier ist eine zunehmend entspannte Gesprächsatmosphäre wahrzunehmen. Pflegende machen die Erfahrung, daß ihre Expertise gefragt ist, wenn es um schwerwiegende Entscheidungen geht. Jedoch wird auf der anderen Seite auch deutlich, daß gemeinsames Denken und Arbeiten längst nicht überall selbstverständlich geworden sind.

Gerade dort, wo die therapeutische Bedeutung pflegerischen Tuns ernst genommen wird, ist die Haltung des Daseins, des Aushaltens auch in kritischen, in aussichtslosen Situationen ein Teil der Pflege.

Es geht bei gemeinsamen Entscheidungen nicht um Meinungsumfragen oder um Abstimmungen durch Mehrheitsbeschluß. Gemeinsame Entscheidungen setzen gemeinsame Auseinandersetzung voraus. Daß solche Auseinandersetzungen schwierig sind, ist kein Grund, sich ihnen nicht zu stellen.

Bei solchen gemeinsamen Entscheidungen geht es nicht um eine Auseinandersetzung zwischen Medizintechnik und Medizinwissenschaft auf der einen und Pflege auf der anderen Seite. Hier kommt ein tieferer Bedeutungshintergrund zum Tragen: nämlich das Prinzip der Autonomie als Prinzip des Respektes vor der Personenwürde einzelner Menschen.

Schwerstgeschädigte Neugeborene

Viele Aspekte, die im vorhergehenden Abschnitt besprochen wurden, sind auch von Bedeutung für die besondere Situation von schwerstgeschädigten Neugeborenen. Die Diskussion dieses Themenfeldes schließt auch die Frage der pränatalen Diagnostik und die der genetischen Beratung mit ein sowie die generelle Frage nach dem Wert sog. unwerten Lebens.

In einer Fernsehdiskussion im Sommer 1994 sprachen die Eltern behinderter Kinder über ihre Situation. Es kam auch eine Mutter zu Wort, die am Inkubator ihrer neugeborenen Tochter ausgeharrt hatte, bis diese nach drei Tagen verstarb. Der Säugling war nach einer 24wöchigen Schwangerschaft mit offener Spina bifida geboren und wies weitere Anomalien, u. a. einen Hydrocephalus, Lähmung der unteren Körperhälfte und eine schwere Funktionsstörung des Mastdarms auf. Die Pädiater hatten sich entschlossen, keine weitere Therapie anzubieten, auch eine operative Behandlung des offenliegenden Rückenspaltes wurde ausgeschlossen. Der Mutter war wichtig, daß sie bei ihrem Kind verweilen konnte, bis es starb. Das Kind war sediert, es schien Schwierigkeiten beim Atmen zu haben. Der kleine Brustkorb bewegte sich sehr rasch. Das Gesicht war faltig, und es schien die Augen vor Schmerzen zusammenzukneifen. Die Mutter sprach über die Unterstützung und Hilfe, die sie durch die Kinderkrankenschwestern der Abteilung erfuhr, aber auch über ihre Gedanken, das Leiden dieses kleinen Wesens abzukürzen.

Wenn dieses Kind doch nicht behandelt wird, so sagte sie, wenn man es sterben lassen wollte, warum, kann es nicht eine Spritze bekommen, mit der das Leiden beendet wird? Was war hier der Unterschied zwischen dem Sterbenlassen und einer Handlung, die das Sterben abkürzen und erleichtern könnte?

Wir wissen, daß die Prognose bei schwerstgeschädigten, frühgeborenen Säuglingen sehr schwer zu stellen ist. Die Entscheidung zur Nichtbehandlung wird mit größter Sorgfalt getroffen, denn wenn ein solches Kind wider Erwarten die ersten Wochen und Monate überlebt, wird mit größeren nicht behebbaren Behinderungen zu rechnen sein, die bei sofort einsetzender Behandlung geringere Ausmaße gehabt hätten.

In der gleichen Fernsehdiskussion wurden Videos von einem 6jährigen Jungen gezeigt, der sich zwar mühsam mit einem Gehwagen durch sein Spielzimmer bewegte, der aber mit wachem Blick in die Kamera schaute. Seine Eltern, die zur Zeit der Geburt des Jungen bereits eine zweijährige Tochter hatten, berichteten, daß die Ärzte sie bei der Geburt ihres Sohnes vor die Entscheidung gestellt hatten, einer Operation zuzustimmen, die mit großer Wahrscheinlichkeit das Leben des Kindes ermöglichen würde, aber sicherlich schwerste Behinderungen des Bewegungsapparates und auch der geistigen Entwicklung nicht verhindern könne. Ohne Behandlung müsse mit seinem Tod innerhalb des ersten Lebensmonats gerechnet werden. Dies würde dem Jungen und auch den Eltern entsprechendes Leid ersparen und die Chance eröffnen, nach einer neuen Schwangerschaft ein weiteres gesundes Kind zu haben.

Die vergangenen sechs Jahre waren schwierig, doch ihre Entscheidung hatten die Eltern nicht bereut. Die junge Frau war gänzlich in die Pflege und Sorge um den Jungen eingebunden, und sicherlich hatte die jetzt achtjährige Tochter nicht immer die Zuwendung, die sie eigentlich brauchte. Das Familienleben konzentrierte sich stark auf den behinderten Jungen. Der Gedanke, daß die Entscheidung der Eltern einem gesunden Kind die Chance genommen hätte, an Stelle des behinderten Jungen mit einer älteren Schwester aufzuwachsen, lag den Eltern fern.

Lebens Wert

Es stellt sich die Frage, ob nicht angesichts moderner Medizin und Technik eine immer leidfreiere Welt zu schaffen sei. Dies ist eine Forderung, der wir uns nur schwer entziehen können. Hier kann sich die Medizin – und mit ihr die Pflege, wenn sie sich ausschließlich von der Medizin her definieren will – in dem Zwiespalt finden, zwischen Helfen und Heilen einerseits und Forschen und Leiden verhindern andererseits. Verschiedene Fragen stellen sich in diesem Zusammenhang: Worauf sollen die Energien gerichtet sein, besonders wenn wir nur begrenzte Ressourcen zur Verfügung haben? Sollen wir Mittel zu Forschungszwecken einsetzen, die Behinderungen und Krankheiten vermeidbar machen, oder sollen wir Technologien nutzen und entwickeln, die behinderten Kindern und Erwachsenen Erleichterungen schaffen?

Eine solche Polarisierung macht es schwer, hilfreiche Antworten zu finden. Das Prinzip des „Sowohl-Als-auch" ist hier entschieden einem kategorischen „Entweder-Oder" vorzuziehen. Sicherlich sollten wir alle Mittel und Möglichkeiten ausschöpfen, die unser Dasein erleichtern. Dies gilt für Gesunde wie für Kranke und Behinderte. Indem wir aber auch Ressourcen einsetzen, die der Entstehung von Behinderungen vorbeugen, ist ja kein Urteil vollzogen, das behinderten Menschen gegenüber ein Werturteil ist oder ihnen gar das Existenzrecht abspricht. Sicherlich wird immer die Ausgewogenheit und die Verhältnismäßigkeit bei dem Einsatz von Ressourcen ein entsprechendes Licht auf die Motivation werfen.

Wo keine oder wenig Hilfe finanzieller oder auch emotionaler Art für die Familien zur Verfügung steht, in denen behinderte Kinder und Erwachsene leben, wo aber Forschungsvorhaben im Bereich der Genetik mit hohen Summen gefördert werden, ist zu fragen, ob diese Verhältnismäßigkeit gegeben ist. Pflegepersonen, ob im privaten oder im professionell institutionellen Bereich stehen auf der Seite der jetzt lebenden Behinderten und Hilfsbedürftigen, und es gibt keinen Grund, mit Ressourcen und Hilfsangeboten zu sparen.

Es ist jedoch bedeutsam, aus welcher Haltung heraus Menschen mit Behinderungen Platz in unserer Gesellschaft gemacht wird. Wir unterscheiden zwischen erblichen Behinderungen und Krankheiten und Schäden, die vorgeburtlich, während oder nach der Geburt auftreten. Zu den letzteren gehören Krankheiten und Unfälle aller Art, gegen die niemand gefeit ist. Gleichwie es angemessen und richtig ist, unser Dasein in einer modernen Verkehrswelt zu sichern durch Autobahnleitplanken, Schutzhelme und Gesetze zum Beispiel im Hinblick auf das Anschnallen, kann es nicht unangemessen sein, im Bereich der vererbbaren Krankheiten nach verbesserten Möglichkeiten zu suchen, die das Auftreten congenitaler Behinderungen reduzieren, und diese zu fördern und zu entwickeln. Solche Bemühungen können nicht die Einstellung Behinderten gegenüber bestimmen.

Eine Wertung könnte auf jetzt lebende Menschen übertragen werden, wenn es Eltern nach der pränatalen Diagnostik freigestellt ist, ein möglicherweise behindertes Kind abzutreiben. So sprachen einige Behindertenorganisationen in Deutschland davon, daß die pränatale Diagnostik als eine Maßnahme moderner Eugenik, die Vernichtung „lebensunwerten Lebens" zum Ziel habe. Es ist richtig, daß sich auf der Grundlage der Rassenideologie des Dritten Reiches der Weg vom Ehe- und Zeugungsverbot über die Sterilisierung körperlich oder geistig Behinderter zur Tötung sog. lebensunwerten Lebens nachzeichnen läßt. Hier lag der Traum von einer perfekten Welt, vom Übermenschen, vom Leben ohne Leid zugrunde.

Wenn wir den Lebenssinn und das Glück mit Gesundheit und schrankenlosen Lebensmöglichkeiten gleichsetzen, zeigt es sich, daß wir ein Bild vom Menschen entwerfen, das außerhalb der Realität menschlicher Verletzlichkeit liegt. In einem solchen Bild ist kein Platz für Krankheit, Alter, Siechtum und Behinderung. Diese werden hier nur in negativem Licht gesehen, sind zu verhindern und *auszumerzen.* In einem solchen Bild werden Krankheit, Alter und Behinderung mit jenen Menschen identifiziert, die krank, alt und behindert sind. Krankheit, Alter und Behinderung werden dann in ihren Ursachen wie auch in ihren Trägern bekämpft.

Eine sorgfältige Trennung menschlichen Schicksals von den Menschen, die dieses Schicksal tragen, kann hilfreich sein für eine Sicht des Menschseins, die Krankheit, Alter und Behinderung wohl wissenschaftlicher Betrachtung unterwirft, leidende Menschen aber in erster Linie in ihrem Menschsein wahrnimmt. Solche Wahrnehmung mag sehr wohl dahin gelangen, in Kranken, Alten oder Behinderten nicht in erster Linie Leidende zu sehen, sondern Menschen, die auf die ihnen gegebene Art ihr Menschsein verwirklichen. Solche Wahrnehmung mag dann auch in vermeintlicher Unvollkommenheit menschlichen Daseins Wert und Sinn finden.

In konkreten Situationen nehmen Menschen sich gegenseitig als Menschen an. Als Menschen brauchen wir alle die Hilfe und die Zuwendung anderer Menschen. Es liegt nichts Besonderes und kein Verdienst darin, geistig oder körperlich weniger oder mehr auf andere angewiesen sein zu müssen. Wie wir im einzelnen mit Gesundheit oder mit Krankheit, mit Jugend oder mit Alter, mit hoher körperlicher und geistiger Leistungsfähigkeit oder mit unseren Behinderungen leben, das wird das jeweils Besondere eines jeden Lebens ausmachen. Pflegen, füreinander sorgen, ergibt sich aus der Beziehung zu Menschen, nicht aus einer Einstellung zu abstrakten Zuständen. Aber auch medizinwissenschaftliche Forschung wird von Menschen betrieben, die das Wohlergehen konkreter Menschen bewegt.

Euthanasie und individualisierende Pflege

Die Angst vor der Abhängigkeit von der Pflege durch andere als Argument für die Erlaubtheit der Euthanasie sollte uns nachdenklich machen. Wenn Patienten das Gefühl von Abhängigkeit als negative Begleiterscheinung des Gepflegtwerdens beklagen müssen, wäre zunächst das Konzept zu überprüfen, das wir unserem Pflegeangebot zugrunde legen. Pflege sollte als individualisierende Pflege Menschen zu mehr und intensiverem Selbstsein verhelfen können. Bei diesem Verständnis steht nicht ein Selbstpflegekonzept im Vordergrund, das auf die Fähigkeiten und Möglichkeiten von Patienten ausgerichtet ist. Individualisierende Pflege zielt ab auf die einer Person innewohnende Bedeutung des Menschseins. Dieses zu verwirklichen und in die Existenz zu heben ist unabhängig von physischen oder geistigen Fähigkeiten, die ein Patient haben mag und die es zu aktivieren oder zu kompensieren gilt.

Es geht darum, dazu beizutragen, daß ein Mensch mehr Mensch wird, in der Weise in der Menschsein und Menschwerden inhärenter Auftrag jeder menschlichen Existenz ist. Da dies für jeden Patienten und jede Patientin individuell verschieden ist, dürfen nicht physische oder intellektuelle Maßstäbe, die wir aus pflegerischer Sicht setzen wollen, im Vordergrund stehen. Solche Maßstäbe mögen eine Rolle spielen im rehabilitativen Sinn, wenn es z.B. um die Wiedererlangung der Gehfähigkeit nach einem Schlaganfall geht oder um das Erlernen diätetischer Besonderheiten zum Ausbalancieren eines

Diabetes mellitus. Pflege so verstanden ist wichtig und spielt eine unbestrittene Rolle.

Dennoch geht individualisierende Pflege über diese mechanistische Anleitung und Hilfe zur Bewältigung des Alltags hinaus. Individualisierende Pflege wird in der Lage sein, pflegerisch-therapeutische Maßnahmen zurückzunehmen und als zweitrangig zu betrachten, wenn Patienten lernen, sich selbst als Personen anzunehmen, und Menschen lernen, eigene Entscheidungen zu treffen. Hierbei geht es um das Annehmen einer Behinderung oder einer Einschränkung durch Krankheit, die nicht mehr als abwertend oder als nur die Lebensqualität beeinträchtigend empfunden wird, sondern im letzten sogar als „Begabung" erlebt werden kann.

Keinesfalls sollen damit Krankheit, Behinderung und Leid glorifiziert werden. Sie sind vielmehr in Relation zu sehen zur Realität des Menschseins in dieser Welt. Weder Mensch noch Welt sind frei von Krankheit, Fehlentwicklung und Leiden. Sie sind in ihrer scheinbaren Unvollkommenheit vielmehr ein unabänderlicher Teil der Möglichkeit unseres Daseins in der Materie dieser Welt. Daß Krankheit, Leiden, Behinderung, Alter und Tod nicht die Kehrseite einer strahlenden Medaille sind, deren Wert von Glück, Reichtum, Gesundheit und Kraft bestimmt wird, gilt es zu lernen. Nicht nur die Letzteren sind sinnversprechend und sinngebend. Nehmen wir Sterben als Teil des Lebens an, bekommen auch Krankheit, Behinderung und Alter einen „Lebenswert". Dann verlieren sie die ihnen zugeschobene negative Position in einem Lebensentwurf, der die Unvollkommenheit unseres Daseins verneinen will.

Individualisierender Pflege ist die behutsame Körperpflege bei einem terminal erkrankten Patienten genauso wichtig wie die Herausforderung aktivierender Bemühungen bei einer Patientin nach einem Schlaganfall. In der einen wie in der anderen Situation geht es weniger um abhängig oder unabhängig sein an sich. Es gibt wohl in beiden Situationen um die tiefere Erkenntnis der Bedeutung, die pflegerischer Beziehung zukommt. In der ersten Situation, bei der Körperpflege eines Patienten, der wohl nie wieder in der Lage sein wird, sich selbst zu waschen, kann die physische Abhängigkeit wohl kaum geleugnet werden. Die Art, wie eine Waschung angeboten wird, kann den Patienten jedoch dahin führen, unabhängig zu werden von einer vielleicht zunächst als degradierend und entwürdigend empfundenen Abhängigkeit. In der zweiten Situation, in der es darum geht, eine Patientin wieder hinzuführen zu physischer Un-

abhängigkeit, weil eine solche realistisch zu erreichen wäre, gilt es somit, ihr Gelegenheit zu geben, aus der Abhängigkeit nach und nach – da unnötig und einschränkend – herauszuwachsen.

In keinem Fall aber sollte die Angst vor Pflegebedürftigkeit die Bedeutung und das Erleben von Krankheit bestimmen. Gleich, ob die Pflegebedürftigkeit ein Ausdruck verlöschenden Lebens ist oder nur zeitweilig das In-der-Welt-Sein einschränkt. Pflegerische Handlungen müssen dem Anspruch genügen, hinter die Bedeutung zurückzutreten, die aus einem Krankheitserleben für eine Person erwachsen kann.

Der moralische Auftrag für Pflegende ergibt sich dann aus dem Stellenwert, den das Krankheitserleben für einen Patienten, eine Patientin selbst hat. Hieraus wird ein gesundes Bedürfnis nach Pflege erwachsen, das somit von der Anfrage von Patienten her initiiert wird. Der moralische Auftrag der Pflege ist festgemacht an der von Patienten ausgehenden Anfrage. Als Antwort auf diese Anfrage kann Pflege dann in professioneller Kompetenz auch bei sehr pflegebedürftigen Patienten befreiend und heilend sein.

Zusammenfassung

In diesem Kapitel wurde keine umfassende Darstellung der ethischen Probleme geboten, die sich aus dem Umfeld des Euthanasie-Begriffes ableiten lassen. Hierzu muß auf die vorhandene Literatur verwiesen werden.

Euthanasie wurde als „Lösung" vorgestellt, die in terminalen oder unerträglichen Krankheitssituationen zunehmend Akzeptanz gewinnt. Dagegen steht die Notwendigkeit, den Sinn leidvollen Daseins als existentielle Anfrage zu betrachten und auszuhalten, daß es vielleicht keine zufriedenstellenden Antworten gibt.

Literatur

Arndt, M.: Leben-Leid-Sterben-Trauer. (Materialien zur Krankenpflegeausbildung Nr.3). Lambertus-Verlag. Freiburg 1990
Bienstein, C., A. Fröhlich (Hrsg.): Bewußtlos. Eine Herausforderung für Angehörige, Pflegende und Ärzte. Verlag Selbstbestimmtes Leben, Düsseldorf 1994
Doyle, D.: Hauskrankenpflege bei unheilbar Kranken. Ein Leitfaden für Ärzte und Pflegepersonal. Thieme, Stuttgart 1990
Juchli, L.: Pflege, Begleiten, Leben. Recom, Basel 1992
Niehoff, J.-U., R.-R. Schrader: Ganzheitliche Medizin – Perspective oder Irrweg? in: Kritische Medizin im Argument. Argument Sonderband AS 77. Argument-Verlag, Berlin 1989

13. Organtransplantation

Eine persönliche Stellungnahme zum Thema Organtransplantation ist für Pflegende in gleicher Weise bedeutsam wie für jedes Mitglied der Gesellschaft. Wir alle sind mögliche Empfänger oder Spender von Organen oder sind Angehörige von solchen. Für Pflegende haben Organtransplantationen jedoch weitergehende Bedeutung als für beliebige Mitglieder der Gesellschaft. Die Auseinandersetzung mit neuen Techniken der Medizin ist im beruflichen Kontext unumgehbar, denn es gibt viele Arbeitsplätze, die in direktem Zusammenhang stehen mit Organentnahmen und mit Transplantationschirurgie.

Ziel allen ärztlichen Handelns ist es, Leben zu retten bzw. die Lebensqualität eines Menschen entscheidend zu verbessern. Der Austausch von funktionsuntüchtigen Organen oder Geweben gegen funktionstüchtige entspricht diesem Ziel. Blut, Knochenmark, Knochen, Knorpel und Haut, auch paarig angelegte Organe können von Lebendspendern entnommen werden, die zum Zeitpunkt der Entnahme ihre Einwilligung geben können. Für die Verpflanzung der großen Organe wie auch der Augenhornhaut und der Gehörknöchelchen wird der Eintritt und die Feststellung des Todes eines Spenders vorausgesetzt.

Damit ein Körper zur Explantation freigegeben werden kann, muß die Zustimmung eines Menschen zur Organentnahme, zum Beispiel in Form eines Spenderpasses bzw. die Zustimmung der Angehörigen vorliegen. In Deutschland wird derzeit über ein Transplantationsgesetz beraten, in dem der Modus der Zustimmung bzw. der Ablehnung einer Organentnahme geregelt werden soll.

Pro und Kontra Organtransplantation

Transplantationschirurgie ist möglich geworden durch die Entwicklung von Medizin und Technik. Unter Wahrung grundlegender moralischer Voraussetzungen ist sie mehr als nur ein Ausnutzen tragischer Situationen. Organtransplantationen sind eine Frage von Leben und Tod. Es geht um das Leben der Empfänger und um den Tod der Spender, soweit es sich nicht um Lebendspender handelt. Die Organspende gilt als ein Leben erhaltender Akt; der Bedarf an Organen ist jedoch größer als das Angebot. So wird von verschiedener Seite versucht, die Organspende zu fördern.

Auf der anderen Seite wurde in den vergangenen Jahren eine deutliche Ablehnung aller Organtransplantationen deutlich. Medizin und Medizintechnik habe die Grenze einer menschlichen und menschenwürdigen Therapie überschritten. Kritiker der Organtransplantation stellen in Frage, ob wir das Recht haben, die begrenzten Ressourcen, die für die Gesundheitssorge zur Verfügung stehen, auf den äußerst kostenintensiven Bereich der Organtransplantation auszudehnen.

Im Sommer 1995 erfuhren wir, daß die neue südafrikanische Regierung als erste Regierung die Durchführung von kostspieligen Transplantationen ausgesetzt hat, weil diese bisher kaum dazu beitrugen, den Gesundheitszustand der Gesamtbevölkerung zu heben. So kostet eine Herztransplantation soviel wie die Antibiotikabehandlung von 25 000 Kleinkindern mit oft tödlich verlaufenden Lungeninfektionen (Meldung im Rheinischen Merkur vom 11. 8. 1995).

Vor 30 Jahren wurde in Südafrika die erste Herztransplantation durchgeführt. Damals erschien uns das als ein ungeheurer Fortschritt. Vielleicht ist die Entscheidung von 1995 ebenso als Fortschritt zu werten. Wir nehmen hier wahr, daß die ethische Problematik der Organtransplantation auch Fragen von sozialer Gerechtigkeit umfaßt.

Ein anderer Kritikpunkt bezieht sich auf den Vorwurf der Profilierungssucht der Transplanteure und der Transplantationszentren, die Erfolge aufweisen wollten, um entsprechende Fördermittel in Anspruch zu nehmen. Diesen ginge es weniger um die Lebensqualität von transplantierten Patienten als um entsprechende Statistiken. Hiermit sei wissenschaftliche Profilierung angestrebt. Von dauerhaft besserer Lebensqualität sei nach der Transplantation großer Organe in den seltensten Fällen zu sprechen, sind diese Patienten doch zeitlebens auf hohe Dosen

Immunsuppressiva und Kortisonpräparate angewiesen, die entsprechende Nebenwirkungen und neue Belastungen hervorrufen.

Häufig wird die Kritik auch festgemacht an der Problematik des Hirntodkonzeptes. In vereinfachter Weise wird argumentiert, daß es unmöglich sei, lebensfrische Organe aus Toten zu entfernen. Entweder sei ein Mensch tot, dann können keine lebenden Organe explantiert werden. Oder ein Mensch sei nicht tot, dann muß von Körperverletzung gesprochen werden bzw. von einem Eingriff in die Integrität eines sterbenden Menschen.

Mediziner, Theologen, Philosophen und Rechtswissenschaftler haben pro und kontra Organtransplantation Stellung bezogen, und auch für Pflegende ist es notwendig, sich der Auseinandersetzung zu stellen. Es scheint, daß die Medizintechnik die Möglichkeiten der Organtransplantation zu schnell vorangetrieben hat auf der Grundlage eines zunächst unhinterfragt akzeptierten Hirntod-Konzeptes. Sicherlich haben berufene Autoren (z. B. Spittler 1995; Angstwurm 1994) unmißverständlich deutlich gemacht, daß aus pathobiologischer Sicht der Ausfall von Stamm- und Großhirnfunktionen den Sterbeprozeß irreversibel einleiten bzw. abschließen. Davon unabhängig machen andere Wissenschaftler das Faktum des Herzstillstandes geltend als Kriterium des eingetretenen Todes (Jonas, Hoff/In der Schmitten, 1994). Hier wird verneint, daß das Großhirn die entscheidende Instanz für die Aufrechterhaltung des biologischen Lebens ist. Diese Position wird untermauert mit entsprechenden Forschungsergebnissen aus den Bereichen der Hirnforschung und Verhaltensphysiologie (Roth/Dicke in Hoff/In der Schmitten 1994). Hieraus ergibt sich die Frage, ob die Organentnahme nach Feststellung des irreversiblen Hirntodes ein Eingreifen in den Sterbeprozeß eines Menschen darstellt.

Auch aus anthropologischer Sicht, daß heißt aus der Fragestellung nach dem Wesen des Menschseins gibt es Argumente, die Hirntodkonzept und Organtransplantation ablehnen. Hier geht es um die grundsätzliche Frage nach der Leibidentität der Person. Aus der Perspektive der Empfänger wird gefragt, ob je ein fremdes Organ, ob fremdes Gewebe zu eigenem Gewebe werden kann. Diese Frage zielt nicht nur auf die Problematik der biologischen Abstoßreaktionen (Meran/Poliwoda in Hoff/In der Schmitten 1994).

Inzwischen haben sich die Meinungen für und gegen die Transplantationschirurgie mit guten Begründungen auf beiden Seiten deutlich polarisiert. Letztlich wird jeder und jede, die im beruflichen Alltag zur Mitarbeit bei Organentnahmen oder Organtransplantationen beteiligt sind, sich eine eigene, informierte Meinung bilden müssen. Es geht dann entweder darum, ob der Respekt vor vergehendem Leben oder der Wert zu heilender oder zumindest zu behandelnder Leiden den Vorrang hat. Es geht auch um die Frage, was Heil und Heilung grundsätzlich bedeuten, zu welchem Preis diese zu haben sind. Diese Frage ist sicherlich nicht ausschließlich auf der Grundlage biologischer oder anthropologischer Argumente zu klären.

Die Hirntodproblematik wurde in letzter Zeit kontrovers diskutiert. Das grundlegende Verständnis der Argumentation scheint für Pflegende recht bedeutsam zu sein. Im Rahmen dieses Kapitels erfolgt eine entsprechende Darstellung.

Tod und Hirntod

Die Grenze zwischen Leben und Tod

Die herkömmliche Bestimmung des Todes richtete sich aus auf das Aufhören der Atem- und Herz-Kreislauf-Tätigkeit. Ein Mensch ist tot, so hieß es, wenn er nicht mehr atmete und das Herz aufgehört hatte zu schlagen.

Erst Intensivmedizin und -pflege haben gezeigt, daß die Herz-Kreislauf- und die Atemfunktion eines menschlichen Körpers auch künstlich aufrechterhalten werden können, wenn die zerebrale Steuerung durch Unfall, Krankheit oder auch Anästhesie ausgefallen ist. Die vitalen Funktionen des Menschen werden vom Hirnstamm gesteuert, während die kognitiven Funktionen vor allem von der Großhirnrinde ausgehen. Allerdings hat moderne Hirnforschung eine viel stärkere Interdependanz der einzelnen Hirnanteile nachgewiesen als bisher angenommen. Die Zerstörung jener Hirnstammanteile aber, die für die vitalen Funktionen zuständig sind, wird unausweichlich und irreversibel das Absterben der weiteren Organe eines Körpers nach sich ziehen und innerhalb kurzer Zeit den „wahrnehmbaren" Tod zur Folge haben. Sind jedoch „nur" bestimmte Anteile des Neocortex, des Großhirns, geschädigt ohne Einbeziehung von Stammhirnanteilen, dann können wir tiefe Bewußtlosigkeit und auch Funktionseinschränkungen anderer Organe wahrnehmen, die Aufrechterhaltung von Herz-Kreislauf und zum Teil auch Atmung muß hier nicht betroffen sein. Ein Mensch kann in diesem Zustand bei entsprechender Pflege längere Zeit weiterleben. Auch ohne Großhirn geborene Kinder, sog. Anenzephale, können gleichermaßen rein vegetativ existieren.

Zu menschlichem Leben gehört aber über ein vegetatives Existieren hinaus die Fähigkeit, sich selbst und die Umgebung wahrzunehmen. Zu menschlichem Leben gehört also Bewußtsein und die Möglichkeit des In-Beziehung-Tretens zur Welt und zur Umwelt. Zu menschlichem Leben gehört auch die Fähigkeit, Vergangenheit, Gegenwart und Zukunft zu differenzieren.

Zustände, in denen durch eine Schädigung der Großhirnrinde die genannten Fähigkeiten ausgeschaltet sind, nennen wir „apallisches Syndrom'. Ein weiteres Phänomen, das in diesem Zusammenhang Erwähnung finden muß, ist das sog. „Locked in"-Syndrom. Hierbei ist das äußere Erscheinungsbild dem eines Patienten mit apallischem Syndrom sehr ähnlich, mit dem Unterschied, daß ein Patient mit „Locked in"-Syndrom bei Bewußtsein ist, aber keine Möglichkeit hat, dies der Außenwelt kundzutun und sich sprachlich oder durch Bewegungen spontan verständlich zu machen. Dieses Syndrom kann auftreten zum Beispiel bei Thrombose der Arteria basilaris. Erst durch die verfeinerten Möglichkeiten neurologischer Diagnostik stießen Anästhesisten vor wenigen Jahren auf dieses Phänomen.

Als Tod des Menschen bezeichnen wir das irreversible Ende des Sterbeprozesses, wobei der Ausfall von Großhirn und Hirnstamm die Funktionsfähigkeit aller weiteren Organe nach sich zieht. Der vollständige Hirntod wurde 1968 von Wissenschaftlern des Harvard Medical College in den USA als gültiges Kriterium für den Tod des Menschen festgelegt.

Hierbei geht es um ein *Definitionsmerkmal* im naturwissenschaftlichen Sinn, das rechtliche und medizintechnische Bedeutung hat. Aus der Hirntod-Definition werden ethische Argumente abgeleitet im Hinblick auf die Unbedenklichkeit von Organentnahmen bei toten Spendern.

Von der Bundesärztekammer wurde 1982 das Hirntodkriterium als Merkmal zur Festsetzung des Todes eines Menschen anerkannt (s. Anhang). Sachlich gesehen geht es bei der Feststellung des Hirntodes um die Bestimmung einer Reihe von Faktoren oder Merkmalen, deren Fehlen bzw. Vorhandensein zweifelsfrei eine Beurteilung zulassen über die Ausdehnung einer Hirnschädigung. Hierzu aus der Stellungnahme des wissenschaftlichen Beirates der Bundesärztekammer:

Der Zeitpunkt der Feststellung des Hirntodes gilt nun als der Zeitpunkt, von dem an intensiv-therapeutische

Maßnahmen eingestellt werden können, ja eingestellt werden müssen. Zum Zweck der Organentnahme können die Vitalfunktionen künstlich aufrechterhalten werden (s. Anhang).

Inzwischen wurden aber Stimmen laut, die darauf dringen, den Tod eines Menschen nicht am Gesamthirntod-Konzept festzumachen, sondern es soll bereits die irreversible Schädigung der Großhirnrinde (des Neocortex) ausreichen, Behandlungen einzustellen bzw. Organe zur Transplantation zu entnehmen.

Hier wird argumentiert, daß mit dem Fehlen personalen Lebens, also Bewußtsein, Schmerzempfinden, Beziehungsfähigkeit, Zukunftsorientierung, das typisch menschliche einer Existenz verlorengegangen sei. Andererseits wurde 1990 die Hirntodkonzeption vom Dänischen Ethikrat abgelehnt mit der Begründung, daß wir nicht davon reden können, daß der Sterbeprozeß abgeschlossen sei, wenn Atmung und Herzschlag weiterhin vorhanden sind und die Körpertemperatur und Hautfarbe wie bei Lebenden erscheinen. Obwohl dieser Zustand mit der Gesamthirntod-Definition vereinbar sei, würden nur wenige Menschen bereit sein, einen solchen Körper als Leiche zu bezeichnen.

Tod als Hirntod oder Teilhirntod werden von verschiedenen Interessengruppen sehr unterschiedlich bewertet. Bei solcher Bewertung spielen eine Vielzahl von Faktoren eine Rolle, die für die jeweilige Gegenseite oft als negative Beweggründe ausgelegt werden. So werfen jene, die Organtransplantationen ablehnen, den Befürwortern des Gesamthirntod-Kriteriums vor, diese Todeskriterien für ihre eigenen Ziele zu instrumentalisieren.

Tod – Konzepte und Definitionen

Zusammenfassend sind im folgenden die Aussagen zum Tod wiedergegeben, die die momentane Diskussion beeinflussen und die herangezogen werden, um einen Status zu beschreiben, der bestimmte medizintechnische und therapeutische Handlungen zuläßt oder verbietet. Es können fünf Konzepte beschrieben werden, die einerseits distinkte Merkmale aufweisen, andererseits schwer zu unterscheiden sind, da Sterben in den meisten Fällen ein kontinuierlicher Prozeß ist.

1. Leben ist gebunden an Personalität. Leben ist biographisches Leben, das seinen Wert nur dadurch erhält, daß verantwortliche Entscheidungen getroffen werden können, daß die Fähigkeit vorhanden ist, persönliche Beziehungen einzugehen, sowie die Fähigkeit der Erinnerung

und der Zukunftsorientierung. Diese Merkmale ermöglichen das Bewußtsein seiner selbst und die Vorstellung der eigenen Existenz in der Zeit. Es wird ein Unterschied gemacht zwischen biologischem und biographischem Leben, wobei biologisches Leben eine Voraussetzung ist für biographisches Leben, jedoch keine hinreichende Voraussetzung.

Die meisten Tiere mögen wohl biologisches Leben haben, sind jedoch nicht in der Lage, dieses um die biographische Dimension zu erweitern. Den Wert menschlich würdevollen Lebens machen einige Moralphilosophen fest an biographischer Existenz. Hierbei wird nicht immer deutlich, ob nicht das Fehlen biographischer Existenz gleichgesetzt wird mit „tot sein". Peter Singer scheint die Auffassung zu vertreten, daß eine nur biologische Existenz das Personsein ausschließt.

2. Leben ist gebunden an Bewußtsein. Das heißt, menschliches Leben kann als solches angesehen werden, solange das Bewußtsein nicht irreversibel verloren ist. Tod entspräche nach diesem Konzept dem Verlust der neokortikalen Funktionen.

Die Rechtsprechung in den meisten Ländern erkennt den Teilhirntod nicht als Todeskriterium an. Allerdings wird dieses Konzept benutzt, um den Abbruch von therapeutischen Maßnahmen zu begründen. So im Fall des Tony B. (s. Kapitel 12, S. 119) oder dem im Jahre 1995 bekannt gewordenen Fall einer 45jährigen Irin, die seit 25 Jahren bewußtlos ist (s. Kapitel 12, S. 119) oder der Fall der Frau S. in Kempten (s. Kapitel 5, S. 57).

3. Solange noch minimale Voraussetzungen für Leben gegeben sind, lebt ein Mensch. Als minimale Voraussetzung werden Herz-Kreislauf- und Atemtätigkeit angesehen. Wenn diese erlöschen, können auch andere Körperfunktionen sich nicht aufrechterhalten.

Diesem Konzept entspricht die irreversible Hirnstamm-Schädigung, wobei Vergiftungen und Hypothermie als Ursachen auszuschließen sind. Die Tatsache, daß die Herz-Kreislauf-Funktion durch künstliche Maßnahmen aufrechterhalten werden kann, läßt im Rahmen des Gesamthirntod-Konzeptes die Entnahme von Organen zum Zweck der Organtransplantation zu.

4. Der Tod kann nur gleichgesetzt werden mit den Zeichen, die sich, äußerlich gesehen, im Sterben eines Menschen darbieten. Mit diesem Konzept ist die Bestimmung des Todeszeitpunktes nicht an medizintechnische Untersuchungen gebunden, sondern wieder der sinnlichen Wahrnehmung der beim Sterben anwesenden

Personen anheimgegeben. Die oben erwähnte dänische Staatliche Ethikkommission vertritt dieses vierte Konzept. Ein Mensch mit schlagendem Herzen wird in dem Falle nicht wie auf der Grundlage des Hirntodkriteriums als tot erklärt.

Hiermit wird wieder der kardiale Tod als entscheidendes Todeskriterium in den Vordergrund gestellt. Dieses Konzept erlaubt die weitgehendste Bestimmung dessen, was als Leben gelten kann.

5. Tod und Sterben können nicht von dem spirituellen Element des Lebens getrennt werden. Beispielsweise kennt die tibetanische Form des Buddhismus zwei Phasen der „Auflösung". Die *äußere Auflösung* ist der leibliche Tod, der beginnt mit dem Erlöschen der Funktionen von Sinnesorganen und dem Aufhören der Funktionen aller anderen Organe. Er findet sein Ende im Aufhören der Atmung und der Herz-Kreislauf-Tätigkeit. Ein Prozeß, als *innere Respiration* bezeichnet, bringt das leibliche Sterben zum Abschluß.

Die Phase der *inneren Auflösung* weist unterschiedliche Ebenen des Bewußtseins auf, die von der Außenwelt nicht direkt wahrzunehmen sind und Gedanken und Gefühle betreffen. Nach der Auffassung des tibetanischen Buddhismus kann es bis zu drei Tagen dauern, bis sich Bewußtsein und Körper getrennt haben.

Hirntodkonzept und Organtransplantation

Das Ablehnen des Hirntodkonzeptes als Tod des Menschen muß jedoch nicht gleichbedeutend sein mit dem Ablehnen von Organentnahmen zum Zweck der Transplantation schlechthin. Auch in Ländern, die den Tod des Menschen im Sinne des oben vorgestellten 4. Konzeptes erst mit dem Erliegen der Herz-Kreislauf-Tätigkeit akzeptieren (z. B. Dänemark), werden Organe transplantiert. Dann wird allerdings eindeutig vom Beenden eines durch Ausfall des Hirnstammes irreversibel gewordenen Sterbevorgangs gesprochen. Der Hirntod wird als Indikation der Irreversibilität des Sterbevorgangs gleichermaßen sorgfältig festgestellt. Die Kontroverse um Organtransplantation läßt sich also nicht ausschließlich festmachen an der Todesfeststellung.

Gegner von Organtransplantationen argumentieren mit dem Schlagwort *„Hirntod ist Scheintod"*. Im Sinne der Autonomie als ethisches Prinzip sollte jedoch nicht gegen die Bereitschaft polemisiert werden, in genau umrissenen Situationen vor dem natürlichen Abschluß des Sterbevorgangs dem Körper Organe entnehmen zu lassen, um damit durch Transplantation das Leben eines anderen Menschen zu ermöglichen oder ihm eine bessere Lebensqualität zu geben.

Es ist jedoch auch ohne Schwierigkeiten zu verstehen, daß für viele Menschen das Sterben als Teil des Lebens im wahrsten Sinn des Wortes eine transzendente Bedeutung hat, die aus naturwissenschaftlicher Perspektive nicht nachvollzogen werden kann. Hier kann auch eine naturwissenschaftliche oder biopathologische Erklärung des Sterbevorgangs keine ethische Begründung für die Erlaubtheit von Organentnahmen liefern. Die Entscheidung, ob das Sterben gelebt werden will oder ob im Sterben Leben für einen anderen Menschen ermöglicht werden soll, muß bewußt und auf dem Hintergrund von angemessenen Informationen getroffen sein. Das Prinzip der Autonomie wird somit gewahrt. Im Rahmen des geplanten Transplantationsgesetzes verstießen eine „Informationslösung" oder eine „Widerspruchslösung" gegen dieses Prinzip. Die Angehörigen eines potentiellen Spenders würden über die infauste Prognose informiert, und die Organentnahme wäre als gerechtfertigt anzusehen, wenn kein Widerspruch erfolgt.

Die grundsätzliche Frage nach dem Sinn von Organtransplantationen ist aber nicht ausreichend mit der argumentativen Ausrichtung auf Sterben und Tod des sogenannten Spenders zu diskutieren. Vielmehr müssen wir auch die Bedeutung betrachten, die einem fremden Organ als lebenserhaltendem Mittel zukommt. Sicherlich gibt es die uneingeschränkte Zustimmung jeglichen medizinischen Möglichkeiten gegenüber, die menschliches Leben verlängern, erhalten oder verbessern. Es ist aber auch zu bedenken, ob mit manchen therapeutischen Möglichkeiten nicht Grenzen überschritten werden, die die Integrität, die Individualität und die Personalität von Menschen verletzen könnte.

Diese Bedenken sind kaum mit naturwissenschaftlichen Begriffskategorien zu untermauern und zu begründen. Menschliches Leben umfaßt mehr als bio-physisch nachvollziehbare Vorgänge. Aber auch diese sind für den Bereich der Transplantationsmedizin längst nicht umfassend verstanden. Neben den körperlichen Reaktionen treten bei vielen Patienten vermehrt psychische Reaktionen auf, die auf eine innere Abwehr deuten und deren Ausformung oft Jahre in Anspruch nehmen. Die Abstoßungsreaktionen geben uns noch viele Fragen auf. So kann zu Recht die Frage gestellt werden, ob im Lichte der nach jeder Transplantation notwendigen und meist sehr belastenden Behandlung mit Immunsuppressiva die Transplantation für diesen Patienten richtig war. Der Körper wird sich letztlich eine Antwort nicht von medizinischer Seite vorschreiben lassen, sondern diese selbst formulieren und leben.

Zusammenfassende Beurteilung aus unterschiedlichen Perspektiven

Beurteilung aus der Sicht der Empfänger

Aus der Sicht der Empfänger hat zur Befürwortung einer Transplantation der Grundsatz zu gelten, daß der Eingriff eine Verbesserung der Lebenssituation bewirkt, daß keine anderen Gründe wie zum Beispiel medizinische Versuche oder die Verbesserung von Transplantationstechniken maßgeblich sein dürfen. Wir sollten allerdings nicht übersehen, daß neben immunologischen Reaktionen, wie z. B. der Abstoßung des Fremdorgans, psychische Belastungen auf die Empfänger zukommen. Die Knappheit von Spenderorganen bringt es mit sich, daß eine Entscheidung für einen bestimmten Patienten, eine bestimmte Patientin immer auch eine Entscheidung gegen einen anderen Menschen ist. Der Gedanke, das eigene Leben dem Tod eines anderen Menschen zu verdanken, ist sicherlich nicht leicht zu verarbeiten. Das macht gezielte psychotherapeutische Behandlung, vorbereitend und nachsorgend, unumgänglich. Auch wenn es sich um Organe oder Organmaterial von Lebendspendern handelt, mögen Identitätsprobleme bei einem Empfänger auftreten. Viele Menschen weigern sich, je einer Organtransplantation für sich selbst als Behandlungsmethode zuzustimmen. Therapeuten und Pflegende müssen dies akzeptieren. Bei allen Entscheidungen ist der Wunsch der Betroffenen ausschlaggebend.

Beurteilung aus der Sicht der Spender

Aus der Sicht von Lebendspendern ist eine Organtransplantation weniger problematisch, wenn es um eine Niere, Blut, Knochenmark, Knochen, Knorpel und Haut geht. Voraussetzung ist in allen Fällen, daß die Einwilligung des Spenders vorliegt und die Organspende nicht aus kommerziellen Gründen erfolgt. Es könnten allerdings Probleme entstehen, wenn ein Spender mit guter Kompatibilität aus dem Familienkreis eines Kranken nicht einwilligungsfähig ist. Darf zum Beispiel die Knochenmarkspende eines Jugendlichen mit Down-Syndrom für eine an Blutkrebs erkrankte Schwester oder einen Bruder in Erwägung gezogen werden?

Nach Kant darf nie ein Mensch als Mittel zu einem Zweck verwertet werden; utilitaristisches Denken könnte jedoch nach Abwägung aller Vor- und Nachteile zu dem Schluß kommen, daß es besser ist, Knochenmark zu entnehmen, auch wenn das Kind mit Down-Syndrom den Sinn und Zweck des Eingriffes zur Knochenmarksentnahme nicht verstehen kann, auch wenn es hierzu keine Einwilligung geben kann, weil mit der Transplantation eine gute Überlebenschance für das Geschwisterkind gegeben ist. Mit dieser Entscheidung wäre letztlich die Summe des Glückes oder die Summe der positiv zu wertenden Resultate am größten.

Die Entscheidung in einer solchen Dilemma-Situation kann allerdings nicht durch theoretische Abwägung getroffen werden. Zur Entscheidungsfindung wird es eine Rolle spielen, ob und wieweit das mongoloide Kind verstehen kann, welche Bedeutung eine Knochenmarksspende in der konkreten Situation hat.

Handelt es sich bei Organspendern um Verstorbene, gehen wir ebenso davon aus, daß eine Einwilligung vorliegt, entweder durch einen Spenderpaß oder durch die Zustimmung von Angehörigen. Transplantiert werden hier Augenhornhaut, Gehörknöchelchen, Haut, Knochen, Nieren oder auch große Organe wie Herz, Leber und Lungen. Voraussetzung ist in jedem Fall die offizielle Feststellung des Todes. Das heißt, das Personsein hat aufgehört, und der Leichnam hat nur noch materiellen Wert, der genutzt werden kann. Respekt vor dem Menschen, der einmal Person war, würde eigentlich die Organentnahme verbieten. Auch der Leichnam, der zwar nur der materielle Rest eines Menschen ist, hat ein Recht auf Integrität und Unverletztheit. Die Erlaubnis zur Organentnahme wird jedoch oft als letzte Möglichkeit gesehen, über den Tod hinaus Nutzen zu bringen und Leben zu fördern.

Bei den großen Organen hängt der Erfolg der Transplantation entscheidend von der guten Durchblutung des Organs ab, und dies bringt uns zu dem Konflikt, der im Hinblick auf die Feststellung des Todes und der Einleitung von wiederbelebenden Maßnahmen führt. Ein wesentlicher Punkt ist, daß die Feststellung des Todes nicht beeinflußt werden darf durch die Intention der Organentnahme. Der wissenschaftliche

Beirat der Deutschen Bundesärztekammer hat Entscheidungshilfen zur Feststellung des Hirntodes vorgelegt, die sich mit ähnlichen Bestimmungen anderer Länder decken und die bei uns allgemeine Beachtung finden (s. Anhang).

Diese Art von Entscheidungen sind allerdings keine moralischen Entscheidungen, sie liegen im biologisch-medizinischen Bereich und können auch nur hier angemessen behandelt werden.

Beurteilung aus der Sicht der Pflegenden

Die Transplantationschirurgie weist einen moralischen Zwiespalt auf, zwischen dem Wert des Lebens an sich und der Frage der Nützlichkeit (s. Kapitel 5). Beide Aspekte müssen im Hinblick auf die Empfänger und auf die Spender betrachtet werden. Der Spender oder die Spenderin verlieren ihr Leben, für die Empfänger besteht die Hoffnung, daß sich neue Lebenschancen ergeben.

Alle Personen, die einen Patienten, eine Patientin betreuen, deren vitale Funktionen künstlich erhalten werden, sind diesem Zwiespalt ausgesetzt. Zu den praktischen, pflegerischen und technischen Verrichtungen kommt die Betreuung der Angehörigen. Oft ist es die Aufgabe der Pflegenden, die selbst unter größter Spannung und Belastung arbeiten, diese Betreuung wahrzunehmen. In dieser Situation, in der die Pflegenden und alle anderen Mitglieder des therapeutischen Teams, besonders aber die Angehörigen, mit der Wahrscheinlichkeit des Todes konfrontiert sind, müssen wesentliche Entscheidungen getroffen und mitgetragen werden.

Für jene Pflegenden, die in diesem Bereich arbeiten, ist es bedeutsam, die Kriterien des Hirntods zu verstehen. Wenn der Zeitpunkt für die Explantation gekommen ist, wird vorausgesetzt, daß der Hirntod zweifelsfrei festgestellt wurde, daß der Organentnahme die Einwilligung der Angehörigen vorausgegangen ist und daß die Angehörigen verstanden haben, wozu sie ihre Einwilligung gaben.

Es ist äußerst schwer, einen Patienten, der rechtlich tot ist, der jedoch warm ist, einen fühlbaren Puls hat und atmet, als Leiche zu betrachten. Das Operationsteam hat hier Aufgaben, die sich scheinbar gegen das Leben richten. Auch das verstandesmäßige Wissen, daß dieser Patient, diese Patientin tot ist, wird gefühlsmäßig oft nicht angenommen. Vielleicht sollten wir diesen Zwiespalt letztlich auch nicht zu lösen versuchen. Vielleicht haben wir nur die Möglichkeit, diesem toten Patienten mit Achtung zu begegnen und müssen die zweifelnden Gefühle aushalten. Dieser Zwiespalt kann dazu beitragen, daß unsere Achtung vor dem Leben insgesamt wächst und das Bewußtsein geschärft wird, den Lebenswert aller Patienten zu würdigen.

Es mag hilfreich sein, wenn jene Pflegenden, die häufig an Explantationen beteiligt sind, Möglichkeiten zum Gespräch und Kontakt mit Mitgliedern von Transplantationsteams haben. Das Ernstnehmen der Gefühle, denen Pflegende in diesen Arbeitsfeldern ausgesetzt sind, hat moralische Bedeutung. Es ist nie zu rechtfertigen, daß Schwestern oder Pfleger gegen ihren Willen im Bereich der Transplantationschirurgie arbeiten. Bedenken, die auf der Grundlage sorgfältiger ethischer Argumentation gegen diese Techniken geformt wurden, müssen ernst genommen werden. Transplantationschirurgie ist am ehesten mit dem Nützlichkeitsprinzip zu rechtfertigen. Schwestern oder Pfleger, die diesem Prinzip grundsätzlich nicht zustimmen, werden den moralischen Zwiespalt kaum aushalten.

Pflegende, die im operativen Intensivbereich tätig sind und zu deren Aufgaben auch die Pflege von potentiellen Spendern oder von transplantierten Patienten gehören könnte, müssen sich umfassend über alles informieren, was die Transplantationschirurgie mit sich bringt. Die wesentliche Fragestellung ist jedoch nicht: *„Sind Organtransplantationen ethisch zu rechtfertigen oder nicht?"* Die ethische Anforderung besteht in erster Linie darin, die Einstellung zum eigenen Leben und zum eigenen Sterben zu durchdenken und zu verstehen. Nur hieran kann die persönliche Einstellung und Überzeugung im Hinblick auf die Transplantationschirurgie festgemacht werden. Und hieran kann sich dann die bewußte Entscheidung knüpfen, ob die Arbeit in diesen Bereichen in Frage kommt. Die Antwort mag unterschiedlich ausfallen und gut und richtig sein. Und letztlich müssen wir gerade in diesem Bereich, der so grundlegend existentielle Bedeutung hat, auch Raum lassen für die Möglichkeit, daß Einstellungen und Überzeugungen sich verändern können.

Organtransplantation im Alltag einer Lehrerin für Pflegeberufe

Bärbel C. ist Lehrerin für Pflegeberufe und arbeitet seit fünf Jahren als Leiterin eines innerbetrieblichen Fortbildungsinsti-

tutes an einer mittelgroßen Klinik. Da sie selbst aus dem operativen Intensivbereich kommt, schenkt sie der Fachweiterbildung für Anästhesie und Intensivpflege besondere Aufmerksamkeit. Vor Jahren schon hat sie im Rahmen einer Aktion des Arbeitskreises für Organspende in einem Spenderausweis ihre eigene Spendebereitschaft dokumentiert. Einmal im Jahr hatte sie in ihrem Haus mit einer Unterrichtsveranstaltung für die Organspende geworben.

Durch die Bekanntschaft mit Jürgen wurde ihre positive Grundeinstellung zur Transplantationsmedizin in Frage gestellt. Jürgen war der Überzeugung, daß mit der Verpflanzung von großen Organen eine Grenze der medizinischen Machbarkeit überschritten sei. Auch wenn es technisch möglich ist und Heilerfolge verspricht, sollten wir uns in diesem Bereich Zurückhaltung auferlegen. Jürgen begründete seine Meinung mit der Einmaligkeit eines jeden Menschen, die bis in jede Zelle hinein unverwechselbar sei und nicht durch Ersatzteilmedizin in Frage gestellt werden dürfe. Bärbel und Jürgen hatten zahlreiche Diskussionen, die für beide bedeutsam waren, dienten sie doch dazu, grundlegende existentielle Fragen zu stellen und zu klären. Jürgens Einstellung einerseits und das Lesen entsprechender Literatur (s. am Ende dieses Kapitels) andererseits bewirkte letztlich eine Meinungsänderung bei Bärbel.

Die Auseinandersetzung in der Praxis blieb ihr erspart. Die Kliniken, der Krankenpflegeschule, in der sie arbeitete, hatten keine Abteilung für Transplantationschirurgie. Sie entschied sich lediglich, die Unterrichtsveranstaltungen zum Thema vorläufig nicht mehr anzubieten. Sie bereitete jedoch eine neue Unterrichtseinheit vor, in der beide Seiten der Argumentation ausgewogen zum Tragen kommen sollten.

Die Schwierigkeit des Problems lag für Bärbel eigentlich bei der Eigentümerin des Bäckerladens im Nachbarhaus. Diese hatte einen Sohn, der vor vier Jahren eine Lebertransplantation bekommen hatte und dem es inzwischen sehr gut ging. Die Mutter des Jungen hatte oft mit Bärbel über ihren Sohn gesprochen. Sie war glücklich, daß es ihrem Jungen wieder so gutging, daß er inzwischen seine Meisterprüfung als Bäcker und Konditor gemacht hatte. In den letzten Monaten war Bärbel sehr einsilbig dieser Frau gegenüber geworden.

An diesem Beispiel wird deutlich, daß die Problematik eines medizinethischer Themas facettenreich das Leben unterschiedlicher Menschen auf unterschiedliche Art und Weise betreffen kann. Für Bärbel stand zunächst nicht einmal die Frage an, ob sie in einem Transplantationsteam oder im Bereich der intensivpflegerischen Nachbehandlung bei frisch transplantierten Patienten arbeiten wolle oder könne. Bärbel hatte ihre persönliche Verantwortung im Bereich des Lehrens gesehen und wahrgenommen.

Hier greift zunächst das Prinzip der **Wahrheit und der Ehrlichkeit.** Nach entsprechend breiter Auseinandersetzung war Bärbel bereit, zu ihrer neuen Meinung zu stehen, auch wenn sie sich damit vielleicht dem Vorwurf der Beeinflußbarkeit aussetzte. Gerade in Kontakten mit der Öffentlichkeit haben Angehörige pflegerischer Berufe einen ethischen Anspruch zu erfüllen, der hohe Anforderungen stellt. Bärbel würde es nicht zu ihren Aufgaben zählen müssen, die Bäckersfrau in der Nachbarschaft von ihrer eigenen Meinungsentwicklung in Kenntnis zu setzen. Um den Kontakt zu beschränken, wird Bärbel auch nicht auf ihre Brötchen verzichten müssen; sie wird sorgfältig abzuwägen haben, wie Gespäche in Zukunft verlaufen, ohne daß sie die Bäckersfrau verletzt und ohne daß sie ihre Einstellung verleugnet.

Literatur

Angstwurm, H.: Der vollständige und endgültige Hirnausfall (Hirntod) als siches Todeszeichen des Menschen. In: Wann ist der Mensch tot? Organverpflanzung und Hirntodkriterium. Rowohlt, Reinbeck bei Hamburg 1994 (S. 41 – 51)

Arbeitskreis-Organspende: Ethik und Organtransplantation. Beiträge zu einer aktuellen Diskussion. Sonderdruck des Arbeitskreises Organspende, Frankfurt/M. 1986

Arbeitskreis-Organspende: Organtransplantationen, Erklärung der Deutschen Bischofskonferenz und des Rates der Evangelischen Kirche in Deutschland. Sonderdruck des Arbeitskreises Organspende, Frankfurt/M. 1990

Bienstein, C.,A. und Fröhlich: Bewußtlos. Eine Herausforderung für Angehörige, Pflegende und Ärzte. Verlag Selbstbestimmtes Leben, Düsseldorf 1994

Harris, J.: Der Wert des Lebens. Eine Einführung in die medizinische Ethik. Akademie-Verlag, Berlin 1995

Hoff, J., J. In der Schmitten: Wann ist der Mensch tot? Organverpflanzung und Hirntodkriterium. Rowohlt, Reinbeck bei Hamburg 1994

Jonas, H.: Technik, Medizin und Ethik. Praxis des Prinzips Verantwortung. Suhrkamp Tb, Frankfurt/M. 1987

Roth, G., U. Dicke: Das Hirntodproblem aus der Sicht der Hirnforschung. In: Wann ist der Mensch tot? Organverpflanzung und Hirntodkriterium. Rowohlt, Reinbeck bei Hamburg 1994 (S. 51 – 67)

Rotondo, R.: Pflegerische Erfahrungen mit der Organtransplantation. In: Die Schwester – Der Pfleger, 34(5), (S. 381 – 385)

14. Abtreibung oder Schwangerschaftsabbruch

Das Beenden einer Schwangerschaft konfrontiert uns mit einer Thematik, die im Konzert der Lebens- und Todes-Fragen einen besonderen Stellenwert einnimmt. Vielleicht fragen wir uns bei den verschiedenen Themen, die bisher zur Sprache kamen: *„Welche Position würde ich einnehmen, wenn es um mich selbst oder um nahe Freunde oder Angehörige ginge? Was würde ich für mich selbst wollen?"* Dieser Art zu fragen, liegt die „goldene Regel" zugrunde; solche Fragen sind sicherlich hilfreich, sie haben moralische Bedeutung, sie aus einer objektivierenden Betrachtungsweise zu persönlicher Stellungnahme führen können.

Die Themen Euthanasie und Organtransplantation nehmen wir eher aus professioneller Perspektive wahr oder betrachten sie im allgemein menschlichen Kontext. Das Nachdenken über die Frage des Schwangerschaftsabbruches oder der Abtreibung unterscheidet sich von Fragen zur Euthanasie oder zur Organtransplantion. Bei ersterer ist es kaum möglich, aus distanziert professioneller Sichtweise heraus moralische Entscheidungen zu bedenken. Wie wohl jede Frau wird eine Krankenschwester irgendwann in ihrem persönlichen Leben mit der Frage nach dem Austragen oder Abbrechen einer Schwangerschaft konfrontiert. Dies mag eine eigene Schwangerschaft oder die einer Freundin oder einer Kollegin betreffen. Die Frage: *„Was soll ich jetzt tun?"* besitzt in dieser Situation eine große persönliche Bedeutung, die gleichermaßen auch Krankenpfleger in ihrer Rolle als Partner, Ehemänner und Väter betrifft.

Aber auch in anderer Weise unterscheidet sich das Nachdenken über Schwangerschaftsabbruch und Abtreibung von Fragen zur Euthanasie oder zur Organtransplantation. Es geht nicht nur um die eigene Person oder um die Person eines anderen, in die es sich hineinzuversetzen gilt. Hier ist immer auch die Position des ungeborenen Lebens zu bedenken. In keiner moralischen Konfliktsituation ist die Frage nach dem Wert des Lebens an sich von größerer Bedeutung. Obwohl wir bei Überlegungen zur Abtreibung die Bedeutung des ungeborenen Lebens einbeziehen müssen, wird es uns kaum gelingen, uns selbst in diese Perspektive zu versetzen.

Die grundsätzliche theoretische Erwägung der Bedeutung von Leben wird hier unausweichlich.

Es ist also nicht ausschließlich die professionell-pflegerische Ebene, auf der dieser Abschnitt zu diskutieren ist. Es geht nicht nur um die pflegerisch-therapeutische Haltung Patienten gegenüber, sondern in dieser Sache klingt immer eine persönliche Betroffenheit an. Trotzdem sollen weitgehend pflegerische Elemente im Vordergrund stehen und nicht die Abruptio-Thematik allgemein ausgefaltet werden.

Mit den Argumentationslinien zum Thema Schwangerschaftsabbruch ist immer die Frage nach dem Beginn des Lebens verknüpft. Dieser Frage wird zuerst nachgegangen. Alsdann werden anhand eines Beispiels unterschiedliche Schwerpunkte der konkreten Auseinandersetzung in einer Schwangerschaftskonfliktsituation benannt.

Die Frage nach dem Beginn menschlichen Lebens

Im Hinblick auf eine Festlegung des Beginns von menschlichem Leben werden unterschiedliche Positionen vertreten. Die sog. konservative Position geht davon aus, daß mit dem Moment der Verschmelzung einer männlichen Samenzelle und einem weiblichen Ei Leben besteht, das sich entlang einem Kontinuum entwickelt, auf dem zu keinem Zeitpunkt eine Zäsur erkennbar ist, die es erlaubte, von mehr oder weniger schutzbedürftigem menschlichen Leben zu reden.

Gegenargumenten wird damit geantwortet, daß es keine Möglichkeit gibt, einen Zeitpunkt festzusetzen, der im Laufe einer Schwangerschaft den eindeutigen Lebensbeginn bezeichnet. Versuchten wir, die Geburt als eine Zäsur zu sehen, wäre dem entgegenzuhalten, daß wir unmöglich einem frühgeborenen Kind mehr Rechte zugestehen können als einem achteinhalb Monate alten Feten, zumal medizinisch-technische Entwicklungen in der Neonatologie das Überleben von immer jüngeren Frühgeborenen ermöglichen. Überdies sind die Überlebenschancen von Neugeborenen abhängig von den

Umständen einer Geburt. Das heißt, je nachdem ob überhaupt Hilfe oder technische Assistenz bei einer Geburt vorhanden und in erreichbarer Nähe ist, steigen oder sinken die Lebens- oder Überlebenschancen. Dies ist unabhängig davon, ob es sich um ausgereifte Schwangerschaften handelt oder nicht.

Als ein anderer Zeitpunkt, der den Status moralischer Beurteilung von menschlichem Leben beeinflussen könnte, wird die Lebensfähigkeit vorgeschlagen. Es gelten ähnliche Gegenargumente, wie sie für den Zeitpunkt der Geburt zutreffen. Die Lebens- und Überlebensfähigkeit eines Früh- oder Neugeborenen hängt oft von der Verfügbarkeit medizinischer Hilfe ab.

Auch dem Moment der ersten Kindsbewegungen moralische Bedeutung zuzuschreiben, erweist sich als subjektiv, da der Moment der ersten Wahrnehmung von Bewegungen von Frau zu Frau sehr unterschiedlich ist.

Die Ausbildung des Gehirns als Träger menschlichen Bewußtseins ist auch nicht allzu hilfreich als Kriterium für die Festsetzung des Lebensbeginns. Die Ausbildung des Gehirns verläuft ebenfalls als gradueller Prozeß im Laufe der Entwicklung eines Feten.

Die Möglichkeit der Bildung von Zwillingen ist ab dem fünfzehnten Schwangerschaftstag ausgeschlossen, so wurde dieser Zeitpunkt als Zäsur vorgeschlagen, nach der werdendes menschliches Leben als individuelles Leben anzusehen sei. Jedoch kann kaum von personalem, unverwechselbarem Leben gesprochen werden, da die Möglichkeiten der individuellen Entwicklung in diesem Stadium noch unendlich sind.

Es gibt also im Laufe des menschlichen Entwicklungsprozesses keinen Punkt, der von moralisch größerer oder geringerer Bedeutung wäre. Die konservative Position argumentiert, daß personales Leben, also ein menschlicher Wille, Bewußtsein, Wissen um Zukunft und Vergangenheit erst allmählich mit dem Heranwachsen eines Kindes, mit der Konfrontation mit der Welt und mit dem Aufbau von Beziehungen zu anderen Menschen entsteht. Potentiell sind aber Wille, Bewußtsein und Wissen um Zukunft und Vergangenheit im embryonalen Zustand vorhanden. Daher muß jede Vernichtung embryonalen menschlichen Lebens falsch sein. Das gilt für eine Abtreibung wie auch für die verbrauchende Forschung an Embryonen und für die Verwertung überzähliger Frühembryonen, die bei extrakorporaler Befruchtung entstehen, mit dem Ziel, eine Schwangerschaft zu erreichen.

Diese Position klingt plausibel, da in dem Fall ein absoluter Schutz ungeborenen Lebens gefordert wird auf dem Hintergrund der Möglichkeiten, die in der Entwicklung menschlichen Reproduktionsmaterials liegen.

Schwangerschaftsverhütung

Daß jegliches, auch werdendes menschliches Leben schutzwürdig ist, wird mit der konservativen Position vorausgesetzt. Allerdings ergibt sich für die Vertreter dieser absoluten Argumentationslinie eine Schwierigkeit, wenn es um die Frage der Schwangerschaftsverhütung geht. Wenn in das potentielle Werden nicht eingegriffen werden darf, dann wäre auch jede Art von Schwangerschaftsverhütung falsch und widerspräche dem Prinzip des Guten. Wenn es falsch ist, dem menschlichem Dasein inhärenten Wesen der Weitergabe von Leben in irgendeiner Weise entgegenzuwirken, dann wäre der Einsatz künstlicher wie auch sogenannter natürlicher schwangerschaftsverhütender Mittel und Methoden ein Akt gegen das Menschsein. Dann wäre auch das zölibatäre Leben katholischer Ordenschristen und katholischer Priester nur schwer zu rechtfertigen.

Es muß also bei der Frage der Geburtenregelung im Zusammenhang mit *verantworteter Elternschaft* entweder der Vorwurf der Inkonsequenz hingenommen werden, oder es muß auch sogenannten künstlichen Methoden der Schwangerschaftsverhütung im Sinne einer Kontrazeption zugestimmt werden. Allerdings müssen wir uns hüten, davon auszugehen, daß die moralisch richtige Handlung aus dem menschlich möglichen oder aus natürlichen menschlichen Funktionen abzuleiten ist. Auf diesem Hintergrund ist die Frage der Ehelosigkeit wie auch die einer verantworteten Elternschaft zu bedenken. Hier wären dann die unterschiedlichen Werte zu bedenken, die das Gut des Lebens ausmachen (s. Kapitel 5).

Der Status werdenden Lebens

Auch wenn eine strikt konservative Linie vertreten wird, ist die Frage zu beantworten, welcher Status werdendem Leben zukommt, denn eine gerade eingenistete, befruchtete Eizelle unterscheidet sich von einem vier Monate alten Embryo und der wiederum von einem einjährigen Kind. Haben diese eindeutig einen anderen Status als erwachsene Menschen?

Präferenzutilitaristische Bewertung fragt nach den Interessen, die eine Person am Dasein und im Hinblick auf das Dasein hat. (Siehe Kapitel 3 – Moralisches Handeln im Hinblick auf Konsequenzen – und Kapitel 5 – Die Ethik der Nützlichkeit. Hier heißt es: Erst vorhandene Interessen verleihen auch Rechte und damit Personenstatus.)

Diese Position ist hilfreich, solange eine andere Partei die Interessen jener artikuliert und vertritt, die dies nicht selbst tun können, wie z. B. Embryonen, Feten, Säuglinge und Kleinkinder.

Die Frage: *„Was ist Leben?"* oder im Hinblick auf werdendes Leben: *„Wann beginnt Leben?"* kann logisch nur im konservativen Sinn beantwortet werden. Leben beginnt mit der Zeugung.

Wenn wir weiter fragen: *„Welche Bedeutung hat Leben?"*, müssen wir voraussetzen, daß aus der Disposition eines Mannes und einer Frau, ein Kind zu zeugen, Wirklichkeit geworden ist. Erst die Existenz des Embryonen, des später daraus entstehenden Feten und des neugeboren Kindes wird konkrete Antworten nach der Bedeutung eines Menschen als Mitmensch ermöglichen.

Wenn wir generell fragen: *„Welche Bedeutung hat Leben?"*, werden die Antworten unterschiedlich ausfallen und je nach Interessenlage unterschiedlich begründet. Der generelle Wert von embryonalem Gewebe z. B. für medizinische Forschung oder für die kosmetische Industrie mag mit größerem Wohlbefinden, mit Glück und Gesundheit der Menschheit allgemein beantwortet werden.

Damit ist aber höchstens eine Aussage gemacht im Hinblick auf die Bedeutung, die Lebensqualität für „Verbraucher" hat. Damit ist dann höchstens ein Preis genannt, den wir für medizinischen Fortschritt zu zahlen bereit wären.

Die Frage nach der Bedeutung von Leben sollte immer die Frage nach der Bedeutung konkreter Existenz sein, die als personales Leben in diese Welt eintritt oder im Begriff ist, sie zu verlassen. Für die Rechtsprechung allerdings ist erst das geborene Kind Person und hat legale Rechte. Selbstverständlich darf der legale Status nicht mit der Frage nach der moralischen Bedeutung geborenen oder ungeborenen Lebens verwechselt werden.

Schwangerschaftsabbruch oder Abtreibung?

Die Argumentationslinien über Recht oder Unrecht der Tötung ungeborenen Lebens zielen einerseits auf das Selbstbestimmungsrecht von Frauen über ihren Körper, andererseits auf den Anspruch auf Schutz, den potentielle Personen haben. So kann es aus der Sicht einer Frau, aus der Sicht der Selbstbestimmung und der Selbstverwirklichung um den **Abbruch einer Schwangerschaft** gehen. Hier ist es eine Schwangerschaft, der Zustand einer Frau, der beendet wird.

Mit dem Wort **Abtreibung** verbinden wir die negativen Assoziationen des Tötens eines ungeborenen Kindes. Wir benutzen eher den Begriff Abtreibung, wenn auch das Kind in den Blick genommen wird.

Weiterhin werden bei einer Pro-und-Kontra-Diskussion aber auch Pflichten, Ansprüche und Rechte der Gesellschaft ins Feld geführt. In diesem Zusammenhang gewinnt neben dem § 218 StGB auch das Schwangeren- und Familienhilfeänderungsgesetz Bedeutung. Darin stehen nicht nur Straffreiheit oder Strafe zur Diskussion, sondern die tätige Verantwortung, die unsere Gesellschaft besonders alleinerziehenden Frauen oder Männern gegenüber hat.

Wenn es um den Abbruch einer Schwangerschaft geht, bei der embryonale Schädigungen festgestellt wurden oder zu erwarten sind, ist ohne Zweifel mitzubedenken, welche Ressourcen die Gesellschaft und einzelne Betroffene einzusetzen bereit sind, um einem eventuell behinderten oder kranken Kind angemessene Lebenschancen zu eröffnen und für eine gute Lebensqualität zu sorgen. Wir sollten wahrnehmen, daß in diesem Bereich meist auch von Schwangerschaftsabbruch gesprochen wird. Im sprachlichen Ausdruck zeigt sich, daß das werdende Kind kaum im Mittelpunkt der Argumentation steht. Das wesentliche Argument ist die Belastung der Gesellschaft, obwohl auch mit der Unzumutbarkeit einer behinderten Existenz gehandelt wird. Wir sollten uns zunächst fragen, für wen wäre das Leben mit Behinderung unzumutbar? Behinderte selbst lehren uns auf vielfältige Art und Weise, daß des Lebens Wert nicht abhängig ist von physischen oder geistigen Fähigkeiten (s. auch Kapitel 12 – Schwerstgeschädigte Neugeborene).

Somit gibt es drei Interessengruppen, deren Situation eine je andere Perspektive abgibt. Im folgenden sollen jeweils moralische Aspekte aus der Sicht der Schwangeren, der Sicht des Ungeborenen und aus der Sicht der Gesellschaft vorgestellt werden.

Der Fall Melanie S.

Melanie S. wollte Krankenschwester werden. Ihre Eltern waren jedoch dagegen, daß sie die Schule ohne Abitur verließ, obwohl ihr das Lernen schwerfiel. Sie wünschten, daß Melanie nach dem Abitur ein Studium absolviere, das ihr die Voraussetzungen geben sollte, einmal in den Verlag ihres Vaters einzutreten und hier zu gegebener Zeit eine leitende Position zu übernehmen. Nur sehr widerwillig ließen die Eltern Melanie nach der 11. Klasse vom Gymnasium auf die Fachoberschule wechseln. Zu Beginn des Jahres hatte sie sich dann auf eigene Faust in einer Krankenpflegeschule der Nachbarstadt um einen Ausbildungsplatz beworben. Die letzten Prüfungen zum Fachabitur hatte sie bestanden, nach einem Ferienaufenthalt in Spanien wollte sie bis zum erhofften Ausbildungsbeginn im Oktober in der elterlichen Firma arbeiten.

Es war ihr von der Schulleitung geraten, ein Praktikum in einer sozialen Einrichtung zu machen, doch wollte Melanie ihren Eltern das Zugeständnis machen, wenigstens einen Einblick in den Betrieb zu gewinnen. Die Eltern hofften immer noch, daß Melanie den Gedanken an die Krankenpflege aufgeben würde. Für die Eltern war es eine Prestigefrage, daß ihre Tochter studierte. Dieser Wunsch und Melanies Festhalten an der Krankenpflegeausbildung waren Auslöser für regelmäßige Auseinandersetzungen. Melanie war dann Ende Juni nach ihrem Schulabschluß recht frustriert mit einer Freundin und zwei Freunden nach Spanien gefahren. Die Auseinandersetzung mit den Eltern war schwierig, zumal sie noch keine feste Zusage für einen Ausbildungsplatz hatte. Melanie war frustriert und ärgerlich. Während der drei Wochen in Spanien gab es auch mit Taus, ihrem Freund, einige Auseinandersetzungen. Taus studierte Informatik, auch er war gegen die Krankenpflegeausbildung.

Nun arbeitete Melanie seit einigen Wochen im Verlag, Mitte August kam endlich die Zusage der Krankenpflegeschule, daß sie zum 1. Oktober die Ausbildung beginnen könne. Eigentlich war das Leben gar nicht so schlecht, die Eltern würden sich abfinden mit ihrer Entscheidung, und auch Taus sprach nicht mehr über seine Abneigung zur Krankenpflegeidee. Ihre Beziehung schien sich zu stabilisieren.

Als Anfang September die Menstruation wieder ausblieb, kaufte Melanie sich besorgt einen Schwangersschaftstest, der positiv ausfiel. Sie ging zur Schwangerschaftsberatung, dann zu ihrem Hausarzt und sprach letztlich mit ihren Eltern. In der Beratungsstelle wurde zwar davon geredet, daß werdendes Leben auf jeden Fall zu schützen sei, andererseits machte die Sozialarbeiterin deutlich, daß Melanie auf der Grundlage psychischer Belastung in ihrer Situation ohne große Schwierigkeiten eine Abtreibung erreichen könne. Der Hausarzt versprach, die Unterbringung auf der gynäkologischen Abteilung des Nachbarkrankenhauses.

Die Eltern allerdings waren gänzlich gegen eine Abtreibung. Sie waren schnell bereit, eine Hochzeit für Taus und Melanie auszurichten. Melanie zog zu Taus, der dahin tendierte, daß sie das Kind nicht austragen sollte. Taus und Melanie argumentierten dennoch offen eine Woche lang über das Für und Wider. Einig waren sie sich darin, daß sie noch nicht heiraten wollten.

Die Entscheidung

Überlegungen im Hinblick auf die Prinzipien einer Ethik der Verantwortung

Der Wert des Lebens

Eine schwierige Situation. Wenn wir nun nach den Prinzipien einer Ethik der Verantwortung die verschiedenen Aspekte ausleuchten, können wir vielleicht den Entscheidungskonflikt nachvollziehen, in dem Melanie und Taus standen.

Um wessen Leben geht es hier? Das Leben Melanies beginnt, sich gerade in persönlicher Eigenständigkeit zu entfalten. Ihr Leben hat Werte, die sie selbst kontrollieren und in ihre Zukunftsplanung einbeziehen kann. Sie hat die Aussicht auf einen Ausbildungsplatz. Es gibt die feste emotionale Bindung zu Taus. Ein Kind würde eine Ausbildung zumindest um einige Jahre verzögern und wahrscheinlich auch die Beziehung zu Taus belasten. Dieser möchte gern sein

Studium beenden, ohne sich den Anforderungen einer Vaterschaft stellen zu müssen.

Hat das Kind ein Recht darauf, diese Pläne zu durchkreuzen? Mit seinem In-die-Welt-Kommen, würde es die Welt für Melanie und für Taus entscheidend verändern. Daß Melanie die Schwangerschaft austrägt, setzte voraus, daß sie und Taus in dem Embryo, jetzt gerade 9 Wochen alt, das Baby, das Kind sehen können, das sie zu einer Familie machen wird. Es setzte die Bereitschaft voraus, die Pläne für eine scheinbar frei und unabhängig zu gestaltende Zukunft einzutauschen gegen eine Zukunft, die von dem Leben in Melanie zumindest zu einem großen Teil mitbestimmt würde.

Diese Bereitschaft ist jedoch an die Wahrnehmung der *Schwangerschaft* als personales *Leben* gebunden. So scheint der Begriff *Schwangerschaftsabbruch* weniger bedrohlich wie *Abtreibung*. Bei dem letzteren Wort taucht schon ein menschliches Wesen, eine zukünftige Person vor dem geistigen Auge auf. Eine *Schwangerschaft* bezieht sich eher auf einige Zellen, die in der Gebärmutter zukunftsbestimmende Potentiale entwickeln können, während *ein Baby zu erwarten* schon das zukünftige Personsein eines Embryonen bezeichnet

Die Frage nach dem Wert des Lebens wird zu beantworten sein. Ist das, was hier heranwächst, eine zufällig befruchtete Eizelle, die sich in der Gebärmutterschleimhaut eingenistet hat und möglicherweise, wenn nicht rechtzeitig entfernt, zu einem Embryonen, einem Fötus wird, um nach neun Monaten als Baby auf die Welt zu kommen – was eine Reihe von Einschränkungen und Unannehmlichkeiten für die am nächsten Betroffenen mit sich bringen kann?

Wird der Wert des Zustandes *Schwangerschaft* allein bestimmt von dem Lebensplan der Frau, die diese *Schwangerschaft* in sich trägt? Natürlich verändert ein ausgetragenes, in die Welt hineingeborenes Kind den Status einer Frau und eines Mannes. Sie werden Vater und Mutter. Dies hat gesellschaftliche Bedeutung und wird in den meisten Kulturen hoch bewertet. Kinderlose Ehepaare setzen viel ein, um ein eigenes Baby zu haben. Moderne Techniken der Reproduktionsmedizin haben aufwendige Wege gefunden, einer Frau zur Schwangerschaft zu verhelfen. Somit hat Elternschaft einen unbestritten hohen Wert, der abgeleitet ist von dem unendlichen Wert menschlichen Lebens, für das die jeweiligen Eltern die Verantwortung übernehmen.

Auf der anderen Seite wird der Wert des potentiellen menschlichen Lebens in Frage und zur Disposition gestellt, wenn es sich zu einem ungünstigen Zeitpunkt ankündigt. Dann kann die Argumentation lauten, daß mit einer Abtreibung bis zum Zeitpunkt einer Schwangerschaft von 12 Wochen noch kein personales Leben betroffen ist. Hier wird der Wert des Lebens auf der Grundlage der elterlichen Lebensumstände an ein bestimmtes Stadium in seiner Entwicklung geknüpft. Ein Paar jedoch, das sich ein Kind wünscht, wird von den ersten Lebenszeichen an die Schwangerschaft als werdendes Leben betrachten.

Das Gute und das Richtige

Was ist für Melanie und für Taus das Gute und das Richtige?

Sicherlich ist für beide zu überlegen, welche konkrete Bedeutung sie der Geburt eines Kindes zum jetzigen Zeitpunkt beimessen; und dies nicht nur aus ihrer eigenen Perspektive, sondern auch aus der Perspektive des neuen Lebens in Melanie. In dieser Situation wäre es sicherlich notwendig, die Bedeutung von Leben zu klären. Das Richtige wäre also zuallererst das Nachdenken über die eigenen Interessen und deren Stellenwert. Sodann wäre es richtig, über den Status nachzudenken, der dem Embryo zukommt. Der neue § 218 sieht für die Bundesrepublik vor, daß ein Schwangerschaftsabbruch bis zur 12. Woche straffrei ist, vorausgesetzt, die Schwangere hat sich einer Beratung unterzogen, die nicht in erster Linie die Möglichkeit der Abtreibung verfolgt. Daß Melanie in ihrer Situation ohne große Schwierigkeiten einen Abbruch ihrer Schwangerschaft erreichen kann, daß dies keinen straffähigen Tatbestand ausmachen wird, sagt jedoch letztlich nichts aus über eine moralische Bewertung ihres Handelns.

Das Gesetz wird ihr und Taus nicht die Entscheidung abnehmen. Es macht keine Aussagen über die Bedeutung werdenden Lebens. Nur mit der Einschätzung dieser Bedeutung kann eine moralische Bewertung einhergehen. In dieser Situation hängt das Gute und das Richtige sicherlich eng zusammen mit der Frage nach der Wahrheit und Ehrlichkeit sich selbst gegenüber.

Autonomie

Letztlich wird sich die Entscheidung, ob eine Abtreibung falsch oder richtig ist, auszurichten haben an der Position, die Melanie im Hinblick auf die Autonomie einnimmt. Wenn sie das Recht auf Selbstbestimmung ausschließlich für sich selbst und ihre Zukunft sieht, wird es für sie richtig sein können, die Schwangerschaft abzubrechen. Ein Kind paßte nicht in ihre Planung. Hier würde sie mit dem Recht auf Selbstbestimmung im Hinblick auf ihren eigenen Körper und der Verantwortung für ihr eigenes Leben argumentieren.

Sieht sie aber in dem wachsenden Embryo die Person mit einem zukünftigen Recht auf Selbstbestimmung, wird sie dessen Recht ihrem eigenen Wunsch nach Autonomie zuordnen und eher bereit sein, das Kind auszutragen.

Zusammenfassung

Die Frage nach Schwangerschaftsabbruch und Abtreibung geht über eine berufliche Problemsituation weit hinaus. Sie betrifft Pflegende in ihrer persönlichen Lebenseinstellung. Hier ist eine grundlegende Auseinandersetzung mit der Bedeutung und dem Wert von Leben an sich gefordert (s. auch Kapitel 5 – Die Wertwirklichkeit unseres Daseins; Grundgedanken der Ethik der Verantwortung – und Kapitel 6 – Die Achtung vor dem Wert des Lebens).

Solche Auseinandersetzung ist in besonderer Weise notwendig, wo Pflegende gefragt sind, im Bereich der Gynäkologie bei Abtreibungen mitzuwirken. Hier müssen Krankenschwestern und -pfleger bewußte Entscheidungen treffen, sollten aber auch die Entscheidungen von Kolleginnen und Kollegen respektieren. Bei einer sog. Pro-Life-Aktion in Amerika, schoß eine Krankenschwester auf einen Arzt, der Schwangerschaftsabbrüche durchführte. Die Krankenschwester begründete ihre Handlung damit, daß sie auf diese Weise größeres Übel verhindern wollte. Hier muß der Grundsatz bedacht werden, daß aus Schlechtem niemals Gutes kommen kann (s. Kapitel 7 – Moralische Situationen – Moralische Entscheidungen).

Unabhängig von der persönlichen Einstellung zu Schwangerschaftsabbruch oder Abtreibung und unabhängig von der Entscheidung gegen eine direkte Mitwirkung bei Schwangerschaftsabbrüchen gibt es keinen Grund, die Pflege von Frauen in einer solchen Situation zu verweigern. Im Gegenteil, Patientinnen brauchen hier besondere Zuwendung und Unterstützung. Hier ist in erster Linie nicht wertendes, pflegerisches Tun gefordert.

Fazit

Patienten und Patientinnen in den unterschiedlichsten Krankheits- und Lebenssituationen haben einen Anspruch auf qualifizierte Pflege. Daß diese aus technischer Sicht dem höchsten Stand entsprechen muß, bedarf keiner Frage. Technisch gute Pflege setzt aber auch eigene Positionen voraus im Hinblick auf moralische Fragen.

Eigentlich geht es in der Pflege immer und zuerst um die Achtung vor dem Wert des Lebens. Die unterschiedlichen Situationen, die Pflegende im Rahmen beruflichen Handelns bewältigen müssen, bedürfen der sorgfältigen Analyse, wenn die Frage nach dem konkreten Tun handelnd beantwortet werden will. Dies setzt jedoch immer wieder das Nachdenken voraus über grundsätzliche Haltungen und Einstellungen im Hinblick auf die persönliche Antwort auf die Frage: *„Wie soll ich leben?"*

Im beruflichen Handeln kann dann eine persönliche Antwort gegeben werden auf die Frage nach des Lebens Wert.

Literatur

Daub, U., M. Wunder: Des Lebens Wert. Zur Diskussion über Euthanasie und Menschenwürde. Lambertus, Freiburg 1994

Eid, V.: Ethik und Moral des Pflegeberufes. In: Ethik und Berufsverständnis der Pflegeberufe. Springer Verlag, Berlin 1994 (S. 1 – 10)

Kuhse, H., P. Singer: Muß dieses Kind am Leben bleiben? Das Problem schwerstgeschädigter Neugeborener. Harald Fischer, Erlangen 1993

Sass, H.-M.: Medizin und Ethik. Philipp Reclam jun., Stuttgart 1989

Tolmein, O.: Wann ist der Mensch ein Mensch? Ethik auf Abwegen. Carl Hanser Verlag, Hamburg 1993

Anhang

Krankenwärtereid

Dr. Franz Anton Mai (1742–1814). Dieser Eid wurde den an der Krankenpflegeschule in Mannheim Ausgebildeten seit 1782 abgenommen: „Ihr, N. N., sollt geloben und schwören, daß ihr nach der in der Krankenwärterlehre erhaltenen Anleitung

- die Luft in den Krankenzimmern nach Verschiedenheit der Jahreszeiten und Krankheiten reinigen, abkühlen oder erwärmen,
- die Speisen, Getränke und Arzneien nach der Vorschrift des Arztes pünktlich abreichen,
- die Reinlichkeit des Kranken in Bettung und Weißzeug besorgen,
- die Klistiere, Umschläge und Bäder nach der Angabe des Arztes zubereiten und beibringen,
- die Zufälle der Krankheiten sowohl bei Tag als nachts fleißig beobachten,
- jählinge und ungewöhnliche Erscheinungen dem Arzt ohne Verzögerung anzeigen,
- allen Aberglauben, Quacksalbereien und hinterlistigen Gebrauch von Hausmitteln meiden,
- Wiedergenesende sorgfältig pflegen,
- dabei nüchtern, wachsam, verschwiegen, vorsichtig, liebreich, gefällig, geduldig, unverdrossen, mitleidig, unbestechlich und herzhaft, sowohl in hitzigen als langwierigen Krankheiten sein,
- die Armen wie die Reichen mit gleicher Liebe und Sorgfalt bedienen,
- dabei bei jähen Zufällen bei Scheintoten die allgemeinen Rettungsmittel bis zur Ankunft des Arztes oder Wundarztes mit Unerschrockenheit und Standhaftigkeit anwenden,
- überhaupt alles nach bestem Wissen und Gewissen besorgen wollt, was wahre Nächstenliebe und Krankenwärterpflicht von euch fordern und ihr zu leisten imstande seid."

May, F.: Unterricht für Krankenwärter zum Gebrauche öffentlicher Vorlesungen. 2., verb. Aufl. Schwanische Buchhandlung, Mannheim 1784. S. auch: Wolff, H.-P., J. Wolff: Geschichte der Krankenpflege. Recom, Basel/Eberswalde 1994 (S. 100)

ICN: Weltbund der Krankenschwestern und Krankenpfleger

Ethische Grundregeln für die Krankenpflege 1973

Die Krankenschwester*) hat vier grundlegende Aufgaben: Gesundheit zu fördern, Krankheit zu verhüten, Gesundheit wiederherzustellen, Leiden zu lindern.

Der Bedarf an Pflege besteht weltweit. Zur Pflege gehört die Achtung vor dem Leben, vor der Würde und den Grundrechten des Menschen. Sie wird ohne Rücksicht auf die Nationalität, die Rasse, den Glauben, die Hautfarbe, das Alter, das Geschlecht, die politische Einstellung oder den sozialen Rang ausgeübt.

Die Krankenschwester übt ihre berufliche Tätigkeit zum Wohle des einzelnen, der Familie und der Gemeinschaft aus; sie koordiniert ihre Dienstleistungen mit jenen verwandter Gruppen.

Die Krankenschwester und der einzelne

Die vordringlichste Verantwortung der Krankenschwester gilt dem pflegebedürftigen Menschen.

Die Krankenschwester sorgt bei ihrer Tätigkeit dafür, daß die Wertvorstellungen, die Sitten und Gewohnheiten sowie der Glaube des einzelnen respektiert werden.

Die Krankenschwester betrachtet jede persönliche Information als vertraulich und leitet sie mit Überlegung weiter.

Die Krankenschwester und die Berufsausübung

Die Krankenschwester ist für die Ausübung der Pflege sowie für ihre fortlaufende Weiterbildung persönlich verantwortlich.

---

*) Krankenpfleger entsprechend für Krankenschwester im gesamten Wortlaut.

Die Krankenschwester hält die Pflege auf dem höchsten Stand, der in einer gegebenen Situation möglich ist.

Die Krankenschwester beurteilt die Fähigkeiten der Personen, von denen sie Verantwortung übernimmt oder an die sie Verantwortung weitergibt.

Die Krankenschwester sollte in ihrem beruflichen Handeln jederzeit auf ein persönliches Verhalten achten, das dem Ansehen des Berufes dient.

Die Krankenschwester und die Gesellschaft

Die Krankenschwester teilt mit anderen die Verantwortung dafür, daß Maßnahmen zugunsten der gesundheitlichen und sozialen Bedürfnisse der Bevölkerung ergriffen und unterstützt werden.

Die Krankenschwester und ihre Mitarbeiter

Die Krankenschwester sorgt für eine gute Zusammenarbeit mit den Mitarbeitern auf pflegerischen und anderen Gebieten.

Die Krankenschwester greift zum Schutz des Patienten ein, wenn sein Wohl durch einen Mitarbeiter oder eine andere Person gefährdet ist.

Die Krankenschwester und der Beruf

Die Krankenschwester ist maßgeblich daran beteiligt, wünschenswerte Richtlinien für die Berufsausübung und Berufsausbildung festzulegen und zu verwirklichen.

Die Krankenschwester wirkt aktiv mit, ein Fundament an beruflichem Wissen aufzubauen.

Durch ihren Berufsverband setzt sich die Krankenschwester ein für die Schaffung und Erhaltung gerechter sozialer und wirtschaftlicher Arbeitsbedingungen in der Krankenpflege.

ICN: Ethische Grundregeln für die Krankenpflege. Frankfurt/M. 1973

Bundesgesetzblatt für die Republik Österreich, 1993, 801 Bundesgesetz: Änderung des Krankenanstaltengesetzes:

„Patientenrechte"

§ 5a. Durch die Landesgesetzgebung sind die Träger von Krankenanstalten unter Beachtung des Anstaltszwecks und des Leistungsangebotes zu verpflichten, daß

1. Pfleglinge Informationen über die ihnen zustehenden Rechte erhalten sowie ihr Recht auf Einsicht in die Krankengeschichte ausüben können;
2. Pfleglinge ihr Recht auf Aufklärung und Information über die Behandlungsmöglichkeiten samt Risiken ausüben können;
3. auf Wunsch des Pfleglings ihm oder Vertrauenspersonen medizinische Informationen durch einen zur selbständigen Berufsausübung berechtigten Arzt in möglichst verständlicher und schonungsvoller Art gegeben werden;
4. ausreichend Besuchs- und Kontaktmöglichkeiten mit der Außenwelt bestehen und Vertrauenspersonen des Pfleglings im Fall einer nachhaltigen Verschlechterung seines Gesundheitszustands auch außerhalb der Besuchszeiten Kontakt mit dem Pflegling aufnehmen können:
5. auf Wunsch des Pfleglings eine seelsorgerische Betreuung möglich ist;
6. auf Wunsch des Pfleglings eine psychologische Unterstützung möglich ist;
7. auch in Mehrbetträumen eine ausreichende Wahrung der Intimsphäre gewährleistet ist;
8. neben der Erbringung fachärztlicher Leistungen auch für allgemeine medizinische Anliegen des Pfleglings ein zur selbständigen Berufsausübung berechtigter Arzt zur Verfügung steht;
9. ein würdevolles Sterben sichergestellt ist und Vertrauenspersonen Kontakt mit dem Sterbenden pflegen können;
10. bei der Leistungserbringung möglichst auf den im allgemeinen üblichen Lebensrhythmus abgestellt wird;
11. bei der stationären Versorgung von Kindern eine möglichst kindergerechte Ausstattung der Krankenräume gegeben ist.

„Ethikkommissionen"

23. § 8 c lautet:

„§ 8 c. (1) Die Träger von Krankenanstalten haben zur Beurteilung klinischer Prüfungen von Arzneimitteln und Medikamentenprodukten sowie der Anwendung neuer medizinischer Methoden in der Krankenanstalt Ethikkommissionen einzurichten. Die Landesgesetzgebung kann vorsehen, daß eine Ethikkommission auch für mehrere Krankenanstalten eingerichtet wird.

(2) Die Beurteilung hat sich insbesondere zu beziehen auf

1. mitwirkende Personen und vorhandene Einrichtungen (personelle und strukturelle Rahmenbedingungen),
2. den Prüfplan im Hinblick auf die Zielsetzung und die wissenschaftliche Aussagekraft sowie die Beurteilung des Nutzen/Risiko-Verhältnisses,
3. die Art und Weise, in der die Auswahl der Versuchspersonen durchgeführt wird und in der Aufklärung und Zustimmung zur Teilnahme erfolgen,
4. die Vorkehrungen, die für den Eintritt eines Schadensfalls im Zusammenhang mit der klinischen Prüfung oder der Anwendung einer neuen medizinischen Methode getroffen werden.

(3) Neue medizinische Methoden im Sinne des Abs. 1 sind Methoden, die auf Grund der Ergebnisse der Grundlagenforschung und angewandten Forschung sowie unter Berücksichtigung der ärztlichen Erfahrung die Annahme rechtfertigen, daß eine Verbesserung der medizinischen Versorgung zu erwarten ist, die jedoch in Österreich noch nicht angewendet werden und einer methodischen Überprüfung bedürfen. Vor der Anwendung einer neuen medizinischen Methode hat die Befassung der Ethikkommission durch den Leiter der Organisationseinheit, in deren Bereich die neue medizinische Methode angewendet werden soll, zu erfolgen.

(4) Die Ethikkommission hat sich aus Frauen und Männern zusammenzusetzen und mindestens zu bestehen aus:

1. einem Arzt, der im Inland zur selbständigen Berufsausübung berechtigt ist, und weder ärztlicher Leiter der Krankenanstalt noch Prüfungsleiter ist,
2. einem Facharzt, in dessen Sonderfach die jeweilige klinische Prüfung oder neue medizinische Methode fällt,
3. einem Vertreter des Krankenpflegefachdienstes,
4. einem Juristen,
5. einem Pharmazeuten,
6. einem Patientenvertreter (§ 11 e) und
7. einer weiteren, nicht unter die Z 1 bis 6 fallenden Person, die mit der Wahrnehmung seelsorgerischer Angelegenheiten in der Krankenanstalt betraut ist oder sonst über entsprechende ethische Kompetenz verfügt.

Für jedes Mitglied ist ein in gleicher Weise qualifizierter Vertreter zu bestellen.

(5) Bei der Beurteilung eines Medizinproduktes ist jedenfalls ein Technischer Sicherheitsbeauftragter beizuziehen. Erforderlichenfalls sind weitere Experten beizuziehen.

(6) Die Ethikkommission hat sich eine Geschäftsordnung zu geben, die von der Landesregierung zu genehmigen ist. Weiters hat die Landesgesetzgebung sicherzustellen, daß die Mitglieder der Ethikkommissionen keinen Weisungen unterliegen.

(7) Über jede Sitzung der Ethikkommissionen ist ein Protokoll aufzunehmen. Die Protokolle sind dem ärztlichen Leiter der Krankenanstalt, bei der Beurteilung einer klinischen Prüfung auch dem Prüfungsleiter bzw. bei der Anwendung einer neuen medizinischen Methode auch dem Leiter der Organisationseinheit zur Kenntnis zu bringen. Die Protokolle sind gemeinsam mit allen für die Beurteilung wesentlichen Unterlagen gemäß § 10 Abs. 1 Z 3 aufzubewahren.

(8) Für Krankenanstalten, die ganz oder teilweise der Forschung und Lehre einer medizinischen Fakultät dienen, sind keine Ethikkommissionen nach Abs. 1 zu errichten, wenn an der medizinischen Fakultät nach universitätsrechtlichen Vorschriften gleichwertige Kommissionen eingerichtet sind, die die Aufgaben der Ethikkommission wahrnehmen."

Bundesgesetzblatt für die Republik Österreich, 1993, 801 Bundesgesetz: Änderung des Krankenanstaltengesetzes:
§ 5 a Patientenrechte
§ 8 c Ethikkommissionen

Ethik-Codex aus Österreich für den internen Gebrauch in den Krankenanstalten der Barmherzigen Brüder

Aus Österreich liegt für den internen Gebrauch in den Krankenanstalten der Barmherzigen Brüder ein Ethik-Codex vor, in dem Medizin-relevante ethische Prinzipien grundsätzlich erläutert werden. Die Prinzipien werden ergänzt durch Prinzipien aus christlicher Tradition. Dieser Ethik-Codex umfaßt des weiteren konkrete ethische Richtlinien für die wesentlichen medizinischen Problemfelder. Hier sind dann auch die gesetzlichen Vorgaben zu den Patientenrechten in Handlungsrichtlinien umgesetzt.

An dieser Stelle werden einige Aussagen wiedergegeben zur Wertung menschlichen Lebens, die die Grundlagen aller weiteren Überlegungen darstellen.

Leben: Menschliches Leben und sein Wert, speziell im Blick auf den Beginn und das Ende

Folgende **Grundsätze** sollen hierzu festgehalten werden:

1. Das menschliche Leben stellt nicht irgendein Gut dar, sondern das **fundamentalste** Gut, an dem andere Güter hängen.
2. Weil das menschliche Leben den relativen Höchstwert der wertpluralen Weltgesellschaft darstellt, sind Normen bezüglich des Schutzes dieses Lebens **streng** zu fassen. Speziell das Tötungsverbot ist streng zu formulieren.
3. So wie jedes hohe Gut erfordert auch das fundamentale Gut des menschlichen Lebens mitunter den Einsatz eines **hohen Preises.**
4. Das Recht auf Leben ist **unteilbar** und kommt allen Menschen vom Moment der Konzeption bis zum festgestellten Tod zu. Es gibt somit keinen abgestuften Lebensschutz, der die Schutzwürdigkeit an das Vorhandensein bestimmter körperlicher oder geistiger Merkmale und Fähigkeiten bindet.
5. Mit der **Befruchtung** liegt artspezifisches menschliches Leben vor, das auf die Entfaltung personalen Seins gerichtet ist. Die ontogenetische Entwicklung vollzieht sich als Wesenskontinuum, in dem Grenzen der Schutzwürdigkeit nur aufgrund willkürlicher Wertzuschreibungen gezogen werden können.
6. Der umfassende Schutz des Lebens ist eine **individuelle wie solidarische Aufgabe der Gesellschaft.** Aber besonders die Menschen in Heil- und Pflegeberufen sind aufgefordert, durch ihr Handeln die Förderung des ungeborenen wie des geborenen menschlichen Lebens zu verbessern und in der Öffentlichkeit das Bewußtsein von der Unverfügbarkeit menschlichen Lebens auch im pränatalen Stadium zu stärken.
7. Der Einsatz **pränataler Diagnostik und Therapie** ist auf das Wohl oder die Heilung von Mutter und ungeborenem Kind gerichtet. Die Verwendung diagnostischer Erkenntnisse zum selektiven Abort (z.B. nach Geschlecht) bedeutet einen schweren Mißbrauch ärztlichen Könnens.
8. **Versuche an pränatalem Leben** unterliegen denselben Bedingungen wie Experimente an entscheidungsfähigen Personen (vgl. Empfehlungen der WMA in der „Deklaration von Helsinki", revidierte Fassung von Hongkong 1989): Sie müssen direkt therapeutischen Charakter aufweisen und dürfen Leben wie Integrität des Embryos keinem unverhältnismäßigen Risiko aussetzen.
9. Ein Mensch ist als **tot** zu betrachten, wenn
   a) der irreversible Herzstillstand mit dadurch unterbrochenem Blutkreislauf und/oder
   b) der Hirntod eingetreten ist.
10. Definition des **Hirntodes:** Mit dem irreversiblen und vollständigen Verlust aller geistig-somatisch-integrativen Funktionen des Gehirns ist der Individualtod eines Menschen gegeben.
11. Die **diagnostische Feststellung des Hirntods** orientiert sich an den jeweiligen nationalen oder internationalen Richtlinien und dem gesicherten Forschungsstand. Teilhirntodkonzepte sind dabei ausgeschlossen. Die Hauptverantwortung liegt beim Arzt, der die Todesfeststellung tritt.
12. Die **Anwendung von Hirntoddefinitionen** auf Anencephale, Apalliker, senil Demente und vergleichbare Zustände ist ethisch wie medizinisch völlig unzulässig.
13. Mit dem **festgestellten** Hirntod können die lebenserhaltenden Maßnahmen eingestellt und unter gewissen Bedingungen Organe zur Transplantation entnommen werden.
14. Dem **Leichnam** als Realsymbol eines verstorbenen Menschen gebührt ein pietätvoller Umgang.

Der Ethik-Codex wurde 1995 veröffentlicht anläßlich des Pflegekongresses zum 500. Geburtstag des Ordensgründers Johannes von Gott.
Krankenhaus der Barmherzigen Brüder
Große Mohrengasse 9
A-1020 Wien

Schweizer Berufsverband für Krankenpflege: Ethische Grundsätze für die Pflege

Die Würde des Menschen und die Einzigartigkeit des Lebens stehen im Zentrum allen pflegerischen Handelns.

Die im folgenden aufgeführten Grundsätze leiten sich alle von diesem übergeordneten Leitsatz ab. Sie sind in vier Verantwortungsbereiche zusammengefaßt, welche ihrerseits alle Aufgaben, die zur Pflege gehören, einschließen:

- Die Verantwortung gegenüber dem Patienten/Klienten und dessen Bezugspersonen;
- Die Verantwortung sich selbst und dem Beruf gegenüber;
- Die Verantwortung gegenüber den Mitarbeitern;
- Die Verantwortung gegenüber der Gesellschaft und der Umwelt.

Zu jedem Verantwortungsbereich ist eine prinzipielle Aussage formuliert. Dieser Aussage folgt eine Beschreibung pflegerischen Verhaltens (Grundsätze), die der Aussage entspricht.

Diese Grundsätze sind einerseits Zielsetzung für das Verhalten von Pflegepersonen und andererseits Maßstab für die Überprüfung des eigenen Verhaltens.

Die Verantwortung der Krankenschwester gegenüber dem Patienten/Klienten und dessen Bezugspersonen

Die fachliche Kompetenz und die Art und Weise, wie die Krankenschwester die persönlichen Wertvorstellungen der Patienten/Klienten und deren Bezugspersonen wahrnimmt und ihnen begegnet, tragen maßgebend zum Wohlbefinden und zur Sicherheit der Patienten/Klienten bei.

Die Krankenschwester:
- achtet die Persönlichkeit und die Wertvorstellungen des Patienten/Klienten und seiner Bezugspersonen, unbesehen deren sozialen/ kulturellen Herkunft, deren rechtlichen Status sowie deren religiösen und politischen Überzeugungen;
- respektiert die Lebensweise und Privatsphäre des Patienten/Klienten;
- achtet und fördert die Autonomie des Patienten/Klienten;
- behält vertrauliche Informationen des Patienten/Klienten für sich oder gibt sie nur nach Rücksprache mit dem Patienten/Klienten weiter;

- unterstützt den Patienten/Klienten in der Ausübung seiner Rechte und Pflichten;
- stellt dem Patienten/Klienten ihr Wissen und ihre berufliche Kompetenz zur Verfügung;
- verhilft dem Patienten/Klienten und seinen Bezugspersonen zu Informationen, die ihnen ermöglichen, die Pflege und Behandlung zu verstehen und mitzuentscheiden;
- verhilft dem Patienten/Klienten und seinen Bezugspersonen zu Informationen, die ihnen ermöglichen zu entscheiden, ob sie an einem Forschungsprogramm teilnehmen wollen;
- verhilft dem Patienten/Klienten und seinen Bezugspersonen zu einer Umgebung, in der sie sich wohlfühlen und die ihnen ermöglicht, Krankheit und Leiden durchzutragen;
- schützt in ihrer beruflichen Praxis den Patienten/Klienten vor Schaden durch Fehlverhalten und Fehlentscheide;
- ist sich bewußt, daß der Patient/Klient oft in einem Abhängigkeitsverhältnis zu ihr steht und mißbraucht diese Tatsache nicht;
- setzt sich für eine Pflegequalität ein, die den vom Berufsstand definierten Qualitätsnormen entspricht;
- trägt zu den persönlichen Effekten des Patienten/Klienten Sorge.

Die Verantwortung der Krankenschwester sich selbst und dem Beruf gegenüber

Die Persönlichkeit und die Wertvorstellungen der Krankenschwester prägen ihr Verhalten und ihre Beziehungen zu den Mitmenschen. Ihre berufliche Glaubwürdigkeit stützt sich auf ihre Ausbildung und ihre praktische Erfahrung. Ihr ethisches Verhalten und die Art und Weise, wie sie ihre Verantwortung wahrnimmt, tragen zum Vertrauen bei, das die Öffentlichkeit dem Pflegeberuf entgegenbringt.

Die Krankenschwester:
- setzt sich mit ihren Wertvorstellungen immer wieder auseinander und klärt ihren persönlichen Standpunkt;
- trägt die Verantwortung für ihre Entscheide und für deren Ausführung und kann ihr Handeln begründen;
- geht sorgfältig mit ihren physischen und psychischen Kräften um;
- kennt ihre Rechte und Pflichten und handelt dementsprechend;
- weiß um die Bedeutung des Lernens und erweitert ihre Kenntnisse und Fähigkeiten durch Fort- und Weiterbildung;
- trägt zur Erweiterung des beruflichen Wissens bei und anerkennt die Bedeutung der Forschung in der Krankenpflege;

- setzt ihre Kreativität bei der Pflege und zur Entwicklung wirksamer Arbeitsinstrumente und -methoden ein;
- wahrt das Ansehen ihres Berufsstandes;
- unterstützt das Bestreben ihres Berufsstandes, die Pflegequalität zu gewährleisten;
- unterstützt Bestrebungen, die Arbeitsbedingungen und den Status des Pflegeberufes zu verbessern.

Die Verantwortung der Krankenschwester gegenüber den Mitarbeitern

Die Teamleistung und Teamentwicklung prägen die Arbeitsqualität und Arbeitszufriedenheit.

Die Krankenschwester:
- respektiert die Mitarbeiterinnen und andere an der Pflege Beteiligte;
- stellt ihr Fachwissen den Mitarbeiterinnen zur Verfügung;
- bezieht die Fähigkeiten und die Erfahrung der Mitarbeiterinnen in die Arbeit ein;
- trägt zur beruflichen Entwicklung der Mitarbeiterinnen bei;
- trägt zur Integration der Mitarbeiterinnen ins Team bei;
- trägt zu einem wirksamen Informationsfluß bei;
- nimmt an fachlichen Diskussionen im Team sowie im interdisziplinären Bereich teil, beteiligt sich an der Entscheidungsfindung und respektiert die Teambeschlüsse;
- akzeptiert, daß Konflikte zum Leben gehören, und trägt zur Problembewältigung bei.

Die Verantwortung der Krankenschwester gegenüber der Gesellschaft und der Umwelt

Als Fachperson befindet sich die Krankenschwester in der Lage, einen Beitrag zur Gesundheitspolitik zu leisten.

Die Krankenschwester:
- zeigt Interesse an Problemen der Gesellschaft, die sich auf die Gesundheit auswirken;
- trägt wirtschaftlichen und ökologischen Aspekten in der Pflege Rechnung;
- ist sich bewußt, daß ihr Gesundheitsverhalten dasjenige ihrer Mitmenschen beeinflussen kann;
- trägt durch ihr Verhalten und ihre berufliche Kompetenz dazu bei, ein Klima des Vertrauens zwischen der Bevölkerung und den in den Gesundheitsberufen Tätigen zu schaffen und zu erhalten;
- trägt zur Information der Bevölkerung über Gesundheitsfragen bei.

Schweizer Berufsverband für Krankenpflege: Ethische Grundsätze für die Pflege. SBK, Bern 1990 (S. 7 – 11)
Schweizer Berufsverband für Krankenpflege (SBK)
Choisystr. 1
Postfach
CH-3001 Bern

Der Eid des Hippokrates

Der sog. Eid des Hippokrates. Dieser Text ist mit dem Namen des griechischen Arztes Hippokrates (460 – 377 v. Chr.) verbunden:

Ich schwöre bei Apollon, dem Arzt, und Asklepios und Hygieia und Panakeia und allen Göttern und Göttinnen, die ich zu Zeugen anrufe, daß ich diesen Eid und diese Niederschrift nach bestem Wissen und Können erfüllen werde.

Ich werde den, der mich diese Kunst gelehrt hat, gleich meinen Eltern ehren und ihm Anteil an meinem Leben geben und, wenn er in Schulden geraten sollte, ihn unterstützen und seine Söhne meinen Brüdern gleichhalten und sie diese Kunst lehren, falls sie den Wunsch haben sollten, sie zu erlernen, und zwar ohne jede Vergütung und schriftliche Verschreibung, und an Vorschriften, am Vortrag und aller sonstigen Belehrung werde ich meine Söhne und die meines Lehrers teilnehmen lassen, wie auch die mit mir eingeschriebenen Jünger der Kunst, die durch den ärztlichen Eid gebunden sind, aber niemanden sonst.

Und ich werde die Grundsätze der Lebensweise nach bestem Wissen und Können zum Heil der Kranken anwenden, dagegen nie zu ihrem Verderben und Schaden. Ich werde auch niemandem eine Arznei geben, die den Tod herbeiführt, auch nicht, wenn ich darum gebeten werde, auch nie einen Rat in dieser Richtung erteilen. Ich werde auch keiner Frau ein Mittel zur Vernichtung keimenden Lebens geben.

Ich werde mein Leben und meine Kunst stets lauter und rein bewahren. Ich werde auch nicht Steinleidende operieren und Männern, die solche Praktiken ausüben, aus dem Wege gehen.

In welche Häuser ich auch gehe, die werde ich nur zum Heil der Kranken betreten, unter Meidung jedes wissentlichen Unrechts und Verderbens und insbesondere jeder geschlechtlichen Handlung gegenüber weiblichen Personen wie auch gegenüber Männern, Freien und Sklaven.

Was ich in meiner Praxis sehe oder höre oder außerhalb dieser im Verkehr mit Menschen erfahre, was niemals anderen Menschen mitgeteilt werden darf, darüber werde ich schweigen, in der Überzeugung, daß man solche Dinge streng geheimhalten muß.

Wenn ich nun diesen Eid treu halte und nicht entweihe, dann möge ich von meinem Leben und meiner Kunst Segen haben, bei allen Menschen zu jeder Zeit hochgeachtet; wenn ich ihn aber verletze und eidbrüchig werde, dann möge mich das Gegenteil hiervon treffen.

Seidler, E. (Hrsg.): Wörterbuch medizinischer Grundbegriffe. Eine Einführung in die Heilkunde in 86 Artikeln. Herder, Freiburg 1979 (S. 78/79)

Das Genfer Ärztegelöbnis 1948

Das Genfer Ärztegelöbnis stellt die Grundlage der heutigen ärztlichen Berufsordnung dar:

Im Zeitpunkt meines Eintritts in den ärztlichen Beruf verpflichte ich mich feierlich, mein Leben dem Dienste der Menschheit zu weihen. Ich werde meinen Lehrern die schuldige Achtung und Dankbarkeit wahren.

Ich werde meinen Beruf gewissenhaft und würdig ausüben.

Die Gesundheit meines Patienten wird meine erste Sorge sein.

Ich werde das Geheimnis dessen, der sich mir anvertraut, wahren.

Mit allen mir zur Verfügung stehenden Mitteln werde ich die Ehre und die stolzen Überlieferungen des Ärzteberufes aufrechterhalten.

Meine Kollegen sollen meine Brüder sein.

Ich werde es nicht zulassen, daß sich religiöse, nationale, rassische, Partei- oder Klassen-Gesichtspunkte zwischen meine Pflicht und meine Patienten drängen.

Ich werde das menschliche Leben von der Empfängnis an bedingungslos achten.

Selbst Drohungen werden mich nicht dazu bringen, meine ärztlichen Kenntnisse entgegen den Pflichten der Menschheit anzuwenden.

Ich gelobe dies feierlich, frei und auf meine Ehre.

Seidler, E. (Hrsg.:) Wörterbuch medizinischer Grundbegriffe. Eine Einführung in die Heilkunde in 86 Artikeln. Herder, Freiburg 1979 (S. 79)

Stellungnahme des Wissenschaftlichen Beirates der Bundesärztekammer zur Frage der

Kriterien des Hirntodes

Entscheidungshilfen zur Feststellung des Hirntodes

Der Hirntod ist der vollständige und irreversible Zusammenbruch der Gesamtfunktion des Gehirns bei noch aufrechterhaltener Kreislauffunktion im übrigen Körper. Dabei handelt es sich ausnahmslos um Patienten, die wegen Fehlens der Spontanatmung kontrolliert beatmet werden müssen.

Der Hirntod ist der Tod des Menschen. Der Tod kann daher – außer nach Aufhören von Atmung und Herzschlag – auch dann festgestellt werden, wenn das Vorliegen der nachfolgend aufgeführten *Kriterien des Hirntodes* in klinischer Symptomatologie, während angemessener Beobachtungszeit und gegebenenfalls mit apparativer Zusatzdiagnostik nachgewiesen ist.

Dabei dienen folgende Feststellungen und Untersuchungsbefunde als Entscheidungshilfen:

1. Voraussetzungen

1.1 Vorliegen einer akuten schweren primären oder sekundären Hirnschädigung (Anmerkung 1).

1.2 Ausschluß von Intoxikation, neuromuskulärer Blockade, primärer Unterkühlung, Kreislaufschock, endokrinem oder metabolischem Koma als mögliche Ursache oder wesentliche Mitursache des Ausfalls der Hirnfunktion im Untersuchungszeitraum (Anmerkung 2).

2. Maßgebliche Symptome des Ausfalls der Hirnfunktion

Hirntod wird durch den irreversiblen Verlust der Großhirn- und der Hirnstammfunktion gekennzeichnet:

2.1 Bewußtlosigkeit (Koma);

2.2 Ausfall der Spontanatmung (Anmerkung 3);

2.3 Lichtstarre beider wenigstens mittel-, meistens maximal weiten Pupillen, wobei keine Wirkung eines Mydriatikums vorliegen darf;

2.4 Fehlen des okulo-zephalen Reflexes;

2.5 Fehlen des Kornealreflexes;

2.6 Fehlen von Reaktionen auf Schmerzreize im Trigeminusbereich;

2.7 Fehlen des Pharyngeal-/Trachealreflexes (Anmerkung 4).

Das Vorliegen aller dieser Befunde muß übereinstimmend von zwei Untersuchern festgestellt werden (Anmerkung 5).

3. Ergänzende Untersuchungen

3.1 Wird bei Vorliegen dieser Symptome 2.1 bis 2.7 und der Voraussetzungen 1.1 und 1.2 zusätzlich eine EEG-Untersuchung nach den technischen Richtlinien der Deutschen EEG-Gesellschaft durchgeführt und ergibt sich während einer kontinuierlichen Registrierung über mindestens 30 Minuten eine hirnelektrische Stille (Null-Linien-EEG), so kann – außer bei Säuglingen und Kleinkindern – der Hirntod ohne weitere Beobachtungszeit festgestellt werden. Bei Säuglingen und Kleinkindern bis zum zweiten Lebensjahr muß wegen der physiologischen Unreife des Gehirns die EEG-Registrierung nach 24 Stunden wiederholt werden, bevor der Hirntod festgestellt werden kann (Anmerkung 6).

3.2 Wurde bei einer zur Klärung der Art der Hirnschädigung durchgeführten beidseitigen Angiographie bei einem ausreichenden Systemblutdruck ein zerebraler Zirkulationsstillstand nachgewiesen, so kann – wenn die Symptome 2.1 bis 2.7 vorliegen – ebenfalls der Hirntod ohne weitere Beobachtungszeit festgestellt werden (Anmerkung 7).

4. Zeitdauer der Beobachtung

Wenn auf das EEG verzichtet werden muß und wenn auch kein angiographischer Befund vorliegt, müssen die unter 2. aufgeführten Ausfallssymptome

▶ bei Erwachsenen und bei älteren Kindern

▷ nach *primärer* Hirnschädigung während mindestens 12 Stunden

▷ nach *sekundärer* Hirnschädigung während 3 Tagen

mehrmals übereinstimmend nachgewiesen werden, bis der Hirntod festgestellt werden kann.

▶ Bei Säuglingen und Kindern bis zum zweiten Lebensjahr soll in allen Fällen mit primärer Hirnschädigung die Beobachtungszeit 24 Stunden betragen.
Nachdem die Kriterien des Hirntodes gem. 2. mit 3. oder 4. von zwei Untersuchern vollständig dokumentiert worden sind, ist damit der Hirntod festgestellt.

Anmerkungen

Anmerkung 1:
Art der Hirnschädigung
Primäre Hirnschädigungen mit akuter hochgradiger intrakranieller Druckschädigung sind insbesondere schwerste Hirnverletzung, (spontane) intrakranielle Blutung. Hirninfarkt, in seltenen Fällen ein maligner Hirntumor, schließlich akuter Verschluß-Hydrozephalus.

Sekundäre Hirnschädigung kann die Folge von Hypoxie, von kardial bedingtem Kreislaufstillstand oder langdauerndem Schock sein.

Anmerkung 2:
Einschränkende Voraussetzungen
Vergiftung, Nachwirkung therapeutisch angewandter zentral dämpfender oder neuromuskulär blockierende Medikamente oder andere unter 1.2 genannte Störungen als mögliche Ursache oder Mitursache der Hirnfunktionsstörung müssen u. a. durch *Vorgeschichte* und *Umstände des Syndrombeginns* mit einer jeden vernünftigen Zweifel ausschließenden Gewißheit ausgeschlossen werden.

Anmerkung 3:
Prüfung des Atemstillstandes
Die Prüfung des Atemstillstandes kann in folgender Weise vorgenommen werden:
Der Ausfall der Spontanatmung ist bewiesen, wenn nach Abnahme des Beatmungsgerätes, bei Vermeidung von Hypoxie innerhalb einer angemessenen Frist spontane Atemzüge ausbleiben. Vor Unterbrechung der künstlichen Beatmung sollte durch alveolare Hypoventilation mit reinem Sauerstoff eine Hyperkapnie herbeigeführt werden, um einen maximalen physiologischen Atemanreiz zu geben.
Bei Früh- und Neugeborenen sowie bei Patienten mit pulmonalen Diffusions- und Verteilungsstörungen sind die besonderen Gegebenheiten zu berücksichtigen.

Anmerkung 4:
Neurologische Symptomatik
Spinale Reflexe können noch erhalten bleiben oder auch wiederkehren, solange der Körperkreislauf und die Lungenfunktion (künstlich) aufrechterhalten werden.

Anmerkung 5:
Feststellung der Befunde durch zwei Untersucher
Von den beiden Ärzten muß wenigstens einer über mehrjährige Erfahrung in der Intensivbehandlung von Patienten mit schwerer Hirnschä-

digung verfügen. Im Falle einer in Aussicht genommenen Organentnahme müssen beide Ärzte unabhängig von einem Transplantations-Team sein.

Anmerkung 6:
EEG-Untersuchung
Die Beurteilung des EEG muß durch einen entsprechend erfahrenen Arzt erfolgen.

Bei Frühgeborenen und Neugeborenen bis zur vollendeten 4. Lebenswoche (= Gestationsalter von 44 Wochen) kann der Hirntod bei Ausfall der Hirnfunktion und Null-Linien-EEG mit Sicherheit nach 3 Tagen festgestellt werden.

Anmerkung 7:
Serienangiographie
Bei der Serienangiographie muß eindeutig ein intrazerebraler Zirkulationsstillstand des injizierten Kontrastmittels erkennbar sein – z.B. bei beidseitiger Karotis-Angiographie jeweils an der Hirnbasis oder im Anfangsteil der Hirnarterien –, bei röntgenologischem Nachweis einwandfrei intraarterieller Lage der Injektionskanüle bzw. des -katheters.

Es muß ein ausreichender Blutdruck, beim Erwachsenen von wenigstens 80 mmHg systolisch, bestehen.

Kommentar

Einleitung

Beim gewöhnlichen Sterbevorgang kommt es infolge von Herz- und Atemstillstand unmittelbar zum Tod des gesamten Organismus. In Fällen schwerster Hirnschädigung kann es jedoch zu einem vollständigen und endgültigen Ausfall aller Hirnfunktionen, das heißt zum sogenannten Hirntod kommen, während unter künstlicher Beatmung das Herz noch weiter schlägt.

Erst seit die maschinelle Dauerbeatmung zur Verfügung steht, gibt es also auch den Hirntod.

Der Hirntod wird meistens verursacht durch eine akute hochgradige Drucksteigerung innerhalb des Hirnschädels (sogenannter Hirndruck), die zum Stillstand der Hirndurchblutung führt, was spätestens nach 10minütiger Dauer den irreversiblen Ausfall der integrativen Hirnfunktion zur Folge hat.

Mit dem Organtod des Gehirns sind die für jedes personale menschliche Leben unabdingbaren Voraussetzungen, ebenso aber auch alle für das eigenständige körperliche Leben erforderlichen Steuerungsvorgänge des Gehirns endgültig erloschen.

Die Feststellung des Hirntodes bedeutet damit die Feststellung des Todes eines Menschen. Eine weitere Fortsetzung der Behandlung ist deshalb nach Feststellung des Hirntodes zwecklos.

Während die Todesfeststellung nach allgemeinem Kreislauf- und Atemstillstand allerorts und durch jeden Arzt erfolgen kann, ist die Feststellung des Hirntodes an besondere unumgängliche Bedingungen und eine Reihe von Befunden gebunden.

Internationale Entwicklung

Über die Beobachtung des Hirntod-Syndroms liegen seit der ersten Beschreibung von Mollaret u. Goulon (1959) nun über 20jährige Erfahrungen und sehr umfangreiche und eingehende Untersuchungen vor, die in einem umfangreichen Schrifttum niedergelegt sind (s. Literaturverzeichnis bei Penin u. Käufer 1969, Krösl u. Scherzer 1973, Walker 1977, Korein 1978).

Mehrfach wurden Kriterien-Kataloge entwickelt, u.a. die Harvard-Kriterien (Beecher et al. 1968), die Empfehlungen der Deutschen EEG-Gesellschaft (Caspers, Hirsch et al. 1969), der Conference of Royal Colleges and Faculties of the United Kingdom 1976 und des Health Department of Great Britain and Northern Ireland (Smith of Marlow 1979) sowie die Guidelines for the Determination of Death, USA (Lynn 1981).

Systematik der Entscheidungshilfen

Die hier vorgelegte Auflistung der Voraussetzungen und Kriterien zur Feststellung des Hirntodes ergibt sich aus den bisherigen praktischen Erfahrungen und Ergebnissen der eingehenden Untersuchungen, die international zu weiterer Vereinheitlichung führen werden. Sie geben den gegenwärtigen Stand der wissenschaftlichen Erkenntnis wieder.

Diese Richtlinien können nur Entscheidungshilfen für den Arzt sein. Sie sind keine rechtsverbindlichen Vorschriften.

Zur Diagnose „Hirntod" ist sowohl der Nachweis des Ausfalls der Hirnfunktionen als auch die Feststellung der Irreversibilität dieses Zustandes erforderlich. Dabei zeigen das gleichzeitige Vorliegen von Bewußtlosigkeit, zerebraler Areflexie und Atemstillstand den vorliegenden Ausfall der Hirnfunktionen an.

Die Irreversibilität dieses Zustandes muß durch weitere Beobachtung während angemessener Zeit oder durch ergänzende Untersuchungen nachgewiesen werden.

Solche ergänzenden Untersuchungen können in der Ableitung des EEG mit Nachweis des Erloschenseins der bioelektrischen kortikalen Hirntätigkeit (Null-Linien-EEG) *oder* in einer Untersuchung der Hirndurchblutung liegen.

Da in aller Regel der Nachweis der Erhebungen zu 1. und der Befunde zu 2. eine längere Zeit in Anspruch nimmt, wird für die Ableitung des EEG kein bestimmter Zeitpunkt angegeben.

Auch anhaltender Ausfall evozierter Potentiale zeigt Irreversibilität des Erlöschens der Hirnfunktionen an. Diese Untersuchung scheint von Intoxikationen unbeeinflußt zu sein, erfordert aber einen speziell erfahrenen Untersucher.

In Fällen akuter hochgradiger (tödlicher) intrakranieller Drucksteigerung ist ein Stillstand der Hirndurchblutung die pathophysiologische Grundlage des vollständigen Ausfalls der Hirnfunktionen. Somit ist der Nachweis des zerebralen Zirkulationsstillstandes für den Hirntod beweisend. Er kann mittels der Serienangiographie der Hirngefäße unmittelbar erkannt oder durch die zerebrale Isotopen-Angiographie (Korein 1978) nachgewiesen werden.

Ob der Zirkulationsstillstand auch mit Hilfe der Doppler-Sonographie (Messung an beiden Carotides internae und an der Vertebralis) oder einer Ultraschall-Lotung des Mittelecho-Pulses fehlerfrei nachgewiesen werden kann, wird die Zukunft erweisen müssen. Vorläufig sind diese Untersuchungsverfahren wegen Fehlermöglichkeiten nicht beweiskräftig.

Die Voraussetzungen (1.1) unterscheiden ausdrücklich zwischen *primären,* unmittelbar am Gehirn wirksamen Schädigungen einerseits und *sekundären,* indirekten Hirnschädigungen andererseits, weil der Nachweis des Hirntodes im letzteren Falle schwieriger sein kann und gegebenenfalls eine längere Beobachtungszeit erforderlich macht.

Etwaige Zweifel an der Eindeutigkeit des einen oder anderen Untersuchungsbefundes erfordern in jedem Falle weitere Beobachtung unter Fortführung der Behandlungsmaßnahmen. Negative Voraussetzungen (1.2) erlauben solange keine Feststellung des Hirntodes, bis die Begleitschädigungen ausgeschlossen oder beseitigt sind. Dies gilt auch bei therapeutischer Anwendung von Barbituraten, Benzodiazepinen und entsprechenden Pharmaka. (Die derzeit vielfach angewandte Therapie mit hochdosierten Barbituraten verhindert die Feststellung des Hirntodes bis nach dem Abklingen der Barbituratwirkung.)

Todeszeitpunkt

Da beim Hirntod der wirkliche Zeitpunkt des Eintritts des Todes nicht eindeutig feststellbar ist, wird der Zeitpunkt, zu welchem die endgültigen diagnostischen Feststellungen getroffen werden, dokumentiert.

Geltungsbereich und Protokollierung

Die Feststellung des Hirntodes und damit des Todes des Menschen nach den hier beschriebenen Kriterien gilt für alle Bedingungen, auch für eine Organentnahme.

Die zur Diagnose des Hirntodes führenden klinischen und apparativen Untersuchungsbefunde sowie alle Maßnahmen, die auf ihre Ausprägung Einfluß nehmen können, müssen dokumentiert werden mit Datum und Uhrzeit sowie den Namen der untersuchenden Ärzte.

Die Aufzeichnung der Befunde kann entsprechend dem Protokollbogen oder in anderer zweckentsprechender Form vorgenommen werden. Sie ist dem Krankenblatt beizufügen.

Wenn von „Entscheidungshilfen" zur Feststellung des Hirntodes gesprochen wird, so soll damit ausdrücklich bekundet werden, daß die maßgebliche Grundlage der Diagnostik in der persönlichen Untersuchung und ärztlichen Beobachtung, nicht aber im Einsatz von Apparaten liegt.

Die Verantwortung für die Feststellung des Hirntodes bleibt unteilbar beim Arzt.

Literatur

Beecher, H. K.: A definition of irreversible coma. Report of the Ad Hoc-Committee of the Harvard Medical School to examine the definition of brain death. JAMA 205 (1968) 337 – 340

Conference of Med. Roy. Coll.: Diagnosis of brain death. British Medical Journal, 2 (1976), 1187 – 1188

Gerstenbrand, F.: Die klinische Symptomatik des irreversiblen Ausfalls der Hirnfunktionen, in Krösl und Scherzer (s. dort) (1973)

Hirsch, H.; Kubicki, St.; Kugler, J. und Penin, H.: Empfehlungen der Dtsch. EEG-Gesellschaft zur Bestimmung des Hirntodes. Z. Elektroenz. Elektromyographie. 1 (1970) 53 – 54

Korein, J.: Brain Death. Interrelated medical and social issues. New York. The New York Academy of Sciences (1978)

Krösl, W.; Scherzer, E.: Die Bestimmung des Todeszeitpunktes. Wien. Maudrich 1973

Linder, F.; Wawersik, J.; Hanack, N.; Heberer, G.; Loew, F.; Wiemers, K.: Todeszeichen und Todeszeitbestimmung. Chirurg 39 (1968) 196 – 197

Lynn, J.: Guidelines for the Determination of Death. President's Commission for the Study of Ethical Problems. Suite 555, 2000 K Street, N. W. Washington, DC 20006

Mollaret, P., et Goulon, M.: Le coma dépassé (mémoire préliminaire). Rev. Neurol. (Paris) 101 (1959) 3–15

Penin, H.; Kaufer, C. H.: Der Hirntod. Thieme, Stuttgart 1969

Silverman, D.; Saunders, M. G.; Schwag, R. S., and Masland, R. L.: Cerebral death and the electroencephalogram. Report of the Ad Hoc-Committee of the American Electroencephalographic Society on EEG Criteria for Determination of Cerebral Death JAMA 209 (1969) 1505–1510

Smith of Marlow, Lord: The removal of cadaveric organs for transplantation. A code of practice. Health Departments of Great Britain and Northern Ireland, October 1979

Tönnis, W., und Frowein, R. A.: Wie lange ist Wiederbelebung bei schweren Hirnverletzungen möglich? Monatsschrift für Unfallheilkunde, 66 (1963) 169–190

Walker, A. E.: An appraisal of criteria of cerebral death. JAMA 237 (1977) 982–986

Walker, A. E.: Cerebral death. Dallas, Texas: Professional Information Library. 1977 2nd Edition: Urban und Schwarzenberg, München 1981

Deutsche Ärztekammer: Kriterien des Hirntodes. Entscheidungshilfen zur Feststellung des Hirntodes. Sonderdruck: Deutsches Ärzteblatt – Ärztliche Mitteilungen.

Berufsordnung des Deutschen Berufsverbandes für Pflegeberufe (DBfK) für Altenpflegerinnen und Altenpfleger, Kinderkrankenschwestern und Kinderkrankenpfleger, Krankenschwestern und Krankenpfleger

Verabschiedet von der Delegiertenversammlung des Deutschen Berufsverbandes für Pflegeberufe im Mai 1992

Präambel

Pflegerische Versorgung, Gesundheitsberatung und -erziehung sind elementare Bausteine einer jeden Gesellschaft. Jeder Mensch hat ein Anrecht auf professionelle Pflege und muß vor unsachgemäßer Pflege geschützt werden.

Zur Pflege gehört die Achtung vor dem Leben, vor der Würde und den Grundrechten des Menschen. Die Qualität der pflegerischen Versorgung sind abhängig von den Normen und Wertvorstellungen der Gesellschaft, ihrem Menschenbild und den Ressourcen eines Landes.

Professionelle Pflege gilt dem einzelnen, seinen Bezugspersonen, der Familie und der Gemeinschaft. Sie wird unter Einbeziehung und ohne Bewertung von Nationalität, Rasse, Glauben, politischer Einstellung, Hautfarbe, Alter, Geschlecht oder dem sozialen Rang ausgeführt.

Zur Sicherstellung des gesellschaftlichen Auftrages einer professionellen Pflege gehört die Förderung einer qualitativ hochstehenden Pflege im Bereich der Praxis, der Bildung, des Managements und der Pflegewissenschaft.

§ 1 Berufsbild

1. Pflege ist als eigenständiger Beruf und selbständiger Teil des Gesundheitsdienstes für die Feststellung der Pflegebedürftigkeit, die Planung, Ausführung und Bewertung der Pflege zuständig.

2. Pflege als Beruf ist Lebenshilfe und für die Gesellschaft notwendige Dienstleistung. Sie befaßt sich mit gesunden und kranken Menschen aller Altersgruppen.

3. Pflege als Beruf leistet Hilfe zur Erhaltung, Anpassung und Wiederherstellung der physischen, psychischen und sozialen Funktionen und Aktivitäten des Lebens.

4. Pflege als Beruf ist eine abgrenzbare Disziplin von Wissen und Können, welches sie von anderen Fachgebieten des Gesundheitswesens unterscheidet.

5. Pflege als Beruf definiert, bestimmt mit und verantwortet die eigene Aus-, Fort- und Weiterbildung.

6. Pflege als Beruf stützt sich in der Ausübung des Berufes und in der Forschung auf ihre eigene wissenschaftliche Basis und nützt dabei die Erkenntnisse und Methoden der Natur-, Geistes- und Sozialwissenschaften.

§ 2 Berufsziele

Grundlagen allen pflegerischen Tuns ist die Achtung vor der Würde und Einzigartigkeit menschlichen Lebens.

Pflege dient der Förderung der Gesundheit, Verhütung von Krankheit, Wiederherstellung von Gesundheit, Linderung von Leiden und der Begleitung sterbender Menschen.

1. Pflegende fördern die Autonomie des Klienten und dessen Familie in allen Phasen des Lebensprozesses.

2. Pflegende unterstützen das Recht des einzelnen, seiner Bezugspersonen und seiner Familie nach umfassender Information über seinen Gesundheitszustand, um Mitwirkung und Mitentscheidung zu ermöglichen.

3. Pflegende unterstützen Pflegeforschungsprogramme unter Wahrung ethischer Grundsätze.

4. Pflegende achten in ihrem beruflichen Handeln darauf, das Ansehen ihres Berufsstandes zu fördern.

5. Pflegende respektieren ihre Mitarbeiter/innen in der Pflege und aus anderen Gesundheitsbereichen und tauschen mit diesen Fachwissen aus.

6. Pflegende arbeiten an den Lösungen der gesellschaftlichen Probleme mit, die sich auf die Pflege auswirken und informieren die Gesellschaft über Gesundheitsfragen.

7. Pflegende setzen sich aktiv für die Belange der Berufsangehörigen ein. Durch ihre Berufsorganisation vertreten sie ihre Interessen sowohl im Arbeitsumfeld wie in der Gesellschafts- und Gesundheitspolitik.

8. Pflegende halten ihren Kompetenzbereich ein und achten den Kompetenzbereich anderer Berufsgruppen. Sie greifen jedoch zum Schutz des Klienten ein, wenn sein Wohl gefährdet ist.

Die §§ 3 – 10 behandeln allgemeine Berufsfragen und geben Hinweise zu Aus-, Fort- und Weiterbildung.

Herausgeber der Berufsordnung des DBfK:
Deutscher Berufsverband für Pflegeberufe e. V.
Hauptstraße 392
65760 Eschborn

Die Herausforderung Gesundheit 2000 – Implikationen für die Pflegeberufe

Zum Thema Gesundheitswesen 2000 heißt es in einer Broschüre des DBfK:

Ethische Fragen der Gesundheit sollten mit vielen gesellschaftlichen Gruppen diskutiert werden.

Die rasante medizinisch-pflegerisch-technische Entwicklung, der Wertewandel der Gesellschaft, neue Krankheiten einerseits und die gleichbleibenden bzw. abnehmenden Finanzmittel im Gesundheitswesen andererseits werfen immer häufiger ethische Fragen auf. Diese beginnen bei gesundheitspolitischen Entscheidungen, die die Allgemeinheit betreffen, z. B. Finanzströme für Forschungsschwerpunkte, Rauchverbote in der Öffentlichkeit, Besteuerung von Alkohol und Zigaretten. (Bei der Beantwortung von Fragen, wie z. B. „Wie hoch soll die Allokation von Finanzmitteln für Investitionen im Krankenhaussektor sein? Wieviel Mittel sollen in den präventiven Gesundheitsbereich fließen?", müssen ethische Aspekte mit berücksichtigt werden.)

Ethische Probleme betreffen zunehmend mehr die Einzelnen, z. B. wenn es darum geht, für sich oder einen Angehörigen zu entscheiden, ob einer Krebstherapie zugestimmt wird oder diese abgelehnt werden soll oder lebensrettende Technologien bei einem Schwerkranken angewendet werden sollen oder nicht. Gerade in solchen Fragen bedarf es einer noch stärkeren Sensibilisierung der Allgemeinheit.

Deshalb schlagen wir vor, im Rahmen der Ausbildung in den Gesundheitsberufen das Thema Ethik innovativ anzugehen. Denkbar wäre hier nicht nur theoretische Wissensvermittlung, sondern durch gemeinsame Diskussionen mit anderen Berufen und Patientengruppen mehr Entscheidungskompetenz in der Praxis zu erreichen. Zusätzlich wäre es sinnvoll, interdisziplinäre Ethikkommissionen ins Leben zu rufen, an denen Politikerinnen, die Medien, Gesundheitsberufe und Bürgerinnen beteiligt sind.

DBfK: Die Herausforderung Gesundheit 2000 – Implikationen für die Pflegeberufe. In: Gesundheitswesen 2000. DBfK-Verlag, Eschborn 1995

Berufsethische Grundsätze der Schwesternschaften vom Deutschen Roten Kreuz

Präambel

Der Verband der Schwesternschaften vom Deutschen Roten Kreuz e. V. ist ein Mitgliedsverband des Deutschen Roten Kreuzes. Daraus ergibt sich, daß durch ihren Zusammenschluß zu diesem Verband auch die Schwesternschaften vom Deutschen Roten Kreuz Gliederungen des Roten Kreuzes und Roten Halbmondes sind und bei der

Wahrnehmung ihrer Aufgaben deren Mitglieder die Grundsätze des Roten Kreuzes verbindlich zu beachten haben.

Jedes einzelne Mitglied muß die Grundsätze in ihrer Bedeutung kennen und wissen, daß es bei der Ausübung seines Berufes mitwirkt an den Aufgaben, die dem Deutschen Roten Kreuz als anerkannter Hilfsorganisation und Spitzenverband der freien Wohlfahrtspflege gestellt sind. Auf das Ziel, menschliches Leiden im Rahmen des Möglichen zu lindern und eine menschenwürdige pflegerische Behandlung zu sichern, hat sich die Arbeit eines jeden Mitglieds auszurichten.

Der Tatsache Rechnung tragend, daß Rotkreuzschwestern in allen Bereichen der Pflege tätig sind und sich an der Hilfeleistung für Menschen in Not und an Aufgaben, die der Gesundheit dienen, beteiligen, wurden berufsethische Grundregeln, die sich an den Grundsätzen der Rotkreuz- und Rothalbmondbewegung orientieren, von den Schwesternschaften vom Deutschen Roten Kreuz entwickelt. Diese berufsethischen Grundsätze sollen das berufliche Selbstverständnis definieren, das Verständnis im Hinblick auf die Zugehörigkeit zu einer DRK-Schwesternschaft fördern und zur Stärkung des Rotkreuz- und Gemeinschaftsgefühles innerhalb der DRK-Schwesternschaft und zu allen Rotkreuzeinrichtungen, Rotkreuzvereinen und -verbänden einen Beitrag leisten.

Menschlichkeit

Für den Begriff Menschlichkeit formulieren wir ...

... Menschlichkeit verstehen wir als Grundprinzip aller humanitären Hilfe.

... Unabhängig von den jeweiligen gesellschaftlichen Bedingungen, in denen wir leben, bildet Menschlichkeit die Grundvoraussetzung des Zusammenlebens.

... Menschlichkeit umfaßt den Schutz der Entfaltung des Menschen selbst durch die Ausbildung seines Geistes, seines Charakters und seiner Fähigkeit und ebenso die liebevolle Begegnung mit dem Nächsten.

... Grundlage der Menschlichkeit ist die Achtung vor dem Menschen. Dabei bildet die Anerkennung der jedem Menschen eigenen Würde die Grundvoraussetzung für ein auf ihn abgestimmtes Handeln (i.A.a. Schlögel „Der Grundsatz der Menschlichkeit" aus „Das Rote Kreuz", Fachmagazin des DRK 2/91).

... Die humanitäre Hilfe setzt aktives Helferhandeln gegen passives Leiden. Sie richtet sich darauf, das Leiden, die durch blinde Naturgewalt oder menschliche Gewalttaten Menschen zugefügt werden, zu verhüten, zu lindern oder zu heilen.

... Humanitäre Hilfe umfaßt nicht nur Lebens- und Gesundheitshilfen, sondern ebenso Wohlfahrts- und soziale Hilfen und den Schutz der Menschenwürde. Sie besteht nicht nur darin, akute Not zu lindern, sondern auch drohender Not vorzubeugen und die Selbsthilfefähigkeit wieder herzustellen.

... Sinn der humanitären Hilfe ist nicht nur die unmittelbare Beseitigung der Not, sondern darüber hinaus gegenseitiges Verständnis, Freundschaft und Zusammenarbeit zu fördern und damit gewalttätigen Konflikten als einer Hauptwurzel der Leiden den Boden zu entziehen.

Daraus ergibt sich für unser Pflegeverständnis ...

..., daß es unser Ziel ist, den Patienten in seiner Ganzheit von Leben und Sterben zu sehen, Chancen wahrzunehmen und Grenzen anzuerkennen – sowohl bei den zu Pflegenden als auch bei uns selbst.

..., daß wir die Ressourcen des Patienten und seines sozialen Umfeldes/Angehörige erkennen und in unser pflegerisches Handeln mit einbeziehen.

..., daß wir dort, wo der Patient in den Aktivitäten des täglichen Lebens eingeschränkt ist, unterstützend und stellvertretend tätig werden.

..., daß wir zur gegenseitigen Hilfe anleiten, sie organisieren und fördern.

..., daß wir dem Patienten verständnis- und vertrauensvoll begegnen und ihn in seiner Situation annehmen.

..., daß sich Pflege an Gesundheit orientiert, die wir als dynamischen Prozeß zwischen Gesundheit und Kranksein verstehen.

..., daß die Gesundheitsförderung, Früherkennung, Rehabilitation und Beratung für unser pflegerisches Tun von besonderer Bedeutung sind.

..., daß wir Pflege nicht als Fortschritt oder Förderung um jeden Preis verstehen, sondern auch als Bewahrung dessen, was Wohlbefinden und Zufriedenheit des Patienten bewirkt. Damit schaffen wir eine Atmosphäre, in der menschenwürdiges Sterben und der Tod zugelassen werden können.

*Daraus ergibt sich für unser Verständnis
von Schwesternschaft ...*

..., daß wir partnerschaftlich und respektvoll
miteinander umgehen sowohl in der Ausbildung, im Berufsleben als auch im Alter.

..., daß wir die Fähigkeit des einzelnen fördern und seine Grenzen anerkennen.

..., daß jedes Mitglied Beratung und Begleitung erfahren kann in verschiedenen Lebens-
und Arbeitsbedingungen, z. B. durch persönliche
Gespräche und Vermittlungsbemühungen mit/
durch die Mitglieder, bzw. im Rahmen der Struktur der Schwesternschaft.

..., daß durch die Mitgliedschaft in der
Schwesternschaft die Sicherheit und Zugehörigkeit (im Sinne Maslows) gegeben wird, die die
persönliche Entwicklung fördert – (z. B. durch
berufliche Ausbildung, Unterstützung der persönlichen Weiterentwicklung) – mit dem Ziel,
daß durch autonome, selbstbewußte, mitgestal-
tende Mitglieder ein lebendiges Miteinander
möglich wird.

..., daß Mitglieder auch nach dem Ausschei-
den aus dem aktiven Berufsleben das Gemein-
schaftsleben mitgestalten können.

In gleicher Weise wurden die folgenden Begriffe bearbeitet:

- Unparteilichkeit,
- Neutralität,
- Unabhängigkeit,
- Freiwilligkeit,
- Einheit,
- Universalität.

Verband der Schwesternschaften vom Deutschen Ro-
ten Kreuz e.V. (Hrsg.): Berufsethische Grundsätze.
Veröffentlicht anläßlich des Bundeskongresses der
Schwesternschaften vom DRK e.V., Mai 1995

Verband der Schwesternschaften vom Deutschen Roten Kreuz e.V.
Friedrich-Ebert-Allee 71
53113 Bonn

Arbeitsgemeinschaft katholischer Pflegeorganisationen: Die ethische Verantwortung der Pflegeberufe (Auszug)

Das christliche Menschenbild und seine Relevanz für eine Ethik der Pflege

Die Grundaussage des christlichen Menschenbildes lautet: **Der Mensch besitzt eine elementare Würde;** sie resultiert nicht aus einer Zu-
schreibung durch den Menschen selbst, sondern
**gründet in seinem Geschaffensein durch Gott,
in dessen Beziehungs- und Heilsangebot.** Diese Würde ist jedem Menschen eigen und an keine Qualitäts- und Leistungsnachweise gebunden. Der Mensch ist nicht Zufallsprodukt der
Evolution, sondern – auch wenn dies in seinem
persönlichen Leben nicht immer spürbar ist –
von Gott gewollt, mit besonderen Eigenschaften
und Fähigkeiten, mit einem hohen Grad an Freiheit und Selbstbestimmung, aber auch mit Verantwortung sich selbst, den Mitmenschen und
der Umwelt gegenüber ausgestattet. **So soll er,
souverän und doch ausgerichtet nach dem
Willen Gottes, und das heißt in Respekt vor
der Schöpfung, besonders vor dem menschlichen Leben, die Geschichte dieser Welt gestalten.** Je mehr es für ihn wahr ist, daß Gott existiert, daß er dem Menschen seine Beziehung
und seinen Beistand anbietet und ihn und diese
Welt nicht in Unheil und Tod enden lassen will,
um so stärker wird das Leben des einzelnen
Menschen von Hoffnung, Verantwortungsbe-
wußtsein oder einer engagierten Zuwendung
zum Mitmenschen und zur Umwelt geprägt
sein.

**Die Auffassung von der elementaren Wür-
de des Menschen findet sich auch bei anderen,
nichtchristlichen Denkrichtungen und Weltanschauungen. Mit Vertretern dieser Positionen müssen immer wieder das Gespräch und
die Zusammenarbeit gesucht werden.** Ihnen
allen ist gemeinsam, daß sie davon ausgehen,
daß der Mensch eine Würde a priori (ohne letzt-
verbindliche, für alle zwingend einsichtige Begründung) besitzt, aus der er wesentliche Rechte (z.B. Menschenrechte/Grundrechte) ableiten
kann, die ihn aber auch zur Verantwortung sich
selbst, dem Mitmenschen und der Umwelt gegenüber ziehen. Die Verbindlichkeit solcher
Würdezuschreibungen muß immer wieder neu
sowohl hinsichtlich ihrer Begründung als auch

hinsichtlich praktischer Konsequenzen plausibel gemacht werden. Es ist jederzeit möglich, die Normativität dieser Würdezuschreibungen zu reflektieren.

Skepsis gegenüber der starken Betonung der Würde des Menschen im christlichen Menschenbild erwächst vor allem aus der alltäglichen Erfahrung der Hinfälligkeit und Begrenztheit, der Boshaftigkeit und Destruktivität des Menschen: Ist menschliches Leben angesichts dessen, was ein Mensch an Gebrochenheit und Ohnmacht erfährt und was er zerstören kann, tatsächlich das höchste Gut und in jedem Fall mit einem fundamentalen Respekt zu achten, zu schätzen, zu pflegen und zur Entfaltung zu bringen?

Zum christlichen Menschenbild gehört elementar das Bewußtsein von der Unzulänglichkeit, Bedrohtheit, Sterblichkeit und Erlösungsbedürftigkeit des Menschen. Dies jedoch mindert nicht seine Würde und Werthaftigkeit.

Beim christlichen Menschenbild gibt der Glaube daran, daß **die Würde** des Menschen letztlich im Willen Gottes gründet, dieser **die höchste Autorität; er stärkt ihre Verbindlichkeit** und **macht den Menschen** – von der Zeugung bis zum Tod und über den Tod hinaus – **unverfügbar.**

Vom christlichen Menschenbild lassen sich u. a. **folgende ethischen Leitkonstanten** für eine menschengerechte medizinische und pflegerische Versorgung ableiten:

– Bei der zunehmenden Komplexität der Gesundheitsversorgung und einer sich immer mehr ausdifferenzierenden Arbeitsteilung ist unbedingt darauf zu achten, daß der konkrete Mensch in seiner individuellen Verfassung nicht aus dem Blickfeld verloren geht.
– Der Sorge um den Menschen ist stets ein Primat einzuräumen vor ökonomischen, politischen, wissenschaftlichen, ideologischen und persönlichen Interessen derer, die in unserem Gesundheitssystem tätig sind.
– Jedem medizinischen und pflegerischen Handeln – heilen, pflegen, aufklären, beraten, begleiten, rehabilitieren, forschen – müssen als entscheidende Intentionen zugrundeliegen: die Vermeidung von Krankheit, die Erhaltung und Wiederherstellung der Gesundheit, die Linderung von Leiden. D. h., jede Form der Instrumentalisierung der Kranken und Hilfebedürftigen für die Befriedigung der persönlichen Belange von Helfenden (z. B. Forschungserfolge, finanzielle Vorteile, Kompensation von eigenen Unzulänglichkeitserfahrungen in anderen Lebensbereichen usw.) ist abzulehnen.
– Jeder Mensch ist als ein Subjekt zu sehen, dem ein größtmögliches Selbstverfügungsrecht eingeräumt werden muß, der zugleich aber auch dem Anspruch der Verantwortung sich selbst und anderen gegenüber untersteht.
– Bei gesundheitspolitischen Entscheidungen müssen die Wahrung der Würde und Personalität des Menschen, die Aufrechterhaltung seiner Eigenständigkeit und Selbstverantwortung, die Solidarität mit ihm als hilfebedürftigem Menschen im Mittelpunkt stehen und letztlich stets den Ausschlag geben.
– Innerhalb der Politik auf Bundes- und Landesebene ist der Verbesserung der medizinischen und pflegerischen Versorgung der Bevölkerung stets ein Vorrang einzuräumen.

Leitlinien für eine Ethik der Pflege Praktische Konsequenzen

Aus den bisherigen Reflexionen ergeben sich für das konkrete pflegerische Handeln vielfältige Konsequenzen, von **denen** im folgenden **einige exemplarisch** entfaltet werden sollen.

– Dem hilfebedürftigen Menschen ist mit einer **Haltung des Respekts** zu begegnen, d. h., er muß sowohl in seinem Leiden und in seiner Hilfsbedürftigkeit gesehen werden als auch mit seinen verbliebenen Fähigkeiten und Kompetenzen und seinem Recht auf Selbstbestimmung. Bereits in der Art und Weise der Anrede, in dem Interesse an seinem individuellen Befinden, in dem Bemühen, die persönlichen Bedürfnisse so weit wie möglich zu berücksichtigen, und in der Bereitschaft, den betroffenen Menschen **in den Prozeß des Helfens** einzubeziehen, manifestiert sich dieser grundsätzliche Respekt vor seiner Persönlichkeit.
– Dieser Respekt zeigt sich auch darin, wieviel Mühe und Sorgfalt aufgeboten werden bei der Lösung der Frage, ob und auf welche Weise z. B. einem Patienten zugemutet werden kann, die **Wahrheit über seinen Krankheitszustand** zu erfahren. Die Feststellung der Belastbarkeit eines Patienten erfordert ein eingehendes individuelles Bemühen um ihn; das Geltenlassen seines Wunsches nach wahrhaftiger Aufklärung über seine Situation setzt eine **Achtung vor seiner Selbstverfügbarkeit** voraus. Diese hat zur Konsequenz, daß der Patient möglichst weit in die anstehen-

den Entscheidungsprozesse einbezogen wird.

– Zu den wesentlichen Grundsätzen einer auf die Respektierung der Würde des hilfebedürftigen Menschen abhebenden Ethik der Pflege zählt das **Bemühen der Pflegenden um eine Erweiterung und Vertiefung ihrer eigenen Kompetenzen.** Dabei geht es in erster Linie um eine stetige Aktualisierung ihres Wissens in bezug auf die medizinischen und pflegerischen Handlungsfelder im engeren Sinn. Dazu gehört auch die Befähigung, auf das seelische Befinden des Hilfebedürftigen einzugehen, ihn in seinem krisenhaften Zustand, in seiner Angst, in seiner Trauer, in seinem Sterben zu begleiten. Für Pflegende, die häufig mit solchen Situationen konfrontiert werden, ist persönliche Weiterbildung ein ethisches Gebot.

– Pflegende sind immer wieder mit **Situationen** konfrontiert, die von **hoher ethischer Brisanz** sind. Ob es um die Mitwirkung bei lebensbedrohlichen Therapieformen, um pränatale Diagnostik, um die Frage der Abtreibung, um die Intensität und Dauer lebensverlängernder Maßnahmen, um Euthanasie, um die Mitwirkung bei Ex- und Transplantationen geht – stets müssen Entscheidungen gefällt werden, bei denen das Wohl, oft sogar das Leben von Menschen auf dem Spiel steht. Die Entscheidungen, die Pflegende zu treffen haben, sind zwar anders als die der anderen Berufsgruppen, doch müssen sie sich unter anderem mit den Anordnungen, die ihnen aufgetragen werden auseinandersetzen und lernen, damit umzugehen. Insbesondere dann, wenn die angeordneten Maßnahmen ihren eigenen Standpunkten zuwiderlaufen. Deshalb ist es notwendig, daß sie zu den entsprechenden Problemen eine **eigene Position** gewinnen und sie **argumentativ zu vertreten lernen.**

– Pflegende haben schließlich Sorge zu tragen für sich selbst. Selbstliebe in Form von Selbstachtung und Fürsorge für das eigene leibliche und seelische Wohl ist ein ethisches Gebot.

– Gemäß dem christlichen Menschenbild kann der Mensch sein Geschick Gott anvertrauen. Das kann für alle Beteiligten bedeuten: Sie sind in ihrer Sorge um das Wohl des Hilfebedürftigen nicht allein für sein Heil zuständig. Die Anerkennung Gottes als Herrn über Leben und Tod kann vor der Versuchung bewahren, sich als letzte Schicksalsinstanz zu sehen und den eigenen Omnipotenzphantasien zu erliegen.

Arbeitsgemeinschaft katholischer Pflegeorganisationen: Die ethische Verantwortung der Pflegeberufe. AKP, Mainz 1995 (S. 9 – 13)

Arbeitsgemeinschaft katholischer Pflegeorganisationen (AKP) Kaiserstr. 42 55116 Mainz

Evangelischer Fachverband für Kranken- und Sozialpflege e. V.

Ethische Leitlinien

Aufgaben und Ziele

Weil Gott in Jesus Christus seine Liebe zu uns bezeugt hat, verstehen wir unseren Beruf als einen Auftrag Gottes, die empfangene Liebe weiterzugeben und so zum Wohl und zum Heil der Menschen zu wirken.

Gottes Liebe gilt allen Menschen ohne Unterschied. Deshalb gibt es für unser pflegerisches Tun keine Grenzen. Ziel unseres Einsatzes ist es, allen, die unseren Dienst brauchen, die Hilfen zu geben, die für sie notwendig sind, um ein Leben führen zu können, das ihren persönlichen Bedürfnissen und Möglichkeiten und den jeweiligen Vorstellungen von Gesundheit und Menschenwürde so weit wie möglich entspricht.

Ganzheitliche Hilfe zur Selbsthilfe

Der unserer Hilfe bedürftige Mensch ist durch Krankheit, Leiden, Not oder Gefahren stets in seiner Ganzheit betroffen. Die Antwort auf seine Bedürftigkeit muß daher auch die Antwort des ganzen Menschen sein. Deshalb müssen wir uns selbst einbringen und durch Vertrauenswürdigkeit, Einsatzbereitschaft, fachliches Können und persönliche Zuwendung in möglichst umfassendem Sinn unsere Aufgabe wahrnehmen.

Betroffener und Helfer verstehen sich als Partner an einer gemeinsamen Aufgabe. Der Betroffene wird als Persönlichkeit respektiert und über seine Situation und den Sinn geplanter Maßnahmen – soweit dies möglich und angezeigt ist – in verständlicher Weise informiert, in die Entscheidungsfindung einbezogen und so zur Mitverantwortung und Mitwirkung angeregt und angeleitet.

Ziele der Unterstützung und Begleitung sind die größtmögliche Selbständigkeit und Unabhängigkeit des kranken oder behinderten Menschen und sein inneres Wachsen und Reifen, damit er seinen Weg bejahen und zu seinem Glauben finden kann.

Pflegerisches Handeln muß immer die Gesamtheit körperlicher, geistig-seelischer, sozialer und religiöser Aspekte einschließen. Um alle Möglichkeiten der Hilfe für den Betroffenen auszuschöpfen, koordinieren wir unsere Arbeit mit der anderer Berufsgruppen.

Leben und Gesundheit als Gabe und Aufgabe

Jedes menschliche Leben verdanken wir Gott, dem Schöpfer. Es ist uns als Gabe anvertraut.

Das werdende Leben bedarf zu jedem Zeitpunkt und besonders dann des Schutzes, wenn Mutter und Vater es nicht bejahen können. Unsere Aufgabe ist es, der Mutter in ihrer Krise beizustehen, sie zu begleiten und allen Betroffenen Hilfen für ein menschenwürdiges Leben zu geben oder zu vermitteln.

Gesundheit ist Gabe und Aufgabe zugleich. Wir wissen, daß Gottes Ziel mit dem Menschen das „Heil-Werden" ist. Deshalb müssen wir nach den Ursachen körperlicher und seelischer Erkrankungen suchen, ihnen entgegenwirken, Wege gesunder Lebensführung aufzeigen und selbst im Beispiel für verantwortlichen Umgang mit der eigenen Gesundheit geben.

Wo eine vollständige Heilung nicht möglich ist, schulden wir den Menschen, die mit Krankheit oder Behinderung leben müssen, Hilfen zur Anpassung an ihre veränderte Situation und die Schaffung von Bedingungen, die sie von fremder Hilfe weitgehend unabhängig machen und die Entfaltung der Persönlichkeit und positive Beziehungen zur Umwelt ermöglichen.

In der Gewißheit, daß Gottes Kraft „in den Schwachen mächtig" ist, helfen wir dem Behinderten, seine Situation zu bejahen und so ein sinnvolles und damit gesundes Leben zu führen.

Leben und Gesundheit sind in unserer Welt am meisten durch menschliches Versagen, menschliche Willkür und den verantwortungslosen Umgang mit der Schöpfung bedroht. Solche Bedrohungen müssen wir erkennen und ihnen mutig entgegenwirken.

Weil wir glauben, daß auch unser Lebensende in Gottes Hand liegt, respektieren wir den Wunsch von Schwerkranken oder ihren Angehörigen, lebensverlängernde Maßnahmen zu beenden, soweit dies vor Gott verantwortbar und der Würde des Menschen gemäß ist.

Begleitung von Leidenden, Sterbenden und Trauernden

Wenn medizinische Therapie nicht mehr zur Besserung oder Genesung führt, bedarf der Betroffene vielfältiger Hilfen, damit er sein Leiden annehmen und es auf seine persönliche Weise durchstehen kann. In verständnisvoller, geduldiger Zuwendung erkennt der Pflegende die besonderen Probleme und Bedürfnisse des Leidenden und sucht mit ihm und für ihn nach Lösungen und Hilfen.

Begleitung des Sterbenden heißt: das letzte Stück des Weges mit ihm gehen. Gewissenhafte Pflege und Linderung der Schmerzen sind ebenso wichtig wie das Eingehen auf die emotionalen Bedürfnisse des Sterbenden nach menschlicher Nähe und nach Antwort auf existentielle Fragen. Gerade in der notvollen Situation des Sterbenden gilt es, die Würde des Menschen als Gottes Bild zu achten und zu bewahren.

Durch unser Handeln, unser Sein und unser Wort bezeugen wir dem Leidenden und auf den Tod zugehenden Menschen Jesus Christus als den Auferstandenen, an dem Gottes Liebe und die Hoffnung eines neuen Lebens deutlich werden.

Trauer ist ein notwendiger seelischer Prozeß, in dem der Mensch einen Verlust verarbeitet. Wir können dem Trauernden beistehen, indem wir ihn spüren lassen, daß er in seinem Schmerz nicht allein ist, indem wir ihm helfen bei der Suche nach Antworten in einer neuen Situation, indem wir den Schmerz des Trauernden aushalten, damit er in der Trauer neue Kraft sammeln kann zum Weiterleben.

Wir weisen den Trauernden hin auf den „Gott allen Trostes", auf dessen Hilfe beide, Trauernder und Tröstender, angewiesen sind.

Verantwortung für den Beruf und am Arbeitsplatz

Die Verkündigung des Evangeliums und die Vermittlung christlicher Wertvorstellungen sind die Grundanliegen, die unser Handeln und Reden prägen. Auf dieser Basis nehmen wir unsere Verantwortung wahr für alles, was in unserem Beruf durch Menschen und an Menschen geschieht und in Zukunft geschehen soll.

Wichtige Inhalte der Pflegeberufe sind:

- Planung, Durchführung und Dokumentation individueller und fachlich ausgezeichneter Pflege
- Sinnvolle Zusammenarbeit mit anderen Berufsgruppen
- Kritische Überprüfung neuer Erkenntnisse und Methoden
- Ausbildung fachlich und menschlich qualifizierter Mitarbeiter

- Kontinuierliche Fortbildung
- Seelsorgerische Begleitung und geistliche Zurüstung aller Mitarbeiter
- Weitergabe von Wissen, Können und Erfahrungen an Mitarbeiter und Lernende
- Weiterentwicklung und Anpassung der Pflegeberufe an neue Bedürfnisse

In der Gruppe, der wir an unserem Arbeitsplatz zugeordnet sind, bemühen wir uns um ein partnerschaftliches Miteinander.

Wir sind mitverantwortlich dafür, daß jeder Mitarbeiter respektiert und seine Arbeit geachtet wird und daß seine Rechte und Interessen gewahrt werden.

Auf diese Weise helfen wir mit, eine gute Arbeitsatmosphäre zu schaffen.

Als Mitarbeiter tragen wir auch mit an der Verantwortung für das ganze Geschehen in der Einrichtung, in der wir tätig sind.

Hilfen geben und empfangen

Als Christen sind wir mit unserem ganzen Leben und damit auch in unserem beruflichen Tun Zeugen der frohen Botschaft von Jesus Christus.

Wir wissen, daß wir seine Hilfe und seinen Beistand brauchen, um anderen helfen und beistehen zu können.

Wir wissen auch, daß wir trotz all unserer Bemühungen vielen vieles schuldig bleiben und schuldig werden.

Im Vertrauen auf die Vergebung, die im Kreuz Jesu Christi allen Menschen zugesprochen ist, erfüllen wir unsere Aufgaben.

Evangelischer Fachverband für Kranken- und Sozialpflege e. V.: Ethische Leitlinien. Aus: Mitteilungen 1993/94 des Ev. Fachverbandes für Kranken- und Sozialpflege e. V. Frankfurt

Pflege- und Dienstverständnis der Schwestern im Ev. Diakonieverein

Die Schwesternschaft des Ev. Diakonievereins e. V. ist eine evangelische Gemeinschaft von Frauen, die Leben und Beruf als Diakonie im Auftrag Jesu Christi versteht.

Das vollzieht sich in Zuwendung und Arbeit an Kranken und Hilfebedürftigen, in der Dienst- und Lebensgemeinschaft und in der Anleitung und Begleitung junger Menschen (§1 Präambel der Ordnungen der Schwesternschaft Abs. 1).

Um den Auftrag erfüllen zu können, ist die Grundlage unseres Lebens und Tuns die Orientierung am Evangelium.

Durch unseren persönlichen Glauben leben wir aus der Kraft der Liebe Gottes und aus seiner Vergebung. Dies schützt uns vor Selbstüberforderung und Selbstüberschätzung und befähigt uns, den Nächsten zu helfen.

Darum ist uns folgendes für unser Pflege- und Dienstverständnis wichtig:

1. Unser Menschenbild

Jeder Mensch ist ein Geschöpf Gottes und auf die Beziehung zu ihm hin angelegt, darin besteht seine Würde. Sie ist unantastbar und zu schützen.

Das bedeutet:
Wir fördern in ökumenischer Offenheit die Verkündigung von Gottes Wort und den Dienst der Seelsorge.

Wir achten den Menschen unabhängig seiner Biographie, Nationalität, Religion/Weltanschauung und seinem individuellen Lebensstil.

Wir berücksichtigen seine Bedürfnisse und Fähigkeiten, sein Recht auf eigene Entscheidung und Selbständigkeit und sein soziales Umfeld.

Wir tragen Mitverantwortung für soziale, politische, ökologische und wirtschaftliche Verhältnisse der Menschen.

2. Unser Pflegeleitbild

Wir verstehen die Pflege der Menschen als Lebenshilfe in Gesundheit, Krankheit, Behinderung und in der Sterbebegleitung.

Das bedeutet:
Wir treten in der Pflege als Christen durch wechselseitiges Geben und Nehmen in Beziehung.

Wir helfen dem Menschen bei der Bewahrung oder Wiedererlangung seiner Fähigkeiten.

Wir unterstützen ihn bei der Bewältigung seiner Einschränkungen, damit er seine Lebensrealität akzeptieren oder sein Sterben annehmen kann.

Wir schaffen eine Atmosphäre, in der auch Angehörige und Bezugspersonen sich jederzeit positiv aufgenommen und aktiv einbezogen fühlen.

Wir sorgen für die notwendigen äußeren Bedingungen, die eine möglichst hohe Lebensqualität gewährleisten.

Wir vertrauen darauf, daß menschliches Leben von Anfang bis zum Ende und über den Tod hinaus in Gottes Hand ist. Das ermöglicht uns die uneingeschränkte Bejahung allen Lebens.

3. Unsere Aus-, Fort- und Weiterbildung

Wir legen Wert auf die Förderung der individuellen Begabung, der Fachkompetenz und der Persönlichkeit aller Pflegenden.

Das bedeutet:
Wir sind uns als Christen bewußt, menschlich und fachlich als Vorbild gesehen zu werden.

Wir sorgen für eine diakonisch geprägte und qualitativ gute Aus- und Weiterbildung in Theorie und Praxis, die den aktuellen gesetzlichen Regelungen entspricht.

Hier fördern wir insbesondere:
- die Möglichkeit für Schülerinnen und Schüler das Evangelium kennenzulernen und als persönliche Lebensgrundlage zu erfahren und anzunehmen
- die regelmäßige und gezielte Anleitung der Schülerinnen und Schüler
- die Zusammenarbeit zwischen Schule und Pflegedienst

Wir fördern durch interne und externe Fortbildung die beruflichen Fähigkeiten der Pflegenden.

Wir aktualisieren unser Fachwissen, sind aufgeschlossen für neue Pflegemethoden und bereit, diese kreativ in die Praxis umzusetzen.

4. Unsere Zusammenarbeit

Wir sehen als Christen unsere Verantwortung darin, den mit uns lebenden und arbeitenden Menschen das Evangelium durch unseren Lebens- und Arbeitsstil näher zu bringen, und auf die Quelle der eigenen Kraft hinzuweisen.

Wir sind mitverantwortlich für eine gute Arbeitsatmosphäre.

Das bedeutet:
Wir sorgen für eine angemessene Information, Kommunikation und Zusammenarbeit innerhalb der eigenen Berufsgruppe und mit anderen Berufsgruppen in fachlicher und menschlicher Hinsicht. Dies gilt auch für die Mitarbeiter anderer Institutionen mit denen wir zusammenarbeiten.

Wir nehmen die Bedürfnisse und Belastungen der Mitarbeiterinnen und Mitarbeiter sowie unsere eigenen ernst.

Wir sorgen für eine sinnvolle Koordination der Arbeitsabläufe.

Wir praktizieren einen kollegialen Führungsstil und motivieren die Mitarbeiterinnen und Mitarbeiter zur Mitverantwortung.

Wir beachten im Arbeitsablauf die fachlichen Kompetenzzuordnungen und -abgrenzungen der einzelnen Mitarbeiterinnen und Mitarbeiter.

Wir sind verantwortlich für einen sinnvollen Einsatz unserer Arbeitszeit und -kraft in der Pflege.

Wir setzen die Arbeitsmittel unter ökonomischen und ökologischen Gesichtspunkten ein.

Wir nehmen in Konfliktsituationen Hilfe von vermittelnden Personen an.

Schwesternschaft des Ev. Diakonievereins e.V.
  Berlin-Zehlendorf
  Glockenstr. 8
  14163 Berlin

DGF Deutsche Gesellschaft für Fachkrankenpflege e. V.

Ethische Regeln der Intensivpflegenden (Ethik-Kodex)

Diese ethischen Regeln sollen Intensivpflegenden eine Grundlage für moralisches Handeln in der Intensivpflege bieten, das berufliche Selbstverständnis der Intensivpflegenden darstellen sowie die Autonomie der Intensivpflege untermauern. Darüber hinaus sollen diese ethischen Regeln ein Baustein auf dem Weg zur Professionalisierung sein.

Professionen sind Berufe, die sich der Bearbeitung individuell und gesellschaftlich bedeutsamer Probleme widmen oder zur Erhaltung zentraler Werte beitragen. Neben qualifizierten Dienstleistungen, exklusivem Fachwissen, fachlicher Autonomie und geregeltem Zugang zum Beruf, sind berufsethische Standards Merkmale, die Professionalität ausmachen.

In der Intensivpflege haben wir es mit kritisch Kranken zu tun, die ganz besonders schutzbedürftig und verletzlich sind. Sie sind nicht nur von organunterstützenden Geräten abhängig sondern von unserem pflegerischen und unserem moralischen Handeln. Aufgrund der Schwere der Erkrankung können Intensivpatienten meistens ihre Bedürfnisse, Ängste und Sorgen nicht ausdrücken.

Die Intensivpflegenden haben eine herausragende Rolle in der Intensivmedizin. Sie sind rund um die Uhr bei den Patienten und kennen deren Stärken und Schwächen. Sie pflegen und sorgen für Kranke und sind hierbei die Advokaten der kritisch Kranken und deren Angehörigen. Intensivpflegende haben nicht nur das Recht sondern auch die Pflicht diese Funktion in der täglichen Praxis auszuüben.

Einführung

Die elementare Verantwortung der Intensivpflegenden ist die Bereitstellung optimaler Pflege für die Patienten auf einer Intensivüberwachungsstation oder einer Intensivbehandlungsstation. Die Pflege kann von einer intensiven Kurzzeitpflege in eine langdauernde Behandlungspflege übergehen, die die ständige Unterstützung aller Lebensaktivitäten und rehabilitative Maßnahmen beinhaltet. Dabei werden Menschen in ihrer Ganzheit aus physischen, psychischen und spirituellen Bedürfnissen sowie in ihren sozialen und kulturellen Bezügen lebend betrachtet. Sie erfahren Respekt, Zuwendung und Anteilnahme, unabhängig von Alter, Geschlecht, nationaler oder sozialer Herkunft, Hautfarbe, Religion oder politischer Anschauung.

Der Zweck eines ethischen Kodex für Intensivpflegende ist es, deren Selbstverständnis für berufliche Verantwortung und die darauf basierende Glaubwürdigkeit innerhalb der Gesellschaft anzuerkennen. Die Deutsche Gesellschaft für Fachkrankenpflege e. V. hat sich bei dem Kodex an den abgeleiteten Prinzipien des Philosophen Immanuel Kant: (1) Respektiere Autonomie, (2) Sage die Wahrheit, (3) Achte auf Gerechtigkeit, (4) Sei hilfsbereit zu Menschen, (5) Schade keinem Menschen, orientiert.

1. Intensivpflegende und die Bevölkerung

- Die/der Intensivpflegende ist primär den Menschen gegenüber verantwortlich, die Intensivpflege benötigen. Bei der Ausführung der Pflege fördert sie/er eine Umgebung, in der Wertvorstellungen, Gewohnheiten und Glauben der einzelnen berücksichtigt werden.
- Die/der Intensivpflegende erkennt das Recht der Patienten auf Selbständigkeit, Selbstbestimmung und Selbstfürsorge sowie deren individuelle Bedürfnisse an und begegnet ihnen mit Anteilnahme, Offenheit und Ernsthaftigkeit.
- Die/der Intensivpflegende verteidigt das Recht der Patienten auf Privatsphäre, u.a. durch den Schutz vertraulicher Daten gegen-

über Personen, die diese Informationen nicht zur Behandlung benötigen, es sei denn, daß eine gerichtliche Anordnung dies erforderlich macht.

- Die/der Intensivpflegende erhält die persönliche Integrität der Patienten aufrecht, achtet auf die Einhaltung der Würde des Menschen, beschützt Patienten vor unethischen oder illegalen Handlungen und ist bestrebt, diese berufliche Freiheit in der Praxis zu etablieren.
- Die/der Intensivpflegende vermeidet jeden Mißbrauch durch die besondere Beziehung zu Patienten und des Zuganges zu deren Eigentum und verweigert jedes angebotene Geschenk, welches als Beeinflussung zu bevorzugter Behandlung interpretiert werden könnte.

2. Der Intensivpflegende und die Praxis

- Die/der Intensivpflegende versorgt ihren/seinen Dienst mit Respekt vor der menschlichen Würde und der Einzigartigkeit der Patienten, ohne von deren sozialen oder ökonomischen Status, persönlichen Eigenschaften oder des Wesens der Gesundheitsprobleme beeinflußt zu sein.
- Die/der Intensivpflegende zeigt einen kontinuierlich hohen Grad an Kompetenz. Kompetenz ist eine Mischung aus individuellem, professionellem Wissen, Urteilsvermögen, Wertvorstellungen und technischen sowie zwischenmenschlichen Fähigkeiten.
- Die/der Intensivpflegende ist verpflichtet und verantwortlich für individuelle, professionelle Urteile und Handlungen, sie/er ist der Advokat für die Rechte der Patienten. Sie/er achtet auf die Einhaltung ethischer Prinzipien hinsichtlich Pflege, Diagnostik, Behandlung und Forschung.
- Die/der Intensivpflegende erkennt Grenzen ihrer/seiner Kompetenz und weist in solchen Situationen die Übernahme von Tätigkeiten zurück, solange sie/er nicht eingewiesen und als kompetent beurteilt worden ist, um den Patienten vor Schaden zu schützen.
- Die/der Intensivpflegende informiert die zuständige Person oder Institution über jede Situation, in welcher der Patient durch die Umgebung der Intensivpflege oder inadäquate Ressourcen gefährdet ist, oder die gegen die Sicherheitsstandards sprechen.

3. Intensivpflege und die Gesellschaft

- Die/der Intensivpflegende nimmt an den Bemühungen der Profession teil, die Öffentlichkeit vor Fehlinformationen oder Fehlrepräsentation zu schützen und erhält so die Integrität des Berufsbildes.
- Die/der Intensivpflegende unterstützt zusammen mit anderen Gruppen im Gesundheitswesen oder in der Kommune die Gesundheitsbedürfnisse in der Öffentlichkeit.
- Die/der Intensivpflegende vermeidet es, ihre/ seine Qualifikation einseitig zur Förderung von Produkten einzusetzen, um die Unabhängigkeit professioneller Beurteilung nicht zu beeinträchtigen.

4. Intensivpflegende und die Mitarbeiterinnen und Mitarbeiter

- Die/der Intensivpflegende erhält kooperative Beziehungen zwischen Intensivpflegenden, Intensivmedizinern und anderen Angehörigen der Berufe im Gesundheitswesen, Krankenhäusern und Einrichtungen, die Interessen für Intensivpflege repräsentieren, aufrecht.
- Die/der Intensivpflegende behandelt Kolleginnen und Kollegen mit Gerechtigkeit, Einheitlichkeit, Glaubwürdigkeit, Ehrlichkeit, Verläßlichkeit und Aufrichtigkeit und trägt individuell dazu bei, die Kollegialität im Gesundheitswesen zu verbessern.
- Die/der Intensivpflegende gibt Wissen, Erfahrungen und Fachautorität an Kolleginnen und Kollegen weiter, um die professionelle Kompetenz entsprechend der Bedürfnisse weiter zu entwickeln.

5. Intensivpflege und die Profession

- Die/der Intensivpflegende spielt eine maßgebliche Rolle bei der Bestimmung und Verwirklichung wünschenswerter Standards für die Intensivpflegepraxis und -weiterbildung.
- Die/der Intensivpflegende nimmt an Aktivitäten teil, die zur weiterführenden Entwicklung des beruflichen Fachwissens beitragen.
- Die/der Intensivpflegende bemüht sich, den Berufsstand zu etablieren und Arbeitsbedingungen zu unterstützen, die einer qualitativ hochwertigen Intensivpflege dienlich sind.
- Die/der Intensivpflegende informiert die zuständige Person oder Institution über jede gewissenhafte Beobachtung, die für die professionelle Praxis relevant ist.

6. Referenzen & Bibliographie

Benner, P., & Wrubel, J. (1989). On What it is to be a Person. In *The Primacy of Caring* (pp. 27–50). Menlo Park: Addison Wesley Publishing Company.

Caswell, D., & Omery, A. (1994). The Critical Care Clinical Nurse Spevialist Role in Ethical Dilemmas. In A. Gawlinski & L. S. Kern (Eds.), *The Clinical Nurse Spevialist Role in Critical Care Nursing* Philadelphia: W. B. Saunders Company.

Dern, W. (1994). Entscheidung zum Beruf. In H. Jeschke & W. Dern (Eds.), *Der Krankenpflegeberuf* (pp. 13–14). Stuttgart: Thieme Verlag.

Downie, R. S., & Calman, K. (1994). *Healthy Respect – Ethics in Health Care* (2. ed.). London: Oxford Medical Publications.

Faulder, C. (1985). *Whose Body is it – The Troubling Issue of Informed Consent* (Reprint 1985). London: Virago Press.

Käppeli, S. (1988). Moralisches Handeln und berufliche Unabhängigkeit in der Krankenpflege. *Pflege.* 1(1), 20–27. Bern: Verlag Hans Huber.

Kant, I. (1991) *Grundlegung zur Methaphysik der Sitten.* Reclam: Stuttgart.

Kesselring, A. (1992). Ethik und Forschung. *Pflege.* 5(1), 4–10. Bern: Verlag Hans Huber.

Schreiner, P. W. (1991). Ethik und Berufsidentität in der Pflege – die Innenseite des Pflegenotstandes. *Pflege.* 4(1), 4–12. Bern: Verlag Hans Huber.

Seedhouse, D. (1988). *Ethics – The Heart of Health Care* (Reprint 1992 ed.). Chichester: John Wiley & Sons.

Strunk, H., & Krug, G. (1993). *Ethik-Kodex der Internationalen Vereinigung der Anästhesiepflegekräfte.* Unveröffentlichte Übersetzung vom Englischen: Code of Ethics of the International Federation of Nurse Anesthetists. Bielefeld: Deutsche Gesellschaft für Fachkrankenpflege e. V.

Thelan, L. A., Davie, J. K., Urden, L. D., & Lough, M. E. (1994). Ethical and Legal Issues. In *Critical Care Nursing – Diagnosis and Management* (pp. 18–48). St. Louis: Mosby-Year Book, Inc.

Tschudin, V. (1989). *Ethik in der Krankenpflege.* Basel: Recom Verlag.

Tuxill, A. C. (1994). Ethical Aspects of Critical Care. In B. Millar & P. Burnard (Eds.), *Critical Care Nursing – Caring for the critically ill adult* (pp. 250–272). London: Bailliére Tindall.

UKCC (Ed.). (1984). *Code of Professional Conduct for the Nurse, Midwife, and Health Visitor* (2. ed.). 23 Portland Place, London: United Kingdom Central Council for Nursing, Midwifery and Health Visiting.

Strunk, Heike: Ethische Regeln der Intensivpflegenden (Ethik-Kodex). Deutsche Gesellschaft für Fachkrankenpflege e.V., Bielefeld 1995

Ethik-Kodex

Ethische Grundregeln der Altenpflege

In der Altenpflege bestehen Grundsätze, die ebenso auf die kranken alten Menschen, wie auch auf die gesunden alten Menschen zutreffen.

Die Altenpflegerin hat die Aufgabe, dem Pflegebedürftigen eine angemessene Pflege zu gewähren, die dem Alter entsprechende körperliche, geistige und seelische Gesundheit zu fördern, Krankheiten zu verhüten, an der Überwindung krankheitsbedingter Einschränkungen mitzuwirken und ihm ein menschenwürdiges Sterben zu ermöglichen.

Der Bedarf an Pflege besteht weltweit. Sie wird ohne Rücksicht auf Nationalität, Rasse, Glauben, Geschlecht, politische Einstellung und sozialen Status ausgeübt.

Die Altenpflegerin übt ihre berufliche Tätigkeit zum Wohle des Einzelnen, der Familie und der Gemeinschaft aus.

Die Altenpflegerin und der einzelne

Die Altenpflegerin ist verantwortlich für die Aktivierung alter pflegebedürftiger Menschen sowie für unterstützende Maßnahmen. Die Altenpflegerin ist tolerant gegenüber den Wertvorstellungen, den Sitten und Gewohnheiten sowie dem Glauben jedes einzelnen. Die Altenpflegerin betrachtet jede persönliche Information als vertraulich und leitet sie mit Überlegung weiter.

Die Altenpflegerin und die Berufsausübung

Die Altenpflegerin ist für die Ausübung der Pflege sowie für ihre fortlaufende Weiterbildung verantwortlich.

Die Altenpflegerin wirkt bei der Verbesserung der Pflegequalität mit und ermöglicht es somit, diese auf dem jeweils höchsten Stand zu halten.

Die Altenpflegerin wägt die Übernahme und die Delegierung von Verantwortung zum Wohle und zur Sicherheit der von ihr Betreuten ab.

Die Altenpflegerin sollte in ihrem beruflichen Handeln jederzeit auf ein persönliches Verhalten achten, das dem Ansehen des Berufes dient.

Die Altenpflegerin und die Gesellschaft

Die Altenpflegerin teilt mit anderen die Verantwortung dafür, daß Maßnahmen zugunsten der gesundheitlichen und sozialen Bedürfnisse der alten Menschen ergriffen und unterstützt werden.

Die Altenpflegerin und ihre Mitarbeiter

Die Altenpflegerin sorgt für eine gute Zusammenarbeit mit ihren Mitarbeitern auf allen Gebieten, die für die Betreuung älterer Menschen notwendig sind. Die Altenpflegerin greift zum Schutze eines Pflegebedürftigen ein, wenn sein Wohl durch einen Mitarbeiter oder eine andere Person gefährdet wird.

Die Altenpflegerin und der Beruf

Die Altenpflegerin ist stets bemüht, ein Fundament an beruflichem Wissen aufzubauen. Die Altenpflegerin setzt sich in ihrem Berufsverband für die gesellschaftliche Anerkennung ihres Berufes sowie für die Schaffung gerechter sozialer und wirtschaftlicher Arbeitsbedingungen ein.

Martens, E.: Ethik-Kodex – Ethische Grundregeln der Altenpflege. Fachseminar Altenpflege, Gransee 1995

Ethische Grundaussagen der vier Fachverbände der Behindertenhilfe

(November 1994)

Präambel

Die vier Fachverbände der Behindertenhilfe legen ethische Grundaussagen zum Lebensrecht behinderter Menschen vor.

Die in den letzten Jahren neu bzw. wieder aufgetretene Diskussion über den Wert behinderten Lebens gefährdet nicht nur die Lebensmöglichkeit von Kindern, die pränatal oder perinatal von einer schweren Behinderung bedroht oder betroffen sind, sondern sie stellt auch den Lebenssinn und die Existenz aller behinderten Menschen in Frage.

Gegenüber den Errungenschaften und Erkenntnissen der modernen Biologie und Medizin, die einen bisher nicht gekannten technologischen Zugriff auf den Menschen gestatten, kann heute nicht mehr auf allgemein verbindliche ethische Grundüberzeugungen in unserer Gesellschaft zurückgegriffen werden, die die Unverletzlichkeit und den unbedingten Schutz behinderten Lebens garantieren. Die in diesem Spannungsfeld auftretenden individuellen und gesellschaftlichen Konflikte verschwinden häufig hinter Nützlichkeitsargumenten und der Euphorie über das technologisch Machbare. Damit wird jedoch der Blick auf die Betroffenen und deren Bedürfnisse – letztlich die einzig leitende Perspektive – verstellt.

Das Anliegen der nachfolgenden Ausführungen ist es, im Sinne einer Anwaltschaft für das Lebensrecht derer einzustehen, die nicht für sich selbst sprechen können und damit auf die Verantwortung der Gesellschaft und des einzelnen aufmerksam zu machen.

Ethische Grundaussagen der vier Fachverbände der Behindertenhilfe

1. Jeder Mensch ist individuell und im Hinblick auf ihn selbst, auf sein Lebensumfeld und seine Gemeinschaft einmalig. Menschliches Leben ist niemals nur biologisches Leben, sondern von Anfang an im biographischen Sinn als individuelles Leben zu verstehen.

Menschliches Leben beginnt mit der Zeugung. Mensch ist, wer vom Menschen geboren ist.

2. Jeder Mensch ist Person und als solche einzigartig und unverwechselbar. Der Entwicklungsstand einer Persönlichkeit kann nicht als Kriterium für das Menschsein herangezogen werden.

3. Die Einzigartigkeit menschlichen Lebens verbietet es, die Würde des Menschseins durch den Vergleich mit anderen Lebewesen, ihren Lebensformen und -interessen in Frage zu stellen.

4. Für Christen ist jeder Mensch ein Geschöpf Gottes. Sein Dasein ist Absicht Gottes und hat Zukunft über das Leben hinaus. Ein Geschöpf Gottes zu sein, begründet Menschenwürde und unbedingtes Lebensrecht.

5. In Übereinstimmung mit religiösen und naturrechtlichen Kategorien gelten die Grundrechte unserer Verfassung uneingeschränkt für alle Menschen. Für Menschen mit einer Behinderung darf es keinerlei diskriminierende Sonderregelung geben.

6. Es ist normal, verschieden zu sein. Jeder Mensch erfüllt seine Lebensaufgabe für sich selbst und andere – unabhängig davon, ob er behindert ist oder nicht.

7. Das Lebensglück eines Menschen kann nicht normativ bestimmt werden, sondern es hängt von seinem eigenen Erleben ab.

8. Behinderung ist keine von sog. Normalität abgrenzbare Existenzform. Menschen mit einer Behinderung können ebenso sinnerfüllt und glücklich leben, wie es nichtbehinderte Menschen können.

9. Leiden und Wohlbefinden gehören zum Menschen und seiner Lebensgeschichte. Leiden ist Anlaß, Hilfen zu geben, die lebensfördernd und nicht lebensvernichtend sind.

10. Das Bemühen um die Minderung von Leid darf nicht den Leidenden selbst in Frage stellen oder beseitigen wollen.

11. Sowohl im privaten Lebensraum als auch in der Teilnahme am öffentlichen Leben müssen Menschen mit geistiger Behinderung, wie alle Menschen, ein ihrer Würde, ihren Bedürfnissen und ihrer Individualität angemessenes Leben führen können.

12. Allen Abgrenzungsversuchen über Lebenswert und Lebensrecht ist eine entschiedene Absage zu erteilen. Zweckmäßigkeitserwägungen und Drittinteressen müssen ausgeklammert bleiben. Auch schwerstgeschädigte Neugeborene dürfen nicht getötet oder dem Sterben überlassen werden. Behinderung darf kein Grund zum Schwangerschaftsabbruch sein.

13. Die Gesellschaft ist unteilbar: Für alle Menschen sind gleichwertige Lebensbedingungen, Unterstützung und Hilfen zu schaffen. Kosten- und Nutzenkriterien dürfen bei Entscheidungen über behindertes Leben keine Rolle spielen. Das Gleichbehandlungsgebot und das Recht auf freie Entfaltung der Persönlichkeit zielen auf eine Normalisierung der Lebensbedingungen.

14. Wo eine Behinderung lebenseinschränkend wird, weist sie primär nicht auf den behinderten Menschen, sondern auf ein Defizit in dessen sozialem bzw. gesamtgesellschaftlichem Umfeld hin.

15. Je mehr die Gesellschaft bereit ist, geistig behinderten Menschen eine umfassende Teilhabe in allen Bereichen zu eröffnen, desto weniger werden diese Menschen durch ihre Schädigung wirklich zu benachteiligten Behinderten.

16. Experimente an menschlichem Leben sind zu verbieten. Menschliches Leben, auch vorgeburtliches Leben, darf nicht geopfert werden. Grundrechte dürfen nicht Forschungsinteressen untergeordnet werden.

17. Neue Erkenntnisse der Gentechnik dürfen nicht dazu verwendet werden, behindertes Leben abzuwerten, indem es zu einem „vermeidbaren Risiko" auf dem Weg zum scheinbar möglichen, leidfreien Leben erklärt wird.

Verband für Anthroposophische Heilpädagogik,
Sozialtherapie und Soziale Arbeit e. V.
Schloßstraße 9
D-61209 Echzell

Verband Evangelischer Einrichtungen für Menschen
mit geistiger und seelischer Behinderung e. V.
Staffelbergstraße 76
D-70184 Stuttgart

Verband Katholischer Einrichtungen für Lern-
und Geistigbehinderte e. V.
Karlstraße 40
D-79104 Freiburg

Bundesvereinigung Lebenshilfe für
geistig Behinderte e. V.
Raiffeisenstraße 18
D-35043 Marburg

Ethische Grundaussagen der vier Fachverbände der Behindertenhilfe (November 1994). In: Ethik in der Medizin. Springer, Heidelberg 1995 (S. 154–155)

Wittenberger Thesen
Vorschläge zum ersten Kontakt mit der Psychiatrie

1. Die Würde des Menschen ist unantastbar. Wer gekränkt wird, wird krank. Damit Gesundung beginnen kann, muß Kränkung aufhören. Schluß mit weiterer Verletzung durch die Psychiatrie. Schluß mit der Ignoranz der Psychiatrie gegenüber den persönlichen Erfahrungen und Bedürfnissen von Patienten und Angehörigen.

2. Die erste Begegnung prägt. Notwendig ist Respekt gegenüber den ganz persönlichen Wünschen nach Nähe und Abstand, Gemeinschaft und Rückzug. Eine weite Sprache, die nicht diagnostisch einengen, sondern offen verstehen will. Interesse für das subjektive Erleben und individuelle Begleitung, eine ernst nehmende, haltende Beziehung. Wer erste Kontakte bahnt, braucht eine besondere „Schulung" in: Ehrlichkeit, Klarheit, Offenheit, Standfestigkeit, Verantwortung. Die Psychiatrie-Tätigen sind es, die Krankheitseinsicht und „Compliance" erst lernen und entwickeln müssen. Dabei kann Fortbildung und Supervision helfen, vor allem aber der regelmäßige Austausch z.B. im Psychoseseminar über die Rollengrenzen hinweg.

3. Geborgenheit tut not, anstelle des Gefühls, ausgeliefert zu sein. Raum für verwirrte Gefühle und wechselnde Bedürfnisse, Zeit für ungestörte Gespräche, Ruhe und menschliche Wärme. Präsenz und Hoffnungsfähigkeit des Gegenübers. Das Trauma des ersten Kontakts mit der Psychiatrie gilt es zu lindern.

4. Die eigene Verantwortung muß bleiben und gestärkt werden. In jeder Psychose wirken Selbstheilungskräfte, auch ohne daß Psychiatrie-Tätige darum wissen. Und bei der Integration psychotischen Erlebens ist Selbsthilfe eine entscheidende, unverzichtbare Kraft.

5. Jede Diagnose stigmatisiert. Stigmatisierung und Schubladendenken gegenüber Patienten und Angehörigen sind abzuschaffen. Zu erfassen ist keine Diagnose, sondern ein Konflikt, eine problemhafte Entwicklung, ein Spannungsfeld. Das ist nur mit allen Beteiligten möglich. Weg mit dem Etikett unheilbar, Spielraum statt Dogmen.

6. In einer schweren seelischen Krise ist die übliche Akutstation eines Psychiatrischen Krankenhauses der denkbar schlechteste Ort. Notwendig sind ambulante mobile Krisendienste (auch nachts und am Wochenende), die zunächst in der Konfliktsituation zu klären und helfen suchen. Notwendig sind Schutzräume, Krisenbetten, Weglaufhäuser außerhalb von psychiatrischen Kliniken und Abteilungen. Innerhalb und außerhalb sollten Behandlungseinheiten für akute Krisen nicht mehr als 8–12 Betten haben. In jedem Fall sollte der Ort überschaubar, freundlich und vertrauenserweckend gestaltet sein. Von „Soteria" gilt es überall zu lernen. – Die Wahl des Krisenortes sollte frei sein: die Grenzen zwischen Privatheit und Klinik können fließen: Betreuung in der Klinik durch Freunde oder zu Hause durch Profis.

7. Der übliche Wechsel von Beziehungen auf Akutstationen und bei längeren Krankheitsverläufen ist absurd, krankmachend und auf spezifische Weise hospitalisierend. Verwirrt nicht die Verwirrten! Der erste Therapeut sollte bereit sein, als dauerhafter Partner zur Verfügung zu stehen. Die Kontinuität der therapeutischen Beziehung beginnt am Anfang. Bezugstherapeut und Bezugspfleger dürfen nicht einseitig verordnet werden. Um Kontinuität in der akuten Krise verwirklichen zu können, sind flexible Arbeitszeiten unabdingbar. Die 48-Stunden-Dienste der „Soteria" sind dabei ein wichtiger Orientierungspunkt.

8. In der akuten Situation sind die Wünsche des einzelnen zu berücksichtigen. Dafür kann es hilfreich sein, seine Erfahrungen im vorhinein zu kennen und in einer verpflichtenden Vereinbarung (Behandlungsvertrag) festzulegen. Die Beteiligung von Patienten und Angehörigen darf sich nicht nur auf die Situation des einzelnen beschränken. Sie müssen auch die Struktur der Institution beeinflussen können. Alle Formen der Nutzerkontrolle, der Mitbestimmung, der Qualitätssicherung sind zu fördern.

9. So früh wie möglich ist Information zu geben über die Behandlung und ihre Nebenwirkungen, vor allem aber über die eigenen Rechte. Dabei ist Aufklärung kein einmaliger und kein einseitiger Akt, sondern ein wechselseitiger Prozeß, an dem die Angehörigen zu beteiligen sind. In Krise und Not braucht jeder eine Person seines Vertrauens; dies kann ein Freund, ein Angehöriger, ein Patientenfürsprecher, Seelsorger oder Bürgerhelfer sein. Dieser muß, wenn gewünscht, auch über Nacht in der Klinik bleiben können („Rooming-in").

10. Der Weg aus einer psychotischen Krise kann sehr verschieden sein. Anzubieten sind Einzel- und Gruppengespräche sowie die Möglichkeit von nichtsprachlichem Ausdruck, Bewegung und Entspannung. Ziel dabei ist, Selbstbewußtsein wiederzugewinnen, die Psychose nicht abspalten zu müssen, die eigenen Frühwarnzeichen kennenzulernen, sich der eigenen Ressourcen zu vergewissern und den Kontakt zur Realität wiederherzustellen. Die Grenzen zwischen stationärer Versorgung und ambulanter Nachsorge sollten fließend sein.

11. Bei aller persönlichen Brisanz ist die soziale und gesellschaftliche Bedingtheit einer Krise nicht zu vergessen. Dabei kann die Perspektive der Bürgerhelfer hilfreich sein. Sie sind am unbefangensten in der Wahrnehmung ihres Partners und bei der Mitgestaltung seines Alltags. Vorrang vor psychiatrischen Sondereinrichtungen haben alle Möglichkeiten des alltäglichen Kontakts, der alltäglichen kulturellen Begegnung. Diese gilt es zu fördern – materiell und durch die persönliche Unterstützung von Bürgerhelfern.

Wittenberger Thesen – Vorschläge zum ersten Kontakt mit der Psychiatrie. In: Psychosoziale Umschau 3/95 (S. 23/24)

Hinweis Soteria
Aebi, E.; Ciompi, Hausen (Hrsg.): Soteria im Gespräch – Über eine alternative Schizophreniebehandlung. 2. Aufl. Psychiatrie Verlag, Bonn 1994

Mosher, P.: Dabeisein – Das Manuell in der Praxis der Soteria. Psychiatrie Verlag, Bonn 1994

Deklaration der Menschenrechte Sterbender

Ich habe das Recht, bis zu meinem Tode wie ein lebendiges menschliches Wesen behandelt zu werden.

Ich habe das Recht, stets noch hoffen zu dürfen – worauf immer sich diese Hoffnung auch richten mag.

Ich habe das Recht darauf, von Menschen umsorgt zu werden, die sich eine hoffnungsvolle Einstellung zu bewahren vermögen – worauf immer sich diese Hoffnung auch richten mag.

Ich habe das Recht, Gefühle und Emotionen anläßlich meines nahenden Todes auf die mir eigene Art und Weise ausdrücken zu dürfen.

Ich habe das Recht, kontinuierlich medizinisch und pflegerisch versorgt zu werden, auch wenn das Ziel „Heilung" gegen das Ziel „Wohlbefinden" ausgetauscht werden muß.

Ich habe das Recht, nicht alleine zu sterben.

Ich habe das Recht, schmerzfrei zu sein.

Ich habe das Recht, meine Fragen ehrlich beantwortet zu bekommen.

Ich habe das Recht, nicht getäuscht zu werden.

Ich habe das Recht, von meiner Familie und für meine Familie Hilfen zu bekommen, damit ich meinen Tod annehmen kann.

Ich habe das Recht, in Frieden und Würde zu sterben.

Ich habe das Recht, meine Individualität zu bewahren und meiner Entscheidung wegen auch dann nicht verurteilt zu werden, wenn diese im Widerspruch zu den Einstellungen anderer steht.

Ich habe das Recht, offen und ausführlich über meine religiösen und/oder spirituellen Erfahrungen zu sprechen, unabhängig davon, was dies für andere bedeutet.

Ich habe das Recht, daß die Unverletzlichkeit des menschlichen Körpers nach dem Tod respektiert wird.

Ich habe das Recht, von fürsorglichen, empfindsamen und klugen Menschen umsorgt zu werden, die sich bemühen, meine Bedürfnisse zu verstehen und die fähig sind, innere Befriedigung daraus zu gewinnen, daß sie mir helfen, meinem Tod entgegenzusehen.

Student, J.-C., A. Busche (Hrsg.): Deklaration der Menschenrechte Sterbender. In der Broschüre: Zu Hause sterben. Hannover 1986
Internationale Gesellschaft für Sterbebegleitung und Lebensbeistand e.V.
Im Rheinblick 16
55411 Bingen, Rhein

Allgemeine Erklärung der Menschenrechte

Die Allgemeine Erklärung der Menschenrechte wurde am 10. Dezember 1948 von der Generalversammlung der Vereinten Nationen beschlossen und verkündet.

Präambel

Da die Anerkennung der allen Mitgliedern der menschlichen Familie innewohnenden Würde und ihrer gleichen und unveräußerlichen Rechte die Grundlage der Freiheit, der Gerechtigkeit und des Friedens in der Welt bildet,

da Verkennung und Mißachtung der Menschenrechte zu Akten der Barbarei führten, die das Gewissen der Menschheit tief verletzt haben, und da die Schaffung einer Welt, in der den Menschen, frei von Furcht und Not, Rede- und Glaubensfreiheit zuteil wird, als das höchste Bestreben der Menschheit verkündet worden ist,

da es wesentlich ist, die Menschenrechte durch die Herrschaft des Rechtes zu schützen, damit der Mensch nicht zum Aufstand gegen Tyrannei und Unterdrückung als letztem Mittel gezwungen wird,

da es wesentlich ist, die Entwicklung freundschaftlicher Beziehungen zwischen den Nationen zu fördern,

da die Völker der Vereinten Nationen in der Satzung ihren Glauben an die grundlegenden Menschenrechte, an die Würde und den Wert der menschlichen Person und an die Gleichberechtigung von Mann und Frau erneut bekräftigt und beschlossen haben, den sozialen Fortschritt bei größerer Freiheit zu fördern,

da die Mitgliedstaaten sich verpflichtet haben, in Zusammenarbeit mit den Vereinten Nationen die allgemeine Achtung und Verwirklichung der Menschenrechte und Grundfreiheiten durchzusetzen,

da eine gemeinsame Auffassung über diese Rechte und Freiheiten von größter Wichtigkeit für die volle Erfüllung dieser Verpflichtung ist, verkündet

Die Generalversammlung

die vorliegende Allgemeine Erklärung der Menschenrechte als das von allen Völkern und Nationen zu erreichende gemeinsame Ideal, damit jeder einzelne und alle Organe der Gesellschaft sich diese Erklärung stets gegenwärtig halten und sich bemühen, durch Unterricht und Erziehung die Achtung dieser Rechte und Freiheiten zu fördern und durch fortschreitende Maßnahmen im nationalen und internationalen Bereiche ihre allgemeine und tatsächliche Anerkennung und Verwirklichung bei der Bevölkerung sowohl der Mitgliedstaaten wie der ihrer Oberhoheit unterstehenden Gebiete zu gewährleisten.

Artikel 1
Alle Menschen sind frei und gleich an Würde und Rechten geboren. Sie sind mit Vernunft und Gewissen begabt und sollen einander im Geiste der Brüderlichkeit begegnen.

Artikel 2
Jeder Mensch hat Anspruch auf die in dieser Erklärung verkündeten Rechte und Freiheiten ohne irgendeine Unterscheidung, wie etwa nach Rasse, Farbe, Geschlecht, Sprache, Religion, politischer oder sonstiger Überzeugung, nationaler oder sozialer Herkunft, nach Eigentum, Geburt oder sonstigen Umständen.

Weiters darf keine Unterscheidung gemacht werden auf Grund der politischen, rechtlichen oder internationalen Stellung des Landes oder Gebietes, dem eine Person angehört, ohne Rücksicht darauf, ob es unabhängig ist, unter Treuhandschaft steht, keine Selbstregierung besitzt oder irgendeiner anderen Beschränkung seiner Souveränität unterworfen ist.

Artikel 3
Jeder Mensch hat das Recht auf Leben, Freiheit und Sicherheit der Person.

Artikel 4
Niemand darf in Sklaverei oder Leibeigenschaft gehalten werden; Sklaverei und Sklavenhandel sind in allen Formen verboten.

Artikel 5
Niemand darf der Folter oder grausamer, unmenschlicher oder erniedrigender Behandlung oder Strafe unterworfen werden.

Artikel 6
Jeder Mensch hat überall Anspruch auf Anerkennung als Rechtsperson.

Artikel 7
Alle Menschen sind vor dem Gesetz gleich und haben ohne Unterschied Anspruch auf gleichen Schutz durch das Gesetz. Alle haben Anspruch auf gleichen Schutz gegen jede unterschiedliche Behandlung, welche die vorliegende Erklärung verletzen würde, und gegen jede Aufreizung zu einer derartigen unterschiedlichen Behandlung.

Artikel 8
Jeder Mensch hat Anspruch auf wirksamen Rechtsschutz vor den zuständigen innerstaatlichen Gerichten gegen alle Handlungen, die seine ihm nach der Verfassung oder nach dem Gesetz zustehenden Grundrechte verletzen.

Artikel 9
Niemand darf willkürlich festgenommen, in Haft gehalten oder des Landes verwiesen werden.

Artikel 10
Jeder Mensch hat in voller Gleichberechtigung Anspruch auf ein der Billigkeit entsprechendes und öffentliches Verfahren vor einem unabhängigen und unparteiischen Gericht, das über seine Rechte und Verpflichtungen oder über irgendeine gegen ihn erhobene strafrechtliche Beschuldigung zu entscheiden hat.

Artikel 11
1. Jeder Mensch, der einer strafbaren Handlung beschuldigt wird, ist so lange als unschuldig anzusehen, bis seine Schuld in einem öffentlichen Verfahren, in dem alle für seine Verteidigung nötigen Voraussetzungen gewährleistet waren, gemäß dem Gesetz nachgewiesen ist.
2. Niemand kann wegen einer Handlung oder Unterlassung verurteilt werden, die im Zeitpunkt, da sie erfolgte, auf Grund des nationalen oder internationalen Rechts nicht strafbar war. Desgleichen kann keine schwerere Strafe verhängt werden als die, welche im Zeitpunkt der Begehung der strafbaren Handlung anwendbar war.

Artikel 12
Niemand darf willkürlichen Eingriffen in sein Privatleben, seine Familie, sein Heim oder seinen Briefwechsel noch Angriffen auf seine Ehre und seinen Ruf ausgesetzt werden. Jeder Mensch hat Anspruch auf rechtlichen Schutz gegen derartige Eingriffe oder Anschläge.

Artikel 13
1. Jeder Mensch hat das Recht auf Freizügigkeit und freie Wahl seines Wohnsitzes innerhalb eines Staates.

2. Jeder Mensch hat das Recht, jedes Land, einschließlich seines eigenen, zu verlassen sowie in sein Land zurückzukehren.

Artikel 14
1. Jeder Mensch hat das Recht, in anderen Ländern vor Verfolgungen Asyl zu suchen und zu genießen.
2. Dieses Recht kann jedoch im Falle einer Verfolgung wegen nichtpolitischer Verbrechen oder wegen Handlungen, die gegen die Ziele und Grundsätze der Vereinten Nationen verstoßen, nicht in Anspruch genommen werden.

Artikel 15
1. Jeder Mensch hat Anspruch auf eine Staatsangehörigkeit.
2. Niemandem darf seine Staatsangehörigkeit willkürlich entzogen noch ihm das Recht versagt werden, seine Staatsangehörigkeit zu wechseln.

Artikel 16
1. Heiratsfähige Männer und Frauen haben ohne Beschränkung durch Rasse, Staatsbürgerschaft oder Religion das Recht, eine Ehe zu schließen und eine Familie zu gründen. Sie haben bei der Eheschließung, während der Ehe und bei deren Auflösung gleiche Rechte.
2. Die Ehe darf nur auf Grund der freien und vollen Willensentscheidung der zukünftigen Ehegatten geschlossen werden.
3. Die Familie ist die natürliche und grundlegende Einheit der Gesellschaft und hat Anspruch auf Schutz durch Gesellschaft und Staat.

Artikel 17
1. Jeder Mensch hat allein oder in Gemeinschaft mit anderen Recht auf Eigentum.
2. Niemand darf willkürlich seines Eigentums beraubt werden.

Artikel 18
Jeder Mensch hat Anspruch auf Gedanken-, Gewissens- und Religionsfreiheit; dieses Recht umfaßt die Freiheit, seine Religion oder seine Überzeugung zu wechseln, sowie die Freiheit, seine Religion oder seine Überzeugung allein oder in Gemeinschaft mit anderen, in der Öffentlichkeit oder privat, durch Lehre, Ausübung, Gottesdienst und Vollziehung von Riten zu bekunden.

Artikel 19
Jeder Mensch hat das Recht auf freie Meinungsäußerung; dieses Recht umfaßt die Freiheit, Meinungen unangefochten anzuhängen und In-

formationen und Ideen mit allen Verständigungsmitteln ohne Rücksicht auf Grenzen zu suchen, zu empfangen und zu verbreiten.

Artikel 20

1. Jeder Mensch hat das Recht auf Versammlungs- und Vereinigungsfreiheit zu friedlichen Zwecken.
2. Niemand darf gezwungen werden, einer Vereinigung anzugehören.

Artikel 21

1. Jeder Mensch hat das Recht, an der Leitung der öffentlichen Angelegenheiten seines Landes unmittelbar oder durch frei gewählte Vertreter teilzunehmen.
2. Jeder Mensch hat unter gleichen Bedingungen das Recht auf Zulassung zu öffentlichen Ämtern in seinem Lande.
3. Der Wille des Volkes bildet die Grundlage für die Autorität der öffentlichen Gewalt; dieser Wille muß durch periodische und unverfälschte Wahlen mit allgemeinem und gleichem Wahlrecht bei geheimer Stimmabgabe oder in einem gleichwertigen freien Wahlverfahren zum Ausdruck kommen.

Artikel 22

Jeder Mensch hat als Mitglied der Gesellschaft Recht auf soziale Sicherheit; er hat Anspruch darauf, durch innerstaatliche Maßnahmen und internationale Zusammenarbeit unter Berücksichtigung der Organisation und der Hilfsmittel jedes Staates in den Genuß der für seine Würde und die freie Entwicklung seiner Persönlichkeit unentbehrlichen wirtschaftlichen, sozialen und kulturellen Rechte zu gelangen.

Artikel 23

1. Jeder Mensch hat das Recht auf Arbeit, auf freie Berufswahl, auf angemessene und befriedigende Arbeitsbedingungen sowie auf Schutz gegen Arbeitslosigkeit.
2. Alle Menschen haben ohne jede unterschiedliche Behandlung das Recht auf gleichen Lohn für gleiche Arbeit.
3. Jeder Mensch, der arbeitet, hat das Recht auf angemessene und befriedigende Entlohnung, die ihm und seiner Familie eine der menschlichen Würde entsprechende Existenz sichert und die, wenn nötig, durch andere soziale Schutzmaßnahmen zu ergänzen ist.
4. Jeder Mensch hat das Recht, zum Schutz seiner Interessen Berufsvereinigungen zu bilden und solchen beizutreten.

Artikel 24

Jeder Mensch hat Anspruch auf Erholung und Freizeit sowie auf eine vernünftige Begrenzung der Arbeitszeit und auf periodischen, bezahlten Urlaub.

Artikel 25

1. Jeder Mensch hat Anspruch auf eine Lebenshaltung, die seine und seiner Familie Gesundheit und Wohlbefinden, einschließlich Nahrung, Kleidung, Wohnung, ärztlicher Betreuung und der notwendigen Leistungen der sozialen Fürsorge, gewährleistet; er hat das Recht auf Sicherheit im Falle von Arbeitslosigkeit, Krankheit, Invalidität, Verwitwung, Alter oder anderweitigem Verlust seiner Unterhaltsmittel durch unverschuldete Umstände.
2. Mutter und Kind haben Anspruch auf besondere Hilfe und Unterstützung. Alle Kinder, eheliche und uneheliche, genießen den gleichen sozialen Schutz.

Artikel 26

1. Jeder Mensch hat das Recht auf Bildung. Der Unterricht muß wenigstens in den Elementar- und Grundschulen unentgeltlich sein. Der Elementarunterricht ist obligatorisch. Fachlicher und beruflicher Unterricht soll allgemein zugänglich sein; die höheren Schulen sollen allen nach Maßgabe ihrer Fähigkeiten und Leistungen in gleicher Weise offen stehen.
2. Die Ausbildung soll die volle Entfaltung der menschlichen Persönlichkeit und die Stärkung der Achtung der Menschenrechte und Grundfreiheiten zum Ziele haben. Sie soll Verständnis, Duldsamkeit und Freundschaft zwischen allen Nationen und allen rassischen oder religiösen Gruppen fördern und die Tätigkeit der Vereinten Nationen zur Aufrechterhaltung des Friedens begünstigen.
3. In erster Linie haben die Eltern das Recht, die Art der ihren Kindern zuteil werdenden Bildung zu bestimmen.

Artikel 27

1. Jeder Mensch hat das Recht, am kulturellen Leben der Gemeinschaft frei teilzunehmen, sich der Künste zu erfreuen und am wissenschaftlichen Fortschritt und dessen Wohltaten teilzuhaben.
2. Jeder Mensch hat das Recht auf Schutz der moralischen und materiellen Interessen, die sich aus jeder wissenschaftlichen, literarischen oder künstlerischen Produktion ergeben, deren Urheber er ist.

Artikel 28
Jeder Mensch hat Anspruch auf eine soziale und internationale Ordnung, in welcher die in der vorliegenden Erklärung angeführten Rechte und Freiheiten voll verwirklicht werden können.

Artikel 29
1. Jeder Mensch hat Pflichten gegenüber der Gemeinschaft, in der allein die freie und volle Entwicklung seiner Persönlichkeit möglich ist.
2. Jeder Mensch ist in Ausübung seiner Rechte und Freiheiten nur den Beschränkungen unterworfen, die das Gesetz ausschließlich zu dem Zwecke vorsieht, um die Anerkennung und Achtung der Rechte und Freiheiten der anderen zu gewährleisten und den gerechten Anforderungen der Moral, der öffentlichen Ordnung und der allgemeinen Wohlfahrt in einer demokratischen Gesellschaft zu genügen.
3. Rechte und Freiheiten dürfen in keinem Fall im Widerspruch zu den Zielen und Grundsätzen der Vereinten Nationen ausgeübt werden.

Artikel 30
Keine Bestimmung der vorliegenden Erklärung darf so ausgelegt werden, daß sich daraus für einen Staat, eine Gruppe oder eine Person irgendein Recht ergibt, eine Tätigkeit auszuüben oder in Handlung zu setzen, welche auf die Vernichtung der in dieser Erklärung angeführten Rechte und Freiheiten abzielen.

Generalversammlung der Vereinten Nationen: Allgemeine Erklärung der Menschenrechte vom 10. Dezember 1948. Deutsche Gesellschaft für die Vereinten Nationen, Bonn
Deutsche Gesellschaft für die Vereinten Nationen
Poppelsdorfer Allee 55
53115 Bonn
Amnesty International
Heerstr. 178
53111 Bonn
Zentrum für Menschenrechte
Vereinte Nationen Genf
8 – 14 Avenue de la Paris
CH-1211 Genf 10

Erklärung des Deutschen Berufsverbandes für Pflegeberufe (DBfK) e. V. zur Würde von Menschen im Wachkoma und von Menschen mit vergleichbaren Hirnschädigungen vom 2. Mai 1996 (Auszug)

Die Forderungen der Pflege zum Umgang mit Menschen im Wachkoma

Der apallische Mensch hat ein Anrecht auf professionelle Pflege und wird aktivierend und rehabilitierend gepflegt.

Pflegende leisten die Hilfe im Rahmen ihrer Möglichkeiten, die dem Patienten und den Menschen in seinem Umfeld eine physische, psychische und soziale Anpassung in einer extremen Lebenssituation gestattet.

Zu den Grundrechten des Menschen gehört eine angemessene Versorgung mit Nahrung, zumindest in dem Ausmaß, um Hunger, Durst, Schmerzen, Furcht und Streß zu vermeiden.

Pflegende werden im Rahmen ihres Wissens und Könnens des Grundbedürfnis eines jeden Patienten nach Nahrung erfüllen, wenn er selbst dazu nicht fähig ist.

Pflegende werden zum Schutz des apallischen Patienten jeglichen Ausgrenzungsbestrebungen entgegentreten, um die Würde und die Einzigartigkeit seines Daseins wahren zu helfen.

Neigt sich das menschliche Leben seinem Ende zu, begleiten Pflegende den sterbenden Menschen in einer Weise, die ihm und anderen in seinem Umfeld die Möglichkeit bietet, dieses Erleben in Frieden, Ruhe und mit größtmöglicher Selbstbestimmung erfahren zu können. Dies gilt selbstverständlich auch für Menschen im Wachkoma, wenn sie diese Phase ihres Lebens erreichen.

Pflegende verwahren sich jedoch gegen die automatische Gleichstellung der Situation der apallischen Menschen mit dem Sterbeprozeß. Menschen im Wachkoma liegen nicht im Sterben. Es ist doch wohl diese Tatsache, die zur Diskussion von Maßnahmen führt, die darauf abzielen, den Sterbeprozeß aktiv einzuleiten.

Anordnungen, die zu einer beabsichtigten Lebensbeendigung führen sollen, können Pflegende nicht ausführen.

Pflegende werden sich als Berufsangehörige und als Bürger und Bürgerinnen in die notwendige und schwierige Diskussion über den Umgang mit apallischen sowie anderen hilflosen und anscheinend „unproduktiven" Menschen in unserer Gesellschaft einbringen.

Pflegende können und werden diese Diskussion nicht aus einer ausschließlich engen medizinischen Perspektive und im Sinne eines „lebenswerten oder lebensunwerten" Daseins führen.

DBfK: Erklärung des Deutschen Berufsverbandes für Pflegeberufe (DBfK) e.V. zur Würde von Menschen Im Wachkoma und von Menschen mit vergleichbaren Hirnschädigungen. Eschborn 1996.

Namenverzeichnis

Sachverzeichnis